读书·跟师·做临床

十年

扎实中医路

廖成荣——编著

中国中医药出版社

·北京·

图书在版编目（CIP）数据

十年扎实中医路：读书·跟师·做临床 / 廖成荣编著 .—北京：
中国中医药出版社，2019.6（2019.12重印）
ISBN 978 – 7 – 5132 – 5546 – 2

Ⅰ . ①十… Ⅱ . ①廖… Ⅲ . ①中医学—普及读物 Ⅳ . ① R2–49

中国版本图书馆 CIP 数据核字（2019）第 071873 号

中国中医药出版社出版

北京经济技术开发区科创十三街 31 号院二区 8 号楼
邮政编码 100176
传真 010–64405750
廊坊市晶艺印务有限公司印刷
各地新华书店经销

开本 880×1230 1/32 印张 10 字数 232 千字
2019 年 6 月第 1 版 2019 年 12 月第 2 次印刷
书号 ISBN 978 – 7 – 5132 – 5546 – 2

定价 49.00 元
网址 www.cptcm.com

社 长 热 线 010–64405720
购 书 热 线 010–89535836
维 权 打 假 010–64405753

微信服务号 zgzyycbs
微商城网址 https://kdt.im/LIdUGr
官 方 微 博 http://e.weibo.com/cptcm
天猫旗舰店网址 https://zgzyycbs.tmall.com

如有印装质量问题请与本社出版部联系（010–64405510）

中医绵延发展几千年，关键在于有传承。

中医传承的艰难情况，很多人并不了解，但是在中医的元典《黄帝内经》之中，黄帝与岐伯就有一场深刻的讨论：

"帝曰：余闻得其人不教，是谓失道，传非其人，慢泄天宝。余诚菲德，未足以受至道；然而众子哀其不终，愿夫子保于无穷，流于无极，余司其事，则而行之，奈何？"

在那个书写工具匮乏，文字载体是竹简和丝绸的年代，黄帝关于传道的问题，看得准确，问得深刻，自我评价很谦虚，寻求知识的执着心态很感人。而岐伯的回答也丝毫不含糊：

"岐伯曰：请遂言之也。《上经》曰：夫道者，上知天文，下知地理，中知人事，可以长久，此之谓也。"

天师岐伯站在黄帝面前，对于中医之道的重要性，绝不像老子谈论"道可道非常道"那样"惚兮恍兮"，而是说得很肯定，也很透彻。中医之道，必须上合于天，下应于地，有验于人，这样才能"可以长久"流传下去。

著名中医学家，找一个合适的传人不容易，长桑君考验扁鹊十余年，"乃呼扁鹊私坐"，把禁方书传给他；好学习的传人找老师也很困难，因此，仓公淳于意拜见公乘阳庆的时候，也经历了种种艰难困苦。张仲景为此感慨地说："上古有神农、黄帝、岐伯、伯高、雷公、少俞、少师、仲文，中世有长桑、扁鹊，汉有公乘阳庆及仓公，下此以往，未之闻也。"

当然，几千年来，中医的传承一直没有中断，虽然"江南诸师密仲景之书不传"，但是求知若渴，救民于危难的历史责任，让历代医学家不敢稍有懈怠，因此，书传手教，时隐时现，千年之后，代有传人。

60年前，国家推行中医学历教育，师徒传承退居次要地位，很多人因此获得成为中医传人的机会。但是，由于中医学术的特殊性，也由于西方医学强势扩张，很多中医学子没有掌握辨证论治精髓，甚至有培养出中医掘墓人"王教授现象"的出现，也有喊倒好、故意抹黑中医，希望尽早取消中医的"网络签名"。这说明中医传承在当代，出现了另一种困惑。这不是书写工具与文字载体的问题，而是"中医元神"需要保护的问题。

《中医药法》颁布实施，把发展中医学术的"国家战略"，用法律的形式固定下来，一个"传承中医，为我中华"的大好局面即将到来。

那么，如何传承中医，如何发展中医，仍然是一个没有完全解决的时代难题。

在2018年的最后两天，我收到廖成荣同道的书稿《十年扎实中医路》，让我眼前一亮。全书字数不是很多，但是"读书""跟师""临证"的主题词很鲜明，它记录了作者十多年所走过的足迹，把自己的心得体会展现在杏林同道面前，以求"一鹤引得万鹤鸣"，让前行的后来的中医传人，与他一起分享，继续努力前进。

我的师父邓铁涛国医大师多年前曾经代表全国500名老中医发言说："学我者，必须超过我！"站在巨人的肩头，这样的目标才能实现。

我的另一位师父朱良春大师说："所谓经验，必须是经过自己验证之后的东西，才能叫经验。"中医是学以致用的实践医学，必须能解决临床问题，才能发展学术。

中医在近代走过了一百多年的坎坷道路，关键是"重术轻道"，因此才"衰落难逃"。如今，"医随国运"，在奋力实现中华民族伟大复兴中国梦的时刻，发展中医学术必须"道术并重"，才能"走向复兴"。

在廖成荣青年才俊著作出版的时刻，翻阅书稿，不禁浮想联翩，略述感慨如上，希望借着该书的流传，与各位同道共勉。

河北省中医药科学院　曹东义

2018 年 12 月 30 日

序于求石得玉书屋

田 序

    中医是中国传统文化的瑰宝，在中华文明传承和民族繁衍中起到了至关重要的作用。习总书记把中医药提高到了"中国古代科学的瑰宝，打开中华文明宝库的钥匙"的高度，强调"要切实把中医药这一祖先留给我们的宝贵财富继承好、发展好、利用好，在建设健康中国、实现中国梦的伟大征程中谱写新的篇章"。与此同时，党的"十九大"报告明确了实施健康中国战略：为人民群众提供全方位、全周期健康服务。坚持中西医并重，传承发展中医药事业。推进医养结合，加快老龄事业和产业发展。可以说，中医药振兴发展正迎来天时、地利、人和的大好时机。

    在此中医药发展最佳时期，如何学习和继承发扬中医，培养更多服务健康中国战略的中医人才，就成为当前中医教育的当务之急。当前中医人才培养不外乎两个途径：一是进入中医药高等院校深造，一是民间师承培养。两种培养模式各有利弊，前者能系统学习中医药和西医知识，但理论与实践脱节明显；后者在名师培养下，往往学有专长，但理论学习不系统不深入。能否找到更符合中医人才培养的模式，我校从 2007 级中医学专业学生开始，进行了探索——创新培养模式，建立中医实验班。实验班从第二学期开始，经选拔和面试，筛选出 30 余名学生，小班独立上课，重视中医经典教学，选配理论指导老师和临床指导老师，早临床、多实践，以践行王永炎院士提出的"读经典，做临床，跟名师"中医人才成才之路。我先后承担2008级到2010级中医实验班的《内经讲义》教学，并担任了2009级中医实验班7位学生的理论指导老师，其中就有廖成荣。在指导过程中，廖成荣给我的印象深刻。首先，他勤学好思。在广泛阅读时，常就《内经》《伤寒论》《金匮要略》等经典提出问题，并积极查阅文献，每有心得，则欣然记录。其次，早进临床，多跟名师。大一开始就跟我上门诊，做了详细的临床笔记，对中医内科常见病多发病诊疗早早有了直观认识，而且笃信"三人行，必有我师"的古训，先后师从马宽玉、高新彦、马居里、王焕生、杨廉方等名老中医从事临床实践，学得了各位前辈的临床经验和治病秘诀，真可谓"师门广深"。再次，善于总结，笔耕不辍。子曰："学而不思则罔，思而不学则殆。"学习中医，不仅仅要好学，还要好思，并且要及时总结学习感悟，这样才能不断提高中医理论水平。由于廖成荣早早进入临床，在跟师学习过程中多有感悟，并能及时将这些感悟整理成文，于本科阶段就先后发表了《仲景治疗黄疸病特色探析》《变通四逆散治疗慢性胃炎及消化性溃疡心得小结》《和阳通络法治疗头痛1例》《马居里教授运用温胆汤临证验案举隅》《马居里教授运用扶正泄浊保肾汤治疗慢性肾功能衰竭经验探析》等多篇论文，成绩斐然。其间还与高新彦教授主编了《常见病医方·医案·医论系列丛书》。毕业后，廖成荣进入重庆市垫江县中医院工作，担任全国名老中医杨廉方工作室秘书，整理出版了《杨廉方临证传薪录》。

八月中旬，得知成荣将学习中医的感悟写成《十年扎实中医路——读书·跟师·做临床》，将由中国中医药出版社全额资助出版，约我写序，深感欣慰。《左传·襄公二十四年》曰："太上有立德，其次有立功，其次有立言，虽久不废，此之谓不朽。"后世将之作为人生三不朽，著书立说，此为一大不朽。成荣此举，能够为中医初学者提供入门方法，为中医实践者提供治病思路，此授之以渔，善事也。故欣然为之序。

陕西中医药大学　田丙坤

2018 年 9 月 15 于秦都咸阳

为什么写这本书（代前言）

余不才，虽学医十载，尚时感不足。性好静，不善社交，既无豪言之壮语，又无闻达之厚望，以书为友，常亦乐陶陶。有曰勤奋读书，贵在不断实践；专心研探，重在发现新见；为医之道，旨在救死扶伤。

俗曰人生有两苦：一者苦于贫穷，二者苦于疾病。余童年之际，已有所感，每见患者之苦楚，总是难以忘却；所见疾病，历历在目。余有幸与医学结缘，是在18岁之际。当时浑浑沌沌，选择了中医学，现在想起来，实乃幸事。初学之际，又得良师田丙坤教授指导，闲暇之余，翻阅《医学三字经》《濒湖脉学》《药性赋》等书。田师告诫：君勿浮躁，持之以恒，有志者事竟成。闲余之时，多待于图书馆，翻翻书，阅阅报，总的来说，还是收获不小的。俗话说，熟读王叔和，不如临证多。理论学习固然重要，但是如若失去临床实践，也就等于纸上谈兵。加上当时，国家中医药管理局提出"读经典，跟名师，做临床"的倡议，我就利用周末等空余时间跟师于高新彦教授临证学习，之后又分别跟师于赵天才教授、马居里教授、马宽玉主任医师、李新华主任中医师等。在这期间，我学到恩师们的许多看家本领，为今后自己独立临床实践打下了基础。2012年仲春，我有幸作为陕西中医学院《轩辕》杂志副主编，采访了首届国医大师张学文的高徒李军教授以及德高望重的杜雨茂教授，通过与名师、大师交流学习，我对中医学的理解又有了新的深度。更幸运的是，当时恰逢学校对实验区试行研究生培养模式，我在理论导师田丙坤教授及临床导师马宽玉主任医师的指导下，中医基础与临床都有了很大进步。就是在这个阶段，我学会了文献的收集整理工作及单一疾病的中医诊治，为今后的发展打下基础。

此外，我还利用书本、网络学习了班秀文、祝谌予、岳美中等名老中医的经验，并在临证中进行验证；对行之有效的经典处方我往往编成歌诀，反复诵读，加深理解。渐渐地我对各种疾病的诊治有了自己的思路和理解，工作后，我有幸被遴选进入全国名老中医药专家杨廉方传承工作室，成为杨廉方老中医的关门弟子，开始3年的师承学习生涯，我暗地里下定决心，必须把杨师经验好好传承下去！期间发表传承论文数十篇，策划并担任副主编《杨廉方临证传薪录》，于2017年在中国中医药出版社出版。

回望既往历程，有心酸，也有喜悦；有成功，也有不少失败的教训。我深切体会到，医学，尤其是中医学，更需要在临证中磨砺、积累，要想迅速提高自身理论水平，提高诊疗水平，增加患者就诊人次，读书、跟师与临证这三者必不可少。既往，我阅读了大量中医书籍，有讲理论的，有老中医经验类的，凡是能从图书馆借阅、网络能搜索到的相关电子书籍，我都细心阅读，总结各家经验及专长，日久的积累，让我收获颇多；跟师中，我详细记载恩师们的诊疗过程及经验；临床后，由于治愈率高，很快在医院内有了点名气，神经外科、胃肠－甲状腺－乳腺外科及骨科专门请我到病房开方，其他很多科室遇到棘手的问题，也总会想到中医，想到请我去给他们看看。很多患者也慕名来诊，虽然辛苦，但是我的成长也就更快。随着自己的不断成长，我萌生了一个想法，何不把自己十年中医之路的收获、经验写出来，与大家分享！于是我就将数年来的读书笔记、跟师收获及临证体悟收集起来，整理成这本《十年扎实中医路——读书·跟师·做临床》。书中每字每句，皆是我的肺腑之言、真实记录、切身感受，希望能对大家有所帮助。

书中药物煎煮方法，均按照规划教材《中药学》要求操作，故未做一一备注。

廖成荣

2019 年仲春于睿岐书斋

目 录

读书篇

明医理、学经验

读书技巧各分说，适合自己才为优

在我大学时代以及临床上班过程中，我发现很多人不会学习中医。他们觉得中医书籍很多很多，无从下手，况且，中医文献确实存在一些不可靠的成分，这个时候，读什么书、如何读就显得非常重要。

首先，必须纠正大家的一个错误思维，那就是读书必定要对我有用。对于中医来讲，它是一个积累式的提高，读《内经》《伤寒》等，短期内由于各种原因，不一定对我们有所帮助，但是当你积累到一定程度的时候，那它就会显现出优势来，所以我们必须要多读。其次，读书时某个名方不管多么好，你都不能原方不动地借鉴，你读书的目的是借鉴他们的经验，结合当今临床实际情况，通过辨证论治加以运用，所以说，书光是读并无意义，必须要用，而且是灵活地用。

那么我们该读什么书？如何读？

我的观点是中医四大经典是基础，应该反复地读，不管你理解没有，都要反复地读，俗话说"读书百遍，其义自现"，在读的过程中有的意思就慢慢明白了。其次，结合经典著作进行泛读，比如《内经》，后世就有许多相关著作，我们可以选择性泛读，从而加深对《内经》条文的理解。再者，结合名医名家经验进行读解，什么意思啊？就是结合比较出名的中医人的观点或者经验，深刻领会在作者当时为啥选择某方某药，为啥要进行这样的辨证？为啥要进行这样的加减？只有这样，随着时间的推移，我们才会从量变到质变。从开始把书读厚到逐步把书读薄！

读书过程中需要注意哪些问题？

首先，经典条文、经典条文的理解、名方甚至是经验方，只要符合您的思路的，都应该记忆背诵；其次，注意诸个细节，比如字词、药物的剂量等等；再次，好记性不如烂笔头，你所理解的、分析的都应该记录下来；最后，反复重复，最终转化为自己的东西。

当然，这仅仅作为参考，每个人学习方式不一样，适合自己的方法才是最好的！

读桂枝汤及临证辨用

在校读书时，由于没有临床实践，对于桂枝汤及相关条文理解甚少，数年后，再翻阅相关条文，似乎对一些临床疾病的治疗带来新的思路。

桂枝汤由桂枝三两、芍药三两、甘草二两、生姜三两、大枣十二枚组成，具有解肌发表、调和营卫之功效，主治外感风寒，营卫不和所致的外感风寒表虚证，表现为恶风发热，汗出头痛，鼻鸣干呕，苔白不渴，脉浮缓或浮弱等。这就是我们读书时所掌握的，如果更深一步，大概就是对方义的理解了吧？！

外感风邪，风性开泄，卫气因之失其固护之性，"阳强而不能密"，不能固护营阴，致令营阴不能内守而外泄，故恶风发热、汗出头痛、脉浮缓等；邪气郁滞，肺胃失和，则鼻鸣干呕。

风寒在表，应辛温发散以解表，但本方证属表虚，腠理不固，故当解肌发表，调和营卫，即祛邪调正兼顾为治。

方中桂枝助卫阳，通经络，解肌发表而祛在表之风邪；芍药益阴敛营，敛固外泄之营阴；桂芍等量合用，一则针对卫强营弱，体现营卫同治，邪正兼顾；二则相辅相成，桂枝得芍药，使汗而有源，芍药得桂枝，则滋而能化；三则相制相成，散中有收，汗中寓补；生姜辛温，既助桂枝辛散表邪，又兼和胃止呕；大枣甘平，既能益气补中，且可滋脾生津。姜枣相配，又为补脾和胃、调和营卫的常用组合；炙甘草调和药性，合桂枝辛甘化阳以实卫，合芍药酸甘化阴以和营。

柯琴在《伤寒来苏集·伤寒附翼》卷上中赞桂枝汤"为仲景群方之冠，乃滋阴和阳，调和营卫，解肌发汗之总方也"。

当时我还仅仅停留于课本，没有更好的理解，单纯认为本方只是用于感冒、汗证等，治疗的主证也局限于书本内容，后发现本方的运用范围远远超出书本所学。

《金匮要略论注·卷上》指出：桂枝汤，外证得之，解肌和营卫；内证得之，化气调阴阳。扩展了本方的运用范围。临床后，才发现靠读书时教材上的东西是远远不够的，于是我又以名医名家为师，以患者为师，通过实践体会到本方可以广泛用于妇科、儿科以及皮肤、脑病、肺病等科病症，如果用得好，效果亦好。

对于桂枝汤在妇科中的运用，笔者最开始是借鉴全国名老中医徐升阳之经验，后逐渐活用变成自己的经验。

《当代医家论经方》中记载全国名老中医徐升阳运用桂枝汤经验，他认为桂枝汤证的病机是营卫不和，而卫为阳气所化，营为阴血所生，营与卫实则是敷布于体表的阴阳二气；营行脉中，卫行脉外，营主内守，卫主固外，两相和谐，构成人体表层屏障，一旦营卫不和则生病。营卫不和，一由外感风邪所致，一由营卫自病，而妇科桂枝汤证多属营卫自病。

女子以血为本，经行前后，气血入胞，体表气血亏虚，营卫二气可因一时性偏胜偏衰而不和；孕期，阴血耗伤，亦可导致体表营卫相对减弱或不和；产时最易耗血伤气，哺乳期气血化为乳汁，均能导致气血相对不足而影响营卫充实；更年期肾气渐衰，或损于阴，或损于阳，亦可反映于体表，出现营卫不和。可见，妇女特有的生理过程均易导致阴阳失调而出现营卫不和证。因在妇科桂枝汤证施治中要侧重于养阴和营，故白芍用量常大于桂枝。在此理论指导下，徐氏按照妇女各期特点运用桂枝汤，如经期，桂枝汤伍以四物汤养血和血；妊娠反应，则以桂枝汤加入橘皮、竹茹和胃降逆；产后，桂枝汤则入生化汤以养血化瘀；更年期，桂枝汤配左、右归饮以调补肾阴肾阳治其本。起初我对桂枝汤在妇科方面的运用理解并不深刻，想想几味药物，运用起来真的有那么好的疗效吗？之后自己的一次诊治经历让我逐步改变了对桂枝汤在治疗妇科疾病方面的认识。

患者刘某，我院护士，25 岁，未婚。自诉平素汗多，活动则明显，且有一个问题长期困扰，就是经前痛经，小腹发凉，经后自觉小腹空痛。之前则多口服止痛药物及定坤丹，症状无改善，听闻我用中药效果还可以，故来我处就诊。查舌质淡，苔薄白，脉为沉细。正巧晨起阅读《伤寒论》，想到 53、54 条，故与患者沟通好，月经前均予以桂枝汤（桂枝 10g，白芍 18g，生姜 10g，大枣 18g，甘草 6g）口服，经后予以桂枝汤合四物汤（桂枝 10g，白芍 18g，当归 15g，生地 18g，川芎 9g，生姜 9g，大枣 18g，甘草 6g）治疗。患者于每个月经周期前后服药约 1 周。三个月后电话随访，患者汗出消失，未再出现痛经等不适。

这以后凡是在妇科疾病治疗中，只要辨证属于营卫自病又没有热象的，我均选用桂枝、白芍两味或者径直用桂枝汤，但是一般白芍用量大于桂枝，收效均佳。

笔者治疗儿科疾病运用桂枝汤，是得益于名老中医董廷瑶的经验。

董师对于低热起伏、自汗寝汗诸症，常用桂枝汤，并随症加味，初感风邪，加防风、苏梗、杏仁、前胡；汗出较多，加麻黄根、浮小麦、糯稻根、龙骨、牡蛎等品；若舌淡汗淋，气阳不足，则加附片、玉屏风散诸药；低热缠绵，伴有卫虚汗多，以桂枝汤加青蒿、白薇、地骨皮、银柴胡等。临证借鉴运用，确实有很好效果。

而我尤其感兴趣的是，董师对小儿纳呆厌食症属于脾胃不调、营卫虚弱者，也选用桂枝汤参以调中开胃之品，极为有效，其经验方厌食灵即由桂枝汤加太子参、陈皮、谷麦芽、山楂组成，主证是小儿厌食，面白无华，自汗盗汗，睡时露睛，苔润脉弱，腹软无积者。

运用桂枝汤治疗厌食，如果大家不理解可能觉得荒谬，但是我阅读董师经验后，细细品味，并运用于实践，耶！确实有效。

曾治疗我院余医师儿子，代诉患儿3月前曾出现食积，后自行缓解，但是此后纳食一直差，且反复出现汗出，尤其是盗汗明显，基本上都是汗出湿衣，颇为严重，余无明显不适。其父为中医院医生，故电话联系就诊。考虑脾胃受损，营卫虚弱，予以桂枝汤治疗。处方：桂枝6g，白芍6g，太子参10g，谷芽10g，麦芽10g，陈皮6g，山楂6g，龙骨15g，牡蛎15g，杏仁3g，甘草3g。2剂，水煎服。6日后电话随访，诉口服2剂后汗出明显减少，进食增加，未再取药。嘱原方再进2剂以巩固疗效。两月后再随访，告愈。

后来我发现自己又学到一招，那就是如果小儿既存在汗出明显，又有厌食或者纳食少，且辨证属于脾胃受损，营卫虚弱者，尽可大胆运用桂枝汤，多能取效。而且，你临床若细心观察，会发现本证型患儿也占相当大的比例。一般我的经验组方是：黄芪12g，桂枝6g，白芍6g，太子参10g，白术9g，茯苓6g，麦芽10g，山楂6g，陈皮6g，龙骨15g，牡蛎15g，杏仁3g，防风6g，甘草3g。

如果成人见动则汗多，夜卧尤甚，倦怠乏力，心悸易惊，虚赢短气等，证属营卫虚弱，脾胃不健者，常组方：黄芪30g，桂枝

10g，白芍 18g，太子参 30g，炒白术 18g，茯苓 18g（有时用茯神
30g 代替），防风 9g，生龙骨、生牡蛎各 30g（先煎），旱莲草 30g，
仙鹤草 30g，桑叶 15g，大枣 18g（有时用浮小麦 30～50g 代替），
炙甘草 6g，效果也不错！

第一次看到桂枝汤治疗皮肤病经验，是在《百家名医临证经验》
这本书上。该书记载名家顾伯康经验：凡属舌苔薄白，脉象浮缓或
浮滑、风寒外袭、营卫不和、血脉阻滞的皮肤病，以及有每逢冬季
发作、春暖时症状减轻的规律者，均为桂枝汤所主治，并指出桂枝
汤治疗部分皮肤病（荨麻疹、湿疹、皮肤瘙痒症、冬季皮炎等）的
原因在于这些病大都由于腠理开疏，不能适应外界环境的寒冷，易
被风寒之邪侵袭，以致营卫不和，血脉阻滞而发生的。

此外，如果你读《李可老中医急危重症疑难病经验专辑》一书，
乌蛇荣皮汤肯定也是其重要章节之一。原方药物组成：生地、当归
各 30g，桂枝 10g，赤芍 15g，川芎、桃仁、红花各 10g，丹皮、紫
草各 15g，制首乌 30g、炒白蒺藜 30g，白鲜皮、乌蛇肉各 30g（蜜
丸先吞），炙甘草 10g，鲜生姜 10 片，大枣 10 枚。为了临床运用方
便及记忆，我将其编写为歌诀：

> 乌蛇荣皮李氏方，桃红四物桂枝汤；
> 丹皮紫草首蒺用，鲜皮乌蛇蜜丸藏！

可见本方也含有桂枝汤。方中桃红四物汤合桂枝汤，养血润燥，
活血祛瘀，通调营卫；定风丹（制首乌、白蒺藜）滋养肝肾，乌须
发，定眩晕，养血驱风止痒；丹皮、紫草凉血解毒；白鲜皮清湿热，
疗死肌；乌蛇肉祛风、通络、止痉，诸药相合，可增强体质，旺盛

血行，使病变局部气血充盈，肌肤四末得养，则病能向愈。

　　说到这里，我想到了自己编写歌诀记忆祝谌予老中医的一个经验，"冷气过敏请勿怪，桂枝白芍生姜来"，其实这是祝老运用过敏煎合桂枝汤治疗冷空气过敏的一则经验。可见桂枝汤在皮肤病方面，很多名家都在用，我吸收他们的经验，师其法，立其意，选其方，将其运用到治疗慢性荨麻疹、顽固性皮肤瘙痒等属于营卫不和但是无湿热象者，有很好的效果。当然，除桂枝汤外，《伤寒论》中还有诸如麻黄连翘赤小豆汤、麻黄桂枝各半汤等诸多名方也可以治疗皮肤病，同样能取得好的效果，大家可以相互参照。

　　具体而言，我选用桂枝汤治疗皮肤病时，用药也有一定讲究，常常白芍、赤芍同用，且白芍用量大，一般30g起步，赤芍一般用9～15g，甘草一般用10g，并适当加入全蝎、蝉蜕等虫类药物。如果碰到那种久病、顽固性疾病时（如慢性湿疹、结节性痒疹等），我一般则会选用乌蛇荣皮汤化裁治疗。

　　在阅读裴永清老中医的《伤寒论临床应用五十论》时，我们会看到这样的阐述：桂枝汤能调和营卫，而营卫不和不仅仅表现为自汗出，还可由于荣卫之行涩而致身痒，或肌肤麻木不仁；其次，桂枝汤可和脾胃，燮阴阳，温中补虚，滋壮气血，用治周身关节疼痛，不红不肿，无寒热之象，而见舌淡脉沉无力之人；再者，桂枝汤具有温中补虚之功。

　　这里可以这样说，裴师的经验我们也经常用到，只是平时没有这样总结提炼出来，而在临床实践中，这样的病例确实不少，我在临床应用时常常有所增添药物。就拿肌肤麻木不仁来说吧，《金匮要略》称之为"血痹"，我常借鉴其经验，选用黄芪桂枝五物汤合四物汤加减，其中黄芪桂枝五物汤实际上就是由桂枝汤化裁而成，用于属血痹者，疗效显著。

至于关节疼痛，如辨证属于营卫不和所致者，选用桂枝汤无不效如桴鼓。曾遇到一患者，淋雨受凉后出现周身关节疼痛，但是不红不肿，无寒热之象，舌苔也无湿热之征，我选用桂枝汤加羌活、独活、威灵仙、秦艽、荆芥、防风等治疗，3剂症状即消失。后遇到周身疼痛而无湿热象者，也多选用或合用上方治疗。

至于桂枝汤在脑病中的运用，也有不少论述，而我，则多借鉴基层中医杨承岐经验方消栓振废汤，用来治疗中风，效果不错。原方药物组成为川芎30g，桂枝30g，黄芪30～120g，葛根15g，羌活15g，鸡血藤30g，当归15g，地龙10g，三棱（炒）10g，莪术（炒）10g，石菖蒲10g，乌梢蛇10g，白芍15g，甘草6g。后为方便记忆及运用，我编写歌诀为：

杨氏消栓振废汤，芪归芎龙桂枝汤；
羌葛血藤棱术用，菖蒲乌蛇再加彰！

从中，我们仍然可以看到桂枝汤的影子。杨氏指出，方中川芎活血息风通络；桂枝温经通脉，合川芎增强温经活血、息风通络之力；黄芪配甘草健脾益气，推动血行；羌活、葛根祛风、解痉、通络；地龙、乌梢蛇疏筋活络；三棱、莪术行气破血，力促血行；石菖蒲豁痰开窍；当归、鸡血藤活血补血，使瘀血去而不伤新血；白芍酸寒，监制川芎、黄芪的温燥之性，与桂枝相配调和营卫，促进经络正常运行。诸药相合，共奏佳效。

我曾经治疗较多中风患者（脑出血多），一般辨证选用解语丹、补阳还五汤、桂枝汤等方，有时也借鉴消栓振废汤原方，总体来讲，对中风后伴有肢体肿胀患者，效果是可观的，有不少患者在半年后仍可以慢慢恢复起来。治疗中风，尤其是半身不遂，辨证属于气血不足，营卫不和者，选用或合入桂枝汤，在改善症状、加速肢体恢复方面有一定优势！

过敏性疾病是目前公认的难治性疾病之一，虽然有时可以找到致病原，但是真正要避免是不可能的，那么我们如何运用中医中药来治疗此类疾病呢？

四川小儿王常克，乃吾大学同学向某的导师，她曾向我推荐常师的一本书，叫《中医病证治验条辨》，言语简练，非常精辟，余潜心研读，对其中很多条文都能背诵。其中书中介绍一经验方，叫抗敏煎，运用于临床治疗过敏性疾病，效果显著。本方由桂枝 15～30g，白芍 15～30g，蝉蜕 15～30g，僵蚕 15～30g，土茯苓 15～30g，地肤子 15～30g，白鲜皮 15～30g，炒乌梅 15～30g，百部 15～30g，炙甘草 15～30g 组成。为了临床运用方便，我将其编写为歌诀：

> 常氏名方抗敏煎，桂芍蝉僵土苓抵，
> 鲜地乌梅生百部，营卫调和祛风挤。
> 鼻塞少用麻细辛，鼻痒荆蔓利风鼻，
> 清涕苍耳伍辛夷，脓涕皂刺寄奴提，
> 久留清涕桂益智。

不难看出，本方也具有桂枝汤影子，可调营和卫，驱风燥湿，缓冲激惹，解除过敏，用来治疗过敏性鼻炎、过敏性咽喉炎、过敏性咳嗽、过敏性哮喘、过敏性皮疹及荨麻疹、过敏性紫癜等各种过敏与变态反应性疾病。

方中桂枝辛温发表，解肌通阳，畅达卫气；芍药酸苦微寒，敛阴和营，滋补营阴；蝉蜕、僵蚕祛风轻透，助桂枝开启腠理之痹，调畅卫气之郁；炒乌梅酸甘化阴增营；生百部润肺敛营，四药相伍加强和营调卫之力。地肤子、白鲜皮、土茯苓祛风清热，解毒除湿，去营弱所生之热，燥卫郁所滞之湿；炙甘草甘平，通脾胃，和中州，调阴阳。诸药配伍，宗调和营卫之旨，使其辛甘化阳以助卫阳，酸甘化阴以滋营阴，启化源，资营卫，祛其风，除其湿，清其热。

如伴鼻塞者，加少许麻黄、细辛辛开鼻窍；鼻痒者，加荆芥、蔓荆子疏风利鼻；清涕者，加苍耳、辛夷通窍止涕；脓涕者，加皂角刺、刘寄奴解毒透脓；久流清涕者者，加肉桂、益智仁温肾敛津。此外，常师还将桂枝汤与玉屏风散合用，吾验证于临床，用于表虚感冒，效果明显。

桂枝汤在肺病方面的运用，相信第一个呈现在大家脑海里的就是桂龙咳喘宁吧！

桂龙咳喘宁是在著名老中医刘渡舟指导下研制的。本方实际是由桂枝加龙骨牡蛎汤合小陷胸汤加杏仁而成，具体由桂枝、龙骨、白芍、生姜、大枣、炙甘草、牡蛎、黄连、法半夏、瓜蒌皮、苦杏仁组成，具有止咳化痰，降气平喘功效，用于外感风寒、痰湿阻肺引起的咳嗽、气喘、痰涎壅盛等症，效果显著。仔细瞧瞧，桂枝汤也包含在其中啊！我常将桂龙咳喘宁组方用来治疗慢阻肺痰湿阻肺，易于外感型，效果不错。

以上经验，虽然多为借鉴他人经验，但是也是我自己读书、临证实践中淘金所得，故推荐广大读者验证！

除桂枝汤本身外，桂枝汤还有许多兼症、变法，那更是内容繁多，涉及面广，兹摘取常用的分述于后。

1. 桂枝加葛根汤——肩颈效验方

《伤寒论》第14条：太阳病，项背强几几，反汗出恶风，桂枝加葛根汤主之。

太阳的经腧部位为寒邪所束，经气不舒，表现为"项背强几几，反汗出恶风"，用桂枝汤解肌，加葛根以散经腧之邪。临床用本方治"落枕"，疗效甚捷，也用于常年项部不适者，用之亦验。吾用本方加黄芪、当归、鸡血藤、姜黄、威灵仙、秦艽之属，治疗骨质增生症，常能快速改善症状，部分病人甚至避免了手术之苦。

全国名中医郭剑华擅长颈肩疾病的诊治，治疗此类病，有自己的经验。如治疗颈椎病的经验方—颈舒汤，即桂枝葛根汤合芍药甘草汤、苓桂术甘汤、当归补血汤，加狗脊、全蝎而成（笔者编写歌诀：郭氏验方颈舒汤，桂枝加葛芍甘强，苓桂术甘芪归伍，狗脊全蝎用之彰）；治疗肩周炎的经验方—肩舒汤，即桂枝加葛根汤合四物汤去地黄，加桑枝、羌活、防风而成（笔者编写歌诀：郭氏验方肩舒汤，桂枝加葛物去黄，桑枝羌防三药伍，祛风散寒通络帮）。我临证中，常在辨证前提下选用以上两方，并根据自己体悟适当加减药味，多能收效满意。

曾治疗刘某，女，42岁，农民，垫江县曹回镇人。

2016年11月14日初诊：主诉间断手尖麻木6年。患者诉6年前因受凉后出现左手尖麻木，不疼痛，受凉后明显，伴颈部肌肉僵硬感，头昏，在当地医院就诊，诊断"颈椎病"，给予针灸理疗机及口服药物治疗，症状无丝毫减轻。今刚好遇到吾下乡义诊，遂找到我就诊。刻诊：颈部僵硬，活动不利，时有头昏，左手尖麻木，不疼痛，劳累、受凉后明显。舌质淡，苔薄白，脉弦。西医诊断：颈椎病；中医诊断：麻木。辨证：营卫不和，气血不足；治法：和血驱风解肌。主方颈舒汤。处方：

桂枝 10g，白芍 30g，葛根 30g，丹参 20g，当归 15g，黄芪 30g，川芎 15g，桑枝 18g，鸡血藤 30g，威灵仙 15g，秦艽 15g，甘草 6g。6 剂，水煎服。

2016 年 11 月 25 日二诊：诉口服 3 剂后症状大减，故连续取药 12 剂，症状基本消失。现因劳累后出现乏力，身痛，左手尖麻木，颈部时有发紧感，故来就诊。舌质淡，苔白腻，脉弦。主方桂枝加葛根汤合圣愈汤。处方：

桂枝 10g，白芍 30g，葛根 30g，当归 15g，川芎 15g，生地黄 18g，山楂 18g，黄芪 30g，太子参 30g，白术 18g，甘草 6g。6 剂，水煎服。

2017 年 8 月 10 日三诊：自诉口服上药后，症状改善，但是插秧双上肢受凉后又出现指尖麻木，就诊时八月份天气热而双手掌冰凉，伴酸软，月经正常。舌质淡，苔薄白，脉弦细。主方黄芪桂枝五物汤合桂枝加葛根汤、芍药甘草汤。处方：

桂枝 10g，白芍 30g，赤芍 15g，葛根 20g，威灵仙 15g，桑枝 30g，姜黄 15g，黄芪 40g，当归 15g，鸡血藤 30g，川芎 15g，甘草 6g。9 剂，水煎服。

按语： 肢体麻木是指肌肤、肢体发麻，甚或全然不知痛痒的一类疾患，是患者的一种自感症状，多发病突然，日久难愈。《素问·百病始生篇》云："此必因虚邪之风，与其身形，两虚相得，乃客其形。"由于正气虚弱，肌肤腠理疏松，卫外不固，外邪乘虚而入，致营卫失调，血行不畅，经脉失养，故发生肢体麻木。《素问·痹论》曰："其不痛不仁者，病久入深，荣卫之行涩，经络时疏，故不痛，皮肤不荣，故为不仁。"故肢体麻木是人体气血、经络的病变。"气主煦之""血主濡之"，气虚失运或血虚不荣，是发生麻木的主要内在原因。风寒湿邪入侵，或痰浊瘀互结，阻于经络，影响气血流通是其外在原因。遵《内经》："客者除之，劳者温之，逸者行之"之旨，以益气祛寒、调和营卫为主进行治疗。方中桂枝加葛根汤去姜枣以解肌和营，生津润经；芍药甘草汤以酸甘化阴、养血柔筋、缓痛解痉；当归补血汤（当归、黄芪）以补气生血；四物汤去地黄，加丹参、鸡血藤养血活血；另以威灵仙、秦艽、桑枝补益肝肾，祛风通络，强筋壮骨；甘草调和诸药。以上药物运用，使营卫得调，气血得和，经络得通，故麻木向愈。

二诊时患者劳累后乏力，身痛，左手尖麻木，颈部时有发紧感，考虑营卫不和，气血不足，故劳累后则明显。故用桂枝加葛根汤去姜枣以解肌和营，生津润经；芍药甘草汤以酸甘化阴、养血柔筋、缓痛解痉；圣愈汤益气养血活血；再加白术健脾、山楂消食，同时有活血祛瘀之功。以上药物运用，营卫气血共调。

三诊时正值八月份，手掌冰凉，指尖麻木，酸软，《金匮要略·血痹虚劳病脉证并治》曰："夫尊荣人……但以脉自微涩，在寸口、关上小紧，宜针引阳气，令脉和紧去则愈。血痹阴阳俱微……外证身体不仁，如风痹状，黄芪桂枝五物汤主之。"本方主治血痹，即肌肤麻木不仁，故借鉴运用以益气养血通痹；桂枝加葛根汤去姜枣以解肌和营，生津润经；芍药甘草汤以酸甘化阴、养血柔筋、缓痛解痉；当归补血汤以补气生血；同时赤芍、白芍同用，并合与鸡血藤、川芎养血柔筋；另以威灵仙、桑枝补益肝肾，强筋壮骨；姜黄一则活血，二则引药上行；甘草调和药物。其主方运用，环环相扣，故疗效满意。

临证中，这样的案例非常多，有的患者因此免去手术之苦，从某些方面来讲也是中医的优势所在啊！

2.桂枝加厚朴杏仁汤——咳喘高效方

第18条：若喘家作，桂枝汤加厚朴、杏子佳。第43条：太阳病，下之微喘者，表未解故也，桂枝加厚朴杏仁汤主之。

前一条是阐述了素有喘疾之人，复感风寒之邪，内迫于肺致肺寒气逆而喘；后一条指出误下后正气不虚，表证仍在，邪气抗争于表，肌腠不宣，肺气不得肃降而喘作。这两条的病因不一样，但病机相同，所以用同一方药治疗。

临床上，凡有宿喘之人，多有肺气不足，新感风寒，可以用桂枝加厚朴杏仁汤主治，但应注意，本方用于喘家，应有表虚证，与名方小青龙汤比较，彼则重在寒水射肺，有饮邪可征；此则以喘为著，且有表虚诸症。我在治疗咳喘，常辨证合用桂枝加厚朴杏仁汤，或者选择其中主要几味，收效明显。如我的经验方健脾益肺合剂（黄芪30g，太子参30g，白术18g，茯苓18g或30g，陈皮12g，法半夏9g，防风15g，桂枝9g，赤芍9g，厚朴15g，杏仁15g，桔梗9g，甘草6g）实际上就是由六君子汤、玉屏风散合桂枝加厚朴杏仁汤加味组成。

3. 桂枝附子汤——温经散寒病祛康

174 条：伤寒八九日，风湿相搏，身体疼烦，不能自转侧，不呕不渴，脉浮虚而涩者，桂枝附子汤主之。

本方有温经散寒、祛风除湿之功。《当代中医名家医话·内科卷》记载陈国恩中医名家根据"异病同治"的原则，以桂枝附子汤为基本方治疗"心动过缓""坐骨神经痛""雷诺病"等内科杂症，疗效满意，如心动过缓加丹参、黄芪、红参、五味子；坐骨神经痛加麻黄、细辛、牛膝、续断、炙乳香、炙没药；雷诺病加丹参、桃仁、红花。笔者常合麻黄附子细辛汤治疗窦性心动过缓及顽固性疼痛、麻木而没有热象者。

4. 桂枝甘草汤——心系基础方

《伤寒论》第 64 条：发汗过多，其人叉手自冒心，心下悸，欲得按者，桂枝甘草汤主之。

本证是表病汗不如法，损伤心阳，以致心下悸欲得按，用桂枝甘草汤治疗，但是临证中常以此方合枳实薤白半夏汤，治胸痹短气属痰浊闭阻心阳者，每获疗效。笔者治疗心律失常也运用此方，得益于老中医祝谌予的经验。祝老有一经验方叫抗心律失常方，具体由党参 10～15g，麦冬 10g，五味子 10g，柏子仁 10g，黄芪 30g，桂枝 10g，炙甘草 6g 组成，治疗心律失常，效果明显。我编写歌诀为：心律失常祝氏方，生脉柏仁生芪襄，桂枝甘草温阳用，益气养阴通脉良。我常用本方或者合用本方治疗各种心律失常，在改善症状方面，有一定优势。

桂枝汤证的变证与上述兼证稍有不同，以桂枝汤之法，而易桂枝汤之方。下面介绍茯苓桂枝白术甘草汤和小建中汤的运用。

5. 茯苓桂枝白术甘草汤——痰饮和解方

《伤寒论》67条：伤寒若吐、若下后，心下逆满，气上冲胸，起则头眩，脉沉紧，发汗则动经，身为振振摇者，茯苓桂枝白术甘草汤主之。

本条应与《金匮要略》"膈间支饮，其人喘满，心下痞坚，其脉沉紧"和"心下有痰饮，胸胁支满，目眩"等合参。因为脾胃中阳不足，水气内停，蒙闭清阳，有形之饮停聚中焦，故头眩、心下痞满，用苓桂术甘汤健脾利水以化饮，这就是"病痰饮者，当以温药和之"的意思。本方中茯苓渗湿健脾，祛痰化饮；桂枝温阳化气，与茯苓相伍，一渗一温，对于水饮滞留而偏寒者，实有温化渗利之妙；白术健脾燥湿，甘草益气和中，诸药合用，共收饮去脾和、湿不复聚之功，确为治疗痰饮之和剂。

记得《中国百年百名中医临床家·查玉明》中有一经验方叫温肾救心汤就包含本方影子，我将其编写歌诀为：查氏温肾救心汤，桂附苓术化湿强，益气黄芪与芍味，消肿五加细辛姜。下肢肿甚加防己，上感咽痛鱼腥良，咳喘杏仁车前入，呕逆不纳有砂藿！

本方具体由炙附片、白术、茯苓、白芍、黄芪、五加皮、细辛、桂枝、五味子、甘草、生姜组成，具有温阳益气，化湿利水功效。

主治阴盛于内，水湿内停，上凌心肺引起的心悸怔忡，尿少浮肿，喘不得卧，口唇发青之水气病（肺心病、风心病）。本人用来治疗肺心病见上述症候者，疗效非常显著。

方中附子壮阳益肾，温散水气，黄芪益气利水，桂枝温阳化水，细辛平喘行水，五加消肿去水，使气化水去而肿消；配五味子收敛肺气，以益心气，使心肺得补，相得益彰。阳复而水化，心阳得振，心衰可解。

6. 小建中汤——补虚和中方

《伤寒论》102 条：伤寒二三日，心中悸而烦者，小建中汤主之。

所谓二三日是指未经汗、吐、下而"心中悸而烦"，《医宗金鉴》说："心悸而烦，必其人中气素虚。"故用小建中汤补虚建中。对于土虚木旺、木抑土中的"腹中急痛"，亦可用上方主治，其所以悸、烦、腹痛均可以小建中汤治疗，因为甘药之用，足以资养脾胃，生长营血，所谓"肝得之而木气疏和，心得之而火用修明"，故腹中急痛、心悸而烦二者都能获效。

《中国百年百名中医临床家·叶桔泉》中指出，本方的主症为体质虚弱，贫血倾向，腹痛（包括上腹或下腹）喜温、喜按，全身疲倦感，腹部软弱，两侧腹直肌有紧张拘挛状，脉细弱或沉微，腹痛时沉弦或沉紧，或伴心悸、衄血、自汗、盗汗、失（遗）精，或小便频数等。除本方外，还有当归建中汤、黄芪建中汤等。我的口诀是：小建中汤芍药多，桂姜甘草大枣和。更加饴糖补中脏，虚劳腹冷服之瘥。增入黄芪名亦尔，表虚汗多效无过。当归建中妇科用，腹痛腰酸失血扶。

　　学习经典条文及方剂，我们不但要理解其中的含义，还需要借鉴名老中医运用经典条文、经典处方的经验，学会他们是如何在经典处方上进行增减化裁，而变成自己的经验方，只有这样我们才会学经典、做经典、创造经典！

小柴胡汤及类方辨用

小柴胡汤出自《伤寒论》，小柴胡汤类方亦有称柴胡剂、柴胡类方等，《伤寒论》柴胡汤类方是以小柴胡汤为主方派生而成的，共涉及 24 段条文，6 个方剂，即小柴胡汤、大柴胡汤、柴胡加龙骨牡蛎汤、柴胡桂枝汤、柴胡桂枝干姜汤和柴胡加芒硝汤，由于柴胡加芒硝汤我临床大都以大柴胡汤变通代替，故不做详细解读。

小柴胡汤作为六经辨证少阳主方、和法之代表，由其派生出的柴胡汤类方临床运用广泛，后世医家对柴胡汤类方有诸多发挥，创制许多柴胡汤类方的名方。

1. 小柴胡汤

提到小柴胡汤，多数人便会朗朗读来：

96 条：伤寒五六日中风，往来寒热，胸胁苦满，嘿嘿不欲饮食，心烦喜呕，或胸中烦而不呕，或渴，或腹中痛，或胁下痞硬，或心下悸，小便不利，或不渴，身有微热，或咳者，小柴胡汤主之。

97 条：血弱气尽，腠理开，邪气因入，与正气相搏，结于胁下。正邪分争，往来寒热，休作有时，嘿嘿不欲饮食，脏腑相连，其痛必下，邪高痛下，故使呕也，小柴胡汤主之。服柴胡汤已，渴者，属阳明，以法治之。

……

小柴胡汤方具体由柴胡半斤、黄芩三两、人参三两、炙甘草三两、半夏半升、生姜三两、大枣十二枚组成。在96条中，记载有加减法则：若胸中烦而不呕者，去半夏、人参，加栝楼实一枚；若渴，去半夏，加人参合前成四两半、栝楼根四两；若腹中痛者，去黄芩，加芍药三两；若胁下痞硬，去大枣，加牡蛎四两；若心下悸，小便不利者，去黄芩，加茯苓四两；若不渴，外有微热者，去人参，加桂枝三两，温覆微汗愈；若咳者，去人参、大枣、生姜，加五味子半升、干姜二两。

普遍认为，本方具有和解少阳之功，主治伤寒少阳证、热入血室证等，症见往来寒热，胸胁苦满，嘿嘿不欲饮食，心烦喜呕，口苦，咽干，目眩，舌苔薄白，脉弦者或妇人伤寒，经水适断，寒热发作有时，也治疗黄疸、疟疾以及内伤杂病而见少阳证者。

那伤寒少阳证，究竟是什么？

少阳经脉循胸布胁，位于太阳、阳明表里之间。伤寒邪犯少阳，邪正相争，正胜欲拒邪出于表，邪胜欲入里并于阴，故往来寒热；足少阳之脉起于目锐眦，其支者，下胸中，贯膈，络肝，属胆，循胁里，邪在少阳，经气不利，郁而化热，胆火上炎，而致胸胁苦满、心烦、口苦、咽干、目眩；胆热犯胃，胃失和降，气逆于上，故嘿嘿不欲饮食而喜呕；若妇人经期，感受风邪，邪热内传，热与血结，血热瘀滞，疏泄失常，故经水不当断而断、寒热发作有时。邪在表者，当从汗解；邪入里者，则当吐下。今邪既不在表，又不在里，而在表里之间，则用和解法。

究其方义，方中柴胡透泄少阳之邪，疏泄郁滞之气机，使少阳半表之邪得以疏散；黄芩清泄少阳半里之热；柴胡升散，黄芩降泄，两者配伍，构成和解少阳的基本结构。胆气犯胃，胃失和降，以半夏、生姜和胃降逆止呕；邪从太阳传入少阳，缘于正气本虚，故又以人参、大枣益气健脾，炙甘草助参、枣扶正，且能调和诸药。诸药合用，以和解少阳为主，兼补胃气，使邪气得解，枢机得利，胃气调和，则诸症自除。

若胸中烦而不呕，为热聚于胸，去半夏、人参，加瓜蒌清热理气宽胸；渴者，是热伤津液，去半夏，加天花粉止渴生津；腹中痛，是肝气乘脾，宜去黄芩，加芍药柔肝缓急止痛；胁下痞硬，是气滞痰郁，去大枣，加牡蛎软坚散结；心下悸，小便不利，是水气凌心，宜去黄芩，加茯苓利水宁心；不渴，外有微热，是表邪仍在，宜去人参，加桂枝解表；咳者，是素有肺寒留饮，宜去人参、大枣、生姜，加五味子、干姜温肺止咳。

上述论述太复杂，故有学者将该方七味药功能进行分析：①疏肝（柴胡）；②清胆（黄芩）；③和胃（半夏、生姜）；④健脾（人参、大枣、炙甘草）。其相关的对应主治症状也分为四类：①肝气郁滞：寒热往来，胸胁苦满，神情默默，脉弦；②胆腑郁热：口苦，咽干，目眩，心烦；③胃气不和：喜呕；④脾气虚弱：不欲饮食，指出小柴胡汤适用于"肝郁、胆热、胃滞、脾虚"诸证，这对于我们临床运用又是一大启示！

刘渡舟老中医对小柴胡汤有深刻的认识。刘老指出："小柴胡汤擅开肝胆之郁，故能推动气机而使六腑通畅，五脏安和，阴阳平衡，气血调谐，故其功甚捷，而其治又甚妙。故无麻桂而能发汗，无硝黄而能通便，无苓术而能利水，无常山、草果而能治疟。所谓不迹其形，而独治其因，郁开气活，其病可愈。"

在《伤寒论十四讲》中，刘老讲述运用小柴胡汤的经验。如治少阳病兼见头痛、发热、脉浮等太阳表证的柴胡加桂枝汤，即为小柴胡汤减人参，加桂枝微发其汗，又能治少阳证兼有心悸、气上冲之证。如治少阳病兼见腹中痛，且有拘挛之感，按其腹肌而如条索状的柴胡加芍药汤，此乃肝脾不和，血脉拘挛所致，实为小柴胡去黄芩，加平肝缓急而疏利血脉的芍药，又能治疗妇女气血不和的月经不调与痛经等证。又如治少阳病兼胃中津液耗伤而见口渴欲饮、舌红苔薄黄等症的柴胡去半夏加栝蒌根汤，实为小柴胡去半夏，加人参少量，并加天花粉、麦冬、沙参而成，亦治"糖尿病"辨证属少阳不和，胃热津伤者。再如治少阳三焦不利，水邪内停为患的柴胡加茯苓泽泻汤，实为小柴胡去黄芩，加茯苓而成，只要抓住小便不利，心下悸动不安，脉弦，舌苔水滑并具有少阳病主证者，便可运用；若再加白术，亦治小便不利、大便作泻、口渴、心烦等症。又如治少阳不和兼寒饮束肺，肺气不温，津液不布而致咳嗽、舌苔白润、脉弦而缓之证的柴胡姜味汤，实为小柴胡减参、姜、枣，加干姜、五味子而成。再如治疗少阳不和兼阳明热盛而见大热、大烦、大渴、汗出而大便不秘、舌苔黄、口中干燥等症的柴白汤，实由小柴胡汤减半夏、生姜，加生石膏、知母、粳米而成。

在肝病方面，如柴胡解毒汤即由小柴胡减人参、甘草、大枣，加茵陈、土茯苓、凤尾草、草河车而成，治肝胆湿热日久成毒，蕴郁不解而见肝区疼痛、厌油喜素、多呕、体疲少力、小便黄短、舌苔厚腻等症，其辨证的关键在于舌苔腻与小便黄短；柴胡茵陈蒿汤即由小柴胡汤减人参、大枣，加茵陈、大黄、栀子而成，治湿热之邪蕴郁肝胆，胆液疏泄失常，发为黄疸者；柴胡鳖甲汤即由小柴胡减大枣，加鳖甲、牡蛎、丹皮、赤芍而成，治少阳不和兼见气血瘀滞所致胁下痞硬、肝脾肿大等症。上述经验，笔者均在实践中加以运用，体会到同样一个主方，加减尤其重要，可能会影响整体疗效，刘老将小柴胡汤灵活加减运用，笔者借鉴上述经验颇多，逐步也形成自己的一些思路，现举例一则供大家参考。

张某，男，15岁，学生。

2017年10月23日初诊：主诉感冒后发热、咽痛1天。1天前，患者因受凉后出现发热，最高体温38℃。刻诊：皮肤温度高，伴咽痛，鼻塞，纳呆，舌质淡，苔白腻，脉弦。中医诊断：感冒；辨证：少阳不和，邪客咽喉；治法：和解少阳，祛邪利咽，佐以通鼻窍；主方：柴葛蝉银汤合小柴胡汤、苍耳子散、玄麦甘桔汤。处方：

柴胡20g，葛根18g，蝉蜕12g，金银花20g，连翘20g，黄芩18g，太子参30g，法半夏9g，玄参18g，麦冬18g，桔梗12g，芦根30g，白茅根30g，辛夷9g，苍耳子12g，马勃12g，甘草6g。2剂，水煎服，每日3次。

2017年10月26日二诊：诉口服2剂后，症状消失。

胡希恕教授认为，小柴胡汤为病自太阳传少阳的主治方，往来寒热、胸胁苦满、嘿嘿不欲饮食、心烦喜呕即其主要的适应证，除此之外可用的情况有：①太阳病，脉浮细，嗜卧，而胸满胁痛者；②身热恶风，颈项强，胁下满，手足温而渴者；③妇人热入血室证，经水适断，续得寒热，发作有时者；④发潮热大便溏，小便自可，胸胁满不去者；⑤胁下硬满，不大便而呕，舌上白苔者；⑥呕而发热者；⑦诸黄，腹痛而呕者；⑧新产妇人昏迷而痉，大便硬，呕不能食者。

黄煌教授提出小柴胡汤的四条使用指征：①胸胁苦满或上腹痞痛，或胆囊部明显压痛；②发热或低热持续，呈寒热往来；③心烦喜呕，或呕吐，口苦，默默不欲饮食；④脉弦，或弦细，或弦滑，或沉弦；苔黄或黄白相兼，或淡黄，或黄腻。并指出使用柴胡应注意患者的体质状态，提出"柴胡体质"概念：患者体型中等或偏瘦，面色微暗黄或青黄色，或青白色，缺乏光泽；肌肉比较坚紧，舌质不淡胖，舌苔正常或偏干；主诉以自觉症状为多，对气温变化反应敏感，情绪波动较大，食欲易受情绪的影响；女性月经周期不准，经前多见胸闷、乳房胀痛、结块等。这为我们临床提供了另外一种思路。

伤寒大家陈瑞春在《陈瑞春论伤寒》一书中记载其运用小柴胡汤经验。如柴胡二陈汤，即小柴胡汤合二陈汤，或加葶苈子、苏子、五味子降气而敛肺气，用于慢性气管炎患者，颇为有效；柴胡加龙牡合甘麦大枣汤，即小柴胡汤去生姜，加龙牡、浮小麦、麦冬，治妇人更年期综合征，或治精神抑郁症；柴胡酸枣仁汤治肝郁化火、阴血不足、阴虚阳亢所致的失眠，尤其是阴虚瘦弱之体或更年期综合征的烦躁、失眠、惊悸等；柴胡温胆汤，即小柴胡汤去姜枣，合温胆汤（或加黄连）而成，治疗胆胃湿热，肝郁化火的烦躁失眠、耳鸣惊悸、精神抑郁等症；柴胡泻心汤，即小柴胡汤合泻心汤，治烦躁不寐，胃脘痞胀，胁间胀痛，大便稀软或腹泻等症；柴胡平胃散，即小柴胡汤合平胃散，用于感冒夹湿，或急性黄疸性肝炎而症见恶寒、发热、身疼痛、腹胀、大便稀溏、口淡黏腻、舌苔淡润、脉弦数等。

对于慢性肝炎、乙肝"三阳"以及肝硬化等病症，陈老常以柴胡四逆散为基础。治急慢性肝炎，以小柴胡汤去姜枣，合四逆散加郁金、青陈皮、川楝、茵陈、虎杖等，对急、慢性肝炎退黄快，俟转氨酶下降后，酌加滋养肝阴、健运脾胃药；临床上"三阳"的带菌者甚多，以小柴胡汤去姜枣，合四逆散加白花蛇舌草、忍冬藤、蒲公英等清热解毒，加山药、扁豆、白术健脾药，谷芽、麦芽、炒内金等化食药，川楝、郁金等疏肝药，并酌加丹参、旱莲草、女贞子等滋阴活血；治肝硬化，以小柴胡汤合四逆散，加郁金、内金、腹皮、生牡蛎、青皮、川楝、香附、三棱、莪术、炒谷麦芽等。陈老体会：①用小柴胡汤合四逆散治肝硬化，能较好地疏泄肝胆，健运脾胃，促进消化功能，有利于机体恢复；②用活血化瘀药，以丹参、益母草、赤芍、香附之类为宜，不用桃仁、红花、土鳖虫之类破血动血药；③用软坚药，以三棱、莪术为宜，且在脾胃功能健运的情况下用小量为好；④密切注意伤阴，肝硬化无论用何种疏肝药均有伤阴之虞，必须注意防患。

郭子光老中医以小柴胡汤为主方治疗外感发热，尤其是病毒性高热。处方由柴胡 20g，黄芩 20g，太子参 20g，法半夏 12g，石膏 40～50g，知母 15g，羌活 15g，防风 15g，葛根 20g，金银花 20～30g，连翘 15g，牛蒡子 15g，板蓝根 20g，谷芽 30g，甘草 6g 组成。针对外感发热一症，郭师提出多是三阳合病，重在阳明、少阳，兼顾太阳之表。方选大剂白虎汤合小柴胡汤为主，以石膏、知母、柴胡、黄芩、葛根清阳明和少阳；以羌活、防风解太阳之表，以银花、连翘、牛蒡子疏表卫之热；太子参、生谷芽生津养胃，法半夏降逆气；生甘草调和诸药，兼能解毒。我将其编写歌诀：外感发热郭氏方，柴胡白虎羌防葛，银翘牛子板蓝谷，表里双解起沉疴。

在没有深刻理解本方之前，我一般是通过辨证来选用小柴胡汤加清热解毒之品，或选用越婢汤等，有的效果好，有的效果不好，后来掌握了本方适应证后，我在辨证的前提下，适当地进行加减，疗效显著。

曾治疗潘某，男，50岁，工人。因发热1天就诊。患者体质壮实，1天前无明显诱因出现发热，测体温在39℃波动，无寒战、咳嗽、咳痰等不适，大便干结未解，小便黄，舌质红而干，苔薄黄，脉数。建议患者住院治疗，患者要求先尝试中药，如不改善再考虑住院。中医辨证为少阳阳明共病，治疗应和解少阳，清解阳明，选用小柴胡汤合白虎汤加厚朴治疗。处方：

柴胡 24g，黄芩 24g，太子参 30g，法半夏 9g，石膏 60g，知母 15g，羌活 15g，防风 15g，葛根 30g，金银花 30g，连翘 30g，牛蒡子 15g，板蓝根 30g，谷芽 18g，厚朴 20，杏仁 15g，桔梗 9g，甘草 6g。2 剂，水煎服。

口服 1 剂遂便解、发热消退，2 剂体温恢复正常。随访半月，未再反复。

上面我们说到的是病毒感染所致高热，那么如果是细菌性肺炎，小柴胡汤可以运用吗？答案是肯定的。西安王幸福中医治疗肺炎就是以小柴胡汤为主方，具体处方由柴胡 30g，黄芩 30g，党参 30g，半夏 12g，生姜 10g，甘草 15g，大枣 3 枚，生石膏 50g，鱼腥草 30g，金荞麦 30g，桔梗 10g 组成，主治高烧、咳嗽、胸痛、痰多之肺炎。王老师指出：经方大家胡希恕，生前最喜用小柴胡汤加石膏治疗肺炎，且效果显著；浙江名医杨继荪先生一生治疗痰热咳嗽，善用黄芩、鱼腥草、金荞麦，号称清肺热"三板斧"，疗效卓越，故吸取前辈经验将其合为一方，并加入甘草桔梗汤，专治肺热咳喘证，取效更速。

病毒、细菌所致发热我们都可以用小柴胡汤，那么无名发热呢？

无名发热，现代医学没有特别的办法，更能凸显中医的优势！《中国百年百名中医临床家丛书·陈景河》载老中医陈景河的经验方柴胡清热饮，具体由柴胡 50g，黄芩 50g，人参 20g，甘草 15g，板蓝根30g，青蒿10g，地骨皮15g，常山5g组成，功效是清透热邪，滋阴凉血，和解少阳，主治无名热或高烧久治不退，体温在38～40℃之间。对于低热不退，常用小柴胡汤加沙参、麦冬、生地，并称这是陈老先生毕其一生总结的拿手方子，屡用屡效，可以借鉴！

可能有人对黄芩用量抱迟疑态度，当时我用的时候也怕大剂量导致其他问题出现。通过我临床逐步增加剂量来验证，只要不是长时间运用，应该是安全的，尽可放心！

小柴胡汤治疗消化系统疾病，也有优势！

《中国百年百名中医临床家丛书·查玉明》载老中医查玉明经验方养阴消痞汤，具体由柴胡、半夏各15g，西洋参5g，甘草、黄芩各10g，麦冬15～25g，玉竹25g，白芍15g，黄连7.5g，吴茱萸4g，莪术15g，栀子、生姜各10g组成，功用疏肝养阴，和胃消痞，主治慢性浅表性胃炎、轻度萎缩性胃炎（胃痞）。凡肝郁化火、胃阴耗损而症见胃脘痞满、食后胀甚、饥不欲食、嘈杂、嗳气泛酸、胃部灼热、心烦、口苦咽干、大便干结、舌红少津等症者均可本方治疗。我将其编写歌诀为：养阴消痞小柴汤，玉竹麦冬益胃良；山栀清泄白芍佐，连萸莪术护胃强！

小柴胡汤治疗肝胆系统疾病，也有独特优势！

《中国中医科学院名医名家学术传薪集—验方集萃》记载薛伯寿老中医经验方乙肝双解汤，具体由柴胡8～12g，黄芩6～9g，法半夏6～9g，党参6～10g，郁金6～10g，茵陈6～10g，栀子6～10g，蝉蜕3～6g，僵蚕6～8g，土茯苓8～12g，蒲公英8～12g，生甘草6～10g组成，功用是疏利透邪解毒，升清降浊利湿，用于乙肝转氨酶高、HBSAg（+），甚则大三阳，症见胸胁胀痛，小便不利，大便欠畅，胃脘不适，纳呆恶心、心烦、口苦、咽干、头晕而胀，或有往来寒热者。

本方为小柴胡汤、茵陈蒿汤，合《伤寒温疫条辨》升降散加减而成。方取少阳肝胆病正剂小柴胡汤，去大枣滞邪、生姜辛热；茵陈蒿汤清泄湿热，合升降散升清降浊；加蒲公英、土茯苓清解疫毒。对乙肝湿热毒火盛者，复方联合逐邪，邪毒祛而正自安。因连翘长于清解湿中之热，故多取用；湿热甚小便不利，加滑石、猪苓。

除薛老经验外，陕西刘国强教授运用柴胡甘露饮治疗肝病经验也很有特色。大学期间，我记得李长秦教授为我们上《温病学》时，就推荐了治疗肝病名家刘国强，指出治疗慢性肝炎，用柴胡甘露饮，具体由小柴胡汤合甘露消毒丹加垂盆草、鸡骨草组成，可资参考。

针对肝胆恶性肿瘤，中医在改善患者生存治疗方面有一定优势。中医肿瘤名家王三虎教授有一经验方叫软肝利胆汤，由柴胡12g、黄芩12g、法半夏12g、红参12g、田基黄30g、垂盆草30g、丹参20g、鳖甲20g、生牡蛎30g、夏枯草20g、山慈菇12g、土贝母12g、元胡12g、姜黄12g、甘草6g组成，具有软肝利胆、化痰解毒、扶正祛邪之功，主治湿热成毒，蕴结肝胆的肝癌、胆囊癌，以肝区胀痛、肿块石硬、面目黄染、食欲不振、舌红苔厚为主症。

王师指出：《伤寒论》中小柴胡汤证的胸胁苦满、默默不欲饮食就是肝癌的常见症状，尤其是方后加减法中"若胁下痞硬，去大枣，加牡蛎"和《金匮要略》"诸黄，腹痛而呕者，宜柴胡汤"是本方的重要依据。本方以柴胡疏利三焦气机，是软肝利胆的前提；黄芩、田基黄、垂盆草清热利湿退黄，法半夏、山慈菇、土贝母化痰解毒，丹参、鳖甲、生牡蛎、夏枯草活血化瘀，软坚散结，人参益气扶正，元胡、姜黄理气止痛；甘草调和诸药，护肝缓急。我将此方编成歌诀：软肝利胆小柴方，垂盆枯草牡蛎藏，慈菇土贝丹鳖用，元胡姜黄用之彰。

又如黄疸，用小柴胡汤合茵陈蒿汤加田基黄 30g、垂盆草 30g、鳖甲 20g、丹参 15g、夏枯草 30g、牡蛎 30g、藤梨根 30g、山慈菇 15g、土贝母 15g 治疗，值得借鉴。

第一次看到柴陷汤是在一份杂志上！

关于柴陷汤，我所知道的是它出自陶节庵的《伤寒六书》，后收录于徐荣斋的《重订通俗伤寒论》。本方是由《伤寒论》小柴胡汤合小陷胸汤而成的"和解兼开降"之新方，具体由柴胡、黄芩、姜半夏、瓜蒌仁、黄连、枳实、桔梗、生姜汁组成。方中柴胡擅长舒肝解郁，疏通腠理；生姜温胃解表；半夏化痰降逆；黄芩、黄连苦寒降泄，清热燥湿；瓜蒌仁利气宽胸，清热涤痰；桔梗化痰，枳实行气，一升一降，调畅胸膈气机。诸药合用，兼备二方之长，能泄能开，能降能通，清热祛湿，化痰消痞，兼能舒肝解郁，透解外邪，又无苦寒伤正之弊。

但对如何更好地运用，我并没有好的思路，后有幸阅读《经方临床应用第一辑》，看到梅国强老中医运用柴陷汤的经验，深受启发。因梅老分条论述，便于记忆运用，故摘录如下：

梅国强老中医运用此方之临床判断标准如下：①发热，或恶寒发热，或往来寒热，或寒热起伏不定，或午后热甚，以其病有兼夹，故其寒热未可一言而终故也；②咳嗽、胸闷、胸痛、胁痛；③胃脘（或剑突偏右、偏左）痞结疼痛，或兼胸胁疼痛；④少阳或阳明经脉所过之处酸楚疼痛；⑤脉弦、缓、数等；⑥舌红或绛，苔白薄或白厚，或黄薄、黄厚。若属外感病，应具备第 1 条之某种热象，第 6 条之某种舌象，即可使用本方，若兼其他任何标准中的某一症状，则更为确切。若属杂病，则应具备第2、3、4条所述标准之一，同时与第6条之舌象相合，亦可使用本方。

笔者认为，柴胡陷胸汤结构谨严，配伍精当，对病机属于痰热或湿热阻遏，或兼肝郁、表邪者，无不收良效，尤宜于肺系、脾胃系疾病见寒热错杂，虚实互见者，确实是值得推崇与运用之良方。

此外，临证中运用比较多的，还有柴仁汤！

柴仁汤，为名老中医江尔逊融会小柴胡汤、三仁汤之方义精华而创制的新方，本方以柴胡、黄芩、半夏、杏仁、薏苡仁、桔梗、厚朴、通草、滑石、茯苓、藿香、佩兰等组成，为治疗湿邪内遏而变生诸证的一首良方。江氏崇尚"病在三焦膜脂之中，则舌色必白"（唐容川语）之说，临证运用时以"舌苔或白、或微黄而厚腻"为特征，以一方而应百变。凡呼吸、消化、泌尿等系统，因湿遏三焦所致诸症，皆可随兼证各异而加减与之。

如黄疸，加茵陈、猪苓、泽泻（茵陈三苓散）；呕逆，加茯苓、陈皮、生姜（二陈汤加生姜）。湿困脾虚，加南沙参、白术（四君子汤）；气虚水聚，加黄芪、防己（防己黄芪汤）；湿滞中焦，脘腹胀满，合平胃散；湿蕴痰生，咳逆上气，合六安煎（二陈汤加杏仁、白芥子）。

痰湿上犯清窍，则眩晕，加钩藤、天麻、菊花；饮食停滞中脘，则纳呆，加麦芽、莱菔子、建曲；热郁胆腑口苦，加夏枯草、金钱草、栀子；瘀滞肝经胁痛，加元胡索、川楝子炭、郁金（金铃子散加郁金）；肾病尿蛋白不消，加金樱子、芡实、白茅根（水陆二仙丹）；肝炎转氨酶不降，加五味子、山楂、夏枯草。

笔者认为，除原组方外，江老的加减法也很有特色，故也一起摘录如上，供大家参考。

上面我们介绍了名家论述心得，名医运用经验，并附有自己的部分案例，都是从临床中筛选出来的，有实用价值，大家可以实践检验！

2. 大柴胡汤

柴胡汤类方中大柴胡汤也是一重要方子。其涉及的条文并不多，如103条：太阳病，过经十余日，反二三下之。后四五日，柴胡证仍在者，先与小柴胡；呕不止、心下急、郁郁微烦者，为未解也，与大柴胡汤下之则愈。165条：伤寒发热，汗出不解，心中痞硬，呕吐而下利者，大柴胡汤主之。还有《金匮要略·腹满寒病宿食病》第12条：按之心下满痛者，此为实也，当下之，宜大柴胡汤。

本方由柴胡半斤、黄芩三两、芍药三两、半夏半升、生姜五两、枳实四枚、大枣十二枚、大黄二两组成，具有和解少阳、内泻热结之功，主治少阳阳明合病，症见往来寒热，胸胁苦满，呕不止，郁郁微烦，心下痞硬，或心下满痛，大便不解或协热下利，舌苔黄，脉弦数有力者。

方中重用柴胡，配黄芩和解清热，以除少阳之邪；轻用大黄，配枳实以内泻阳明热结，行气消痞；芍药柔肝缓急止痛，与大黄相配可治腹中实痛，与枳实相伍可以理气和血，以除心下满痛；半夏和胃降逆，配伍大量生姜，以治呕逆不止。大枣与生姜相配，能和营卫而行津液，并调和脾胃。本方较小柴胡汤专于和解少阳一经者力量为大，名曰"大柴胡汤"。

本方常用于急性胰腺炎、急性胆囊炎、胆石症、胃及十二指肠溃疡等属少阳阳明合病者。如胆囊炎、胆石症急性发作，可加大叶金钱草、海金砂、鸡内金、郁金、元胡一类药；胰腺炎，可借鉴天津南开医院清胰汤：柴胡、黄芩、白芍、大黄、黄连、木香、元胡、芒硝；急性肝炎，加茵陈；急性阑尾炎，加冬瓜子、桃仁。

黄煌教授认为，大柴胡汤是天然的胃肠动力剂，可用于单纯性肠梗阻，但是不可用于绞窄性肠梗阻；也可用大柴胡汤合桂枝茯苓丸治疗哮喘、甲状腺囊肿、乳腺囊肿；用大柴胡汤合半夏厚朴汤治疗胸闷腹胀痰多；用大柴胡汤合栀子厚朴汤或者小陷胸汤治疗感染重，吐黄痰，烦躁不安，胸闷等。

此外，本方还可变通治疗流感、肺炎、高血压、急性胃炎、肋间神经痛、精神疾病、热厥里热已经成实者。

下面就分享一份我自己的案例，供大家参考！

汪某，男，40岁，工人。因"腹胀、腹痛，伴肛门停止排气排便1天"，于2017年1月1日入院。既往史提示，3个月前曾行胃大部切除术。入院查体见腹部膨隆，全腹散压痛，左下腹疼痛明显，肠鸣音活跃，可闻及高调肠鸣音。辅助检查：腹部平片提示可见明显液气平面。西医诊断为肠梗阻，给予禁食、护胃、灌肠、维持电解质平衡等保守治疗4天，自觉症状无明显好转，家属要求中药介入治疗。

刻诊：患者面色不华，精神欠佳，腹痛膨隆拒按，胀满难以忍受，口干、口苦，呃逆，无呕吐，无大便及排矢气，小便短赤，夜间休息差，自觉发热，舌质红，苔黄腻，脉弦数。中医诊断：痞满。辨证：胃肠湿热，壅滞气机，湿热胶着。治法：清热利湿，行气通腑。主方：大柴胡汤合厚朴七物汤。处方：

柴胡24g，黄芩15g，太子参40g，白术30g，法半夏8g，大黄6g，枳实15g，厚朴20g，白芍18g，当归15g，藿香10g，黄连6g，甘草6g。2剂，日1剂，水煎分早中晚三次服用。

2017年1月8日二诊：患者自诉服中药后当晚就排少许硬结大便3～5枚，如羊屎状，顿时自觉腹部胀满及压痛减轻许多，仍口干口苦，无呃逆、发热，小便黄，舌质淡红，苔白，脉弦。继续予以上方合三根汤治疗。处方：

柴胡18g，黄芩15g，太子参30g，白术18g，法半夏8g，枳实15g，厚朴20g，白芍18g，当归15g，葛根18g，芦根18g，白茅根30g，甘草6g。3剂，日1剂，水煎分早中晚三次服用。

2017年1月12日三诊：诉因症状明显缓解，于2天前办理出院。现偶有腹胀，每日解大便2～3次，先为硬结大便，后为稀便，偶有咳嗽，舌淡红，苔薄黄腻，脉弦数。考虑肝郁脾虚胃弱，调整治法为疏肝健脾，选用主方四君子汤合小柴胡汤治疗。处方：

太子参30g，白术30g，茯苓18g，柴胡18g，黄芩15g，法半夏8g，枳壳15g，白芍18g，白前15g，厚朴15g，前胡15g，甘草6g。3剂，日1剂，分早晚两次服用。

2017年1月16日四诊：自诉服药后腹部仍稍感胀痛，进食后明显，大便仍先干后稀，舌淡红，苔薄黄腻，脉弦细。考虑气机不畅，脾虚失运，前方加紫苏梗15g、延胡索15g。3剂，日1剂，分早晚两次服用。

2017年1月16日五诊：患者诉纳食正常，腹胀消失，大便正常，舌质淡，苔白腻，脉弦细。再次要求中药调理。治法予以疏肝健脾和胃，选用主方四君子汤合四逆散治疗。处方：

太子参30g，白术18g，茯苓18g，柴胡18g，白芍18g，枳壳12g，木香6g，砂仁5g，元胡15g，苏梗15g，桔梗15g，藿香10g，黄连10g，甘草6g。3剂，日1剂，分早晚两次服用。同时嘱清淡饮食，禁止暴饮暴食。

4个月后随访，患者病情稳定，未再复发。

本例患者，3个月前曾行胃大部切除术，正气尚虚弱，又因湿热壅结于肠腑，气滞阻滞其中，故腹痛膨隆拒按，胀满难以忍受；气机失调，肝疏泄失常，胃气上逆，故口苦，呃逆，湿热下行，故小便短赤；外感郁肺，故发热。《金匮要略》载："病腹满，发热十日，脉浮而数，饮食如故，厚朴七五汤主之。"《伤寒论》103条载："太阳病，过经十余日，反二三下之，后四五日，柴胡证仍在者，先与小柴胡汤；呕不止，心下急，郁郁微烦者，为未解也，与大柴胡汤下之则愈。"故选用大柴胡汤合厚朴七物汤治疗，同时加用大剂量白术健脾润肠，当归养血润肠，厚朴下气除满，藿香、黄连醒脾燥湿。二诊时患者腹部胀满及压痛均减轻，但是仍口干口苦，小便黄，虽无发热，但考虑到津液损失，故合用三根汤生津养液。三四诊时患者腹胀，先硬后稀，偶有咳嗽，为典型肝脾不和表现，故选用四君子汤健脾，小柴胡汤和解少阳，同时加白前、前胡止咳，紫苏梗、延胡索宽中理气。五诊时患者症状消失，结合患者实际出发，以疏肝健脾和胃为法，选用主方四君子汤合四逆散治疗而收功。整个治疗过程，详细了解病因，抓住病机关键，准确辨证施治，多方调护，虚实兼顾，使正胜邪去，疗效满意。

3. 柴胡加龙骨牡蛎汤

柴胡汤类方中关于柴胡加龙骨牡蛎汤的条文只有107条：伤寒八九日，下之，胸满烦惊，小便不利，谵语，一身尽重，不可转侧者，柴胡加龙骨牡蛎汤主之。

本方由柴胡四两、龙骨、黄芩、生姜、铅丹、人参、桂枝、茯苓各一两半、半夏二合半、大黄二两、牡蛎一两半、大枣六枚组成，具有和解少阳、重镇安神的功效。原主治伤寒误下，损伤正气，导致邪热内陷，弥漫全身，形成表里俱病、虚实互见的变证，具体主治伤寒往来寒热，胸胁苦满，烦躁惊狂不安，时有谵语，身重难以转侧等。

关于本条文的理解，各位名家观点不一，本人比较赞同黄煌老师的观点。黄师认为，此"胸满"非真的胸廓胀满变形，而是患者有胸闷的感觉，表现为呼吸困难等；"烦"具体表现为睡眠障碍，或情绪不稳定，或工作效率下降；"惊"为惊恐不安，多噩梦，也表现为心胸悸动，或脐腹部搏动感；"小便不利"指便次频，多为紧张或疲劳导致机体功能紊乱的表现；"谵语"多为精神障碍；"一身尽重"也是一种自我感觉，或为木僵状，或行动迟缓，或意欲低下，或反应迟钝等。

本方实际上为小柴胡汤去甘草，加茯苓、桂枝、龙骨、牡蛎、铅丹、大黄组成。方中小柴胡汤去甘草可疏肝气，斡旋少阳，启生阳以外达；加桂枝强心阳、通经络、温膀胱，合茯苓温阳化气以行水湿；龙骨、牡蛎、铅丹镇内以止烦惊，敛浮阳；大黄泄肝胃之火热，以解郁结之火，止谵语。此外，方中柴胡、黄芩、半夏主要有解热镇静的作用，可用于寒热往来、胸胁苦满、心烦喜呕等症状；龙骨、牡蛎、铅丹有镇静作用，乃为惊恐、心胸悸动、脐腹部搏动感、失眠、惊狂等症而设；桂枝主治气上冲；茯苓主治眩悸而小便不利；桂枝、茯苓配伍龙骨、牡蛎能治心悸亢进、惊狂、眩晕等神经系统之重症；大黄能清除肝胆邪热、疏通肠道，且有消炎镇痛作用；生姜、红枣固护胃气且有增强药效之作用。现代药理研究表明，此方有双向调节中枢神经、抗抑郁、增加血小板凝聚、降低血脂、保护心血管、抗动脉粥样硬化、解痉等作用。现多将本方运用于癫痫、精神分裂症、神经官能症、癔病、抑郁症、焦虑症、躁狂症、高血压病、动脉硬化症、冠心病、脑震荡后遗症、脑出血后遗症、血管神经性头痛、失眠、膈肌痉挛、慢性疲劳综合征、更年期综合征、痴呆等疾病所引起的头痛、眩晕、心悸、怔忡、耳鸣、耳聋、不寐、多梦、自汗盗汗、遗精遗尿、小儿夜啼、崩漏带下等。

重庆市中医研究所已故名老中医陈源生对本条文理解深刻，他围绕"胸满烦惊"这一主证，经过反复实践，创制出柴芍龙牡汤，即由柴胡 6～12g，白芍 15～25g，龙骨 18～25g，牡蛎 24～30g，茯苓 12～25g，玉竹 15～25g，甘草 3～10g 组成。

此处"胸满"乃虚满，即满而且闷，或曰似满非满，总觉胸中不快，多伴见脐上悸动、心慌、心跳、心烦不安、易惊易恐等症状。

凡气郁血虚，肝阴不足，肝肾阴虚，风阳上扰，心神不宁，心肾不交所引起的头痛眩晕，心悸怔忡，耳鸣耳聋，胁痛，失眠，自汗盗汗，遗精遗尿及癫、痫、狂证等，或现代医学所称之神经衰弱症、神经官能症、精神分裂症、高血压、心动过速、甲状腺功能亢进症、妇女更年期综合征、梅尼埃病，以及慢性肝炎、肝大等，只要具备"胸满烦惊"这一主症者，均可以此为基本方，随证加减，能获良效。

笔者作为全国名老中医药专家杨廉方关门弟子，曾经在跟师中，发现杨师经常运用本方，这也是我首次到接触本方。杨师在运用本方时，好像总是在嘴边唠叨着什么，细细询问，原来是在回忆陈老的加减变通经验，并指出："陈老加减中我们不要只看到所列举的药物，重点是理解其中的治法及背后的选药思路！"因此，我赶紧将这部分内容记录下来，并回去找寻相关资料，加以整理，编成歌诀。现录于此，供同道参考。

陈氏柴芍龙牡汤，茯苓玉竹甘草藏。
眩晕夹痰呕吐重，生姜茹夏赭石煎。
恶梦纷扰易惊醒，不寐夜交与合欢。
癫痫癫狂生铁落，热痰赭石胆黄安。
遗尿桑螵金樱重，精随梦泄加柏莲。
更言调经须归附，带下之症茜乌填。
循环系统诸疾患，心之绞痛灵芝丹。
高血压加钩藤菊，若兼风湿桑豨兼。
脑震荡之后遗症，胡桃天麻葵花盘。
明辨阴阳孰偏胜，酸枣柏仁宜相参。
再言肝炎肝肿大，相伍鳖甲能软坚。
肝区刺痛瘀阻滞，泽附丹参佐相安。
阴虚女贞首乌杞，沙藜桑椹理一般。
巅顶冷痛藁蔓荆，热痛白薇菊花先。
耳鸣重听加何药？菖蒲响铃草同煎。
起卧不安言默默，百合知地服之安。
妇女更年时烦热，白薇泽兰来加添。
若问儿科有何验？配伍蝉蜕夜啼安。

4. 柴胡桂枝汤

柴胡汤类方中关于柴胡桂枝汤的条文只有146条：伤寒六七日，发热、微恶寒、肢节烦痛、微呕、心下支结、外证未去者，柴胡桂枝汤主之。《金匮要略》第十篇附方：治心腹卒中痛者。

本方由桂枝一两半、芍药一两半、黄芩一两半、人参一两半、甘草一两、半夏二合半、大枣六枚、生姜一两半、柴胡四两组成，实为小柴胡汤和桂枝汤用量的1/2相合，具有和解少阳、畅达气机、解肌祛风、调和营卫之功，主治太阳少阳合病，症见腹痛，往来寒热，胸胁满闷，默默不欲饮食，喜呕，烦躁易怒，口苦，咽干，目眩，汗出恶风，头痛或者头晕，鼻鸣，鼻塞流清涕；舌质淡红，苔薄白或薄黄，脉浮弦，其中以发热恶寒、汗出、腹痛、头疼身痛、恶心纳呆、心烦、胸胁苦满为辨证要点。现常用于治疗肩背疼痛、耳后神经痛、肩周炎、肋间神经痛、神经官能症、肝硬化、慢性迁延性肝炎、胆囊炎、胰腺炎、阑尾炎、胃或十二指肠溃疡、慢性胃炎、肠易激综合征、体虚感冒、冠心病、心绞痛、心律失常、更年期综合征、过敏性鼻炎、神经衰弱、脑缺血、癫痫等属于太阳未解、邪犯少阳者。

笔者阅读刘渡舟老中医相关著作，发现刘师对本方理解深刻。刘师指出，柴胡桂枝汤治外有表证而见"肢节烦疼"，内有少阳气郁而见"心下支结"者，故在小柴胡汤中加桂枝、芍药，使其外和营卫，内调气血，而病可愈。刘师运用柴胡桂枝汤治疗多种病症经验。

①治疗肩背疼痛。太阳经脉走循人体之颈项后背部位，当太阳

经脉不舒时，多出现颈项以及背部的僵直不舒感，甚至出现疼痛。仲景依据有汗无汗不同在解肌祛风、生津疏络基础上各有侧重，有汗者，用桂枝加葛根汤；无汗者，用葛根汤。如颈项背部与两肩部同时出现疼痛，上方疗效不显，究其原因，在于两侧不属于太阳经脉循行的部位，而是少阳经脉所过之处，这时，宜用小柴胡汤疏利少阳经脉，用桂枝汤疏利太阳经脉，太少两经之经气运行正常，则肩背疼痛自止；应用时，常加葛根、姜黄、红花、羌活、独活、川芎以加强活血、止痛之功，不论新久疼痛，多能应手而愈。

②治疗肝气窜证。其症状是自觉有一股气流在周身窜动，或上或下，或左或右，凡气窜之处，则有疼痛和发胀之感，此时患者用手拍打痛处，则伴有嗳气、打饱嗝，随之其症状得以缓解。本病以老年妇女为多见，中年妇女以及男性偶见。如单纯采用疏肝理气法治疗往往效果欠佳。刘师总结出用柴胡桂枝汤调气活血，往往效如桴鼓。究其机理，在于本方用小柴胡汤和解少阳而能疏肝理气，用桂枝汤调和营卫而能通阳活血，气血调和，则诸症自愈。临证时常加入佛手、香橼之属。

③治疗肝硬化。刘师擅从调理气机升降出入着手治疗肝病，且喜用柴胡类方。如治疗肝病气分的柴胡解毒汤，治疗肝病血分的柴胡活络汤等。而肝病患者日久不愈，由气及血，由经及络，出现腹胀、胁痛如刺、面色黧黑、脉来沉弦、舌质紫暗、边有瘀斑等症，西医诊断为早期肝硬化者，常用柴胡桂枝汤减去参枣，另加鳖甲、牡蛎、红花、茜草、土鳖等专治肝脾血脉瘀滞、软坚消痞之品，可阻止肝病进一步发展，有起死回生之妙。

④治疗四肢疾病。指四肢麻木、疼痛的症状而言，可见于西医

的风湿、类风湿引起的肢体关节疼痛和末梢神经炎、中风后遗症等病引起的手足麻木。刘师根据"支节烦疼"的论述，运用本方，并加入藤类活血通络之品，如鸡血藤、络石藤等。

⑤治疗脾胃疾病。刘师根据"微呕、心下支结"的论述，证实本方也是一首很好的治疗脾胃疾病的方剂。临证之时，需加入白及、三七等活血止痛药。

⑥治疗体虚感冒。患者表现常不明显，仅仅自觉体倦困乏，稍受风寒，就会出现感冒症状，但多数病人只是打喷嚏、流鼻涕，稍觉恶寒，少见发热症状。往往是一次感冒未愈，下一次感冒又起，长年累月，反复发作。对于这种感冒，刘师认为体虚感冒为营卫不和，卫外功能失健所致，选用柴胡桂枝汤治疗。

笔者在未读刘师书籍前，治疗体虚感冒常根据教材辨证选用人参败毒散，后借鉴其经验选用柴胡桂枝汤治疗，效果显著；又如颈项肩背疼痛，笔者之前常选用桂枝加葛根汤方加味治疗，但是有时有效，有时即使有效往往停药数天又反复，后借鉴刘师经验用本方治疗，只要运用准确，在提高有效率、延缓复发方面的确有优势。

如曾治疗汤某，女，59岁，农民。2017年7月26日经人介绍到我处就诊。自诉一年来感冒从未完全好过，往往是刚舒服一点，受风受凉则复发，夏天更是苦恼，吹空调则加重，不用空调但汗出后也加重，颇为苦恼。询问知口苦，纳食差，不耐寒热，舌质淡，苔薄白，脉细。中医诊断为体虚感冒，辨证为肺脾两虚，卫外不固，先予以玉屏风散合四君子汤合桂枝加葛根汤治疗，症状改善很小。后调整为柴胡桂枝汤，3剂而愈。半年后随访，患者在病愈后为防止复发，曾间断按上方取药10余剂巩固。目前一直未再复发。

又如，笔者治疗童某，男，26 岁，医师 .2016 年 11 月 21 日初诊。自诉曾长期沉迷于游戏，出现身体不舒服，先是出现颈项部酸胀疼痛，理疗热敷后可缓解，但是随后复发，且伴肩部及整个背部酸胀疼痛明显，再次理疗、热敷效果不显。刻诊：颈项部酸胀疼痛，活动时可听到响声，肩部及整个背部酸胀疼痛，受凉明显，且严重影响上班及夜间休息。查其舌质淡，苔薄白，脉弦。中医诊断痹病，辨证少阳阳明不和，枢机不利，拟和解少阳阳明，佐以解肌通络，选用柴胡桂枝汤加葛根 30g、威灵仙 15g、秦艽 15g、姜黄 15g、羌活 15g、独活 18g、鸡血藤 30g。3 剂症状减轻，7 剂症状消失，告知其调护事项后，1 年随访，未再复发或加重。

足见，在没有办法跟师情况下，书本是我们最好的老师，读书可以明理，可以学到大家经验，临证加以运用，往往能获效速捷！

《中国中医药报》刊载张怀亮运用柴胡桂枝汤加酸枣仁、柏子仁、黄芪，治疗心胆气虚的郁证经验。本方由柴胡 12g，半夏 10g，黄芩 5g，人参 5g，桂枝 5g，芍药 5g，生姜 5g，大枣 3 枚，炙甘草 3g，酸枣仁 15g，柏子仁 15g，黄芪 30g 组成；具有疏肝解郁，益气镇惊之功；主治急躁易怒，恐惧，时倦怠乏力，独处时有恐惧感，畏寒，纳眠可，口中和，二便尚调，舌淡有齿痕，苔薄白，脉沉细者。

其实这样的患者非常多，既往未曾关注罢了！如曾治疗黄某，女，45 岁，职员。2018 年 4 月 2 日就诊。其丈夫代诉其性情急躁，凶得很，但是不理她，让其独处，稍有声响，则怀疑有鬼神作祟，目前此状态已经严重影响其上班，已花费数千元于迷信中，无效。现经病友介绍到我处，抱着试一试的想法，尝试一下中药。查其舌质淡，边有齿痕，脉细弱。遂用上方去柏子仁、黄芪，加炒白术18g、茯神30g、珍珠母30g、龙骨30g、牡蛎30g、佛手15g，7剂，水煎服。嘱其有效则继续联系就诊。10余天后，患者电话联系告知，口服药物后症状大为改善，要求继续中药调理。后于上方加减1月告愈。

后来，我再回头看看报纸，其论述急躁易怒为肝气不舒，不敢独处乃为心胆气虚，舌淡有齿痕且畏寒，为脾虚之象，正符合我的思路。原报载小柴胡汤可疏肝解郁，使肝气调达，少阳枢机运转，桂枝汤则内调阴阳，茯苓、干姜温中健脾益气，酸枣仁、柏子仁以养心胆之气，黄芪升气补气，如此组合可补养心胆气血，配合心理疏导效果更好。后总结道：那些凶的、性格急躁的，但是又不敢独处的患者，径直用上方化裁治疗，必定收效显著，读者不妨一试！

江苏省儿科名医王益谦老先生认为：一切外感热病寒热稽留不退，或发热4～5天，先是日晡恶寒，渐渐发热，有时发热至39℃左右，待天明方热退，有轻微口渴，舌苔白或薄黄，脉浮，或弦，有时胸闷者，皆用柴胡桂枝汤治疗。尤其是开始发热即静点抗生素激素，热退后再反复发热者，必用此方。此经验运用颇多，不再举例。

《铁杆中医彭坚——汤方实践录》载，"支节烦疼"是指四肢烦劳酸疼，虽不剧烈，但缠绵不已。这种病痛，最常见于中老年体质较虚弱者，最容易在劳累过后、天气变化、季节更替时发生，各种检查都显示不出有严重疾病，用药偏凉、偏温则患者都感觉不适。指出这是身体虚弱或年龄趋于衰老，肌肉筋骨不胜劳累，不能适应温差、湿度变化所致。强调这种因为身体不能和调而出现的病痛，不能当作风湿一类病来治疗，应当视为"亚健康状态"，采用"和法"调治，以小柴胡汤与桂枝汤合用，和阴阳，和表里，和营卫，和气血而愈。如疼痛在开春季节湿热萌生，则合二妙散；如属劳累所致，则合用当归补血汤，烦疼而致睡卧不安，加鸡血藤、酸枣仁、茯神；如疼痛以臀部腿部为甚者，则用四妙丸；如疼痛牵涉到颈部，则合用葛根；如疼痛剧烈，则合用止痉散，即加蜈蚣、全蝎等。

读芍药甘草汤及临证辨用

芍药甘草汤出自《伤寒论》29条，具体由芍药四两、炙甘草四两组成，具有缓急止痛功效。原本主治太阳病误服桂枝汤而使阴阳皆伤，经过治疗阳虽恢复，而营阴仍不足，无以养筋，致使脚挛急，或腹中疼痛者。方中芍药补益阴血，滋荣筋脉，缓急止痛；甘草益气和中，缓急止痛；芍药与甘草均具有缓急止痛作用，二者合用，酸甘化阴，益气补血，滋养筋脉，缓急止痛，消除挛急，以治疗筋脉挛急或疼痛等证；此外，芍药益血，甘草益气，合用则气能化血，血能生气，气血互生互化，以治疗气血不足证。

后世关于芍药甘草汤的运用，已经远远超过仲景本意，在《名方广用》《经方发挥》等书籍中均有相关记载。笔者比较推崇的，是陈瑞春老中医运用芍药甘草汤经验：①芍药甘草汤合四妙散加味治疗风湿相搏的痹证，对于腰以下的疼痛疗效很好；②芍药甘草汤合四金汤（鸡内金、郁金、金钱草、海金沙）治疗尿路系统的结石，有准确的疗效，不但可以止痛，也可以化石。笔者临床验证，确有疗效。

读关幼波老中医的有关书籍时，我学到一手，即骨痹汤的运用。本方实际上就是由芍药甘草汤加威灵仙、木瓜组成，具体构成是：杭白芍30～60g，生甘草10g，木瓜10g，威灵仙15g。方中芍药、甘草酸甘化阴以缓筋急，加入木瓜性味酸温、威灵仙之辛温，加强柔筋缓急止痛作用，同时取其温通走窜的功效以达到祛寒、除湿、通络的目的。如颈椎骨质增生，上方加葛根 30g、姜黄 10g；气虚者，加生黄芪 30g；腰椎骨质增生，加川续断、桑寄生各 30g；疼痛剧烈者，加桃仁、红花各 10g；若服药后出现便溏或腹泻，加白术或苍术 10 ~ 15g。对关老的经验，我是连同加减法一起记忆的，虽然开始运用过程中，显得死板，但是随着这方面患者量的增加，临证应用就显得游刃有余了。我运用此基础方时，往往加秦艽一味，且原方剂量有所调整，一般白芍 30g 起步，常常会用到 60g，或者赤白芍同用。针对各种痹痛，往往数剂就能改善。另外一个技巧就是，如果患者以痹痛为主，则以基础方为准则，结合部位等灵活加味；如果痹痛作为一兼证，则只以基础方合入其中。

再如阳痿，临床常见吧？！而且个人印象本病治疗时间长，疗效参差不齐。但是笔者在阅读余国俊《名师垂教》一书时，得一经验方叫亢痿灵，后追根溯源，得知本方最早为陈玉梅所创，由蜈蚣 18g，当归、白芍、甘草各 60g 组成，将蜈蚣研细末（不去头足，不可烘烤），当归、白芍、甘草晒干共研细末，然后混匀，分 40 份，备用。每次服 0.5 到 1 份，早晚各服 1 次，用白酒或黄酒送服。15天为 1 疗程。

不难看出，本方也有芍药甘草汤的影子，具有养血活血、温通经络之功，主治阳痿因血瘀或血虚所致者。方中蜈蚣为主药，辛温有毒，入肝经，其走窜力最速，内而脏腑，外而经络，凡气血凝聚之处皆能开之。蜈蚣通经逐邪，开肝经之气血郁闭，使肝气条达，疏泄正常，经络畅通，气血得行。更佐以白芍、当归养血活血，补肝柔肝，荣养宗筋，既能养血益精和调阴阳，又能监制蜈蚣辛温走窜伤阴之弊。甘草培补中土，以后天养先天。四药协同，气血兼顾，经脏同治，有补有通，离通于补之中，共奏疏通肝经郁闭之功，阳痿自能痊愈。

　　笔者开始遇到本病，多运用桂附地黄汤加味治疗，可能因疗效原因，在这方面患者量不多。得此方后，运用于临床，效果明显。曾治疗洪某，男，28 岁，法院执行员。患者因工作原因，压力较大，且常奔波于全国各地，后逐渐出现阳痿，非常苦恼，自行在外购买多种补肾壮阳之品口服，均无改善。经其朋友介绍到我处就诊。查患者开朗，无其他不适。考虑到其工作性质，予以中药散剂调理。处方：蜈蚣 15g，酒当归 60g，酒白芍 60g，赤芍 20g，淫羊藿 30g，盐菟丝子 30g，醋柴胡 20g，炙甘草 20g，1 剂，为散剂，每日 3 次，每次 6g；同时嘱服药期间减少性生活。1 月后随访，服药半月症状即得到改善，目前已完全恢复正常。

　　后凡是遇到阳痿一疾，均于辨证处方基础上加上亢痿灵所属药物，疗效较既往明显提高。

　　针对偏头痛，有的患者真是痛不欲生啊，其疼痛程度，非常剧烈。我们学习中，常常说，疼痛剧烈或者日久加虫类药物，效果明显，那么仅仅是单纯加虫类药物吗？后读到万友生老中医的经验时，我得到答案——凡是疼痛剧烈或者疼痛日久，反复发作者，均以芎芷芍甘止痉汤治疗，效果满意。本方具体由川芎 18 ～ 30g，白芷12g，白芍 30 ～ 60g，炙甘草 10g，全蝎 6g，蜈蚣 2 条组成。如治疗王某，女，42 岁，推销员。因"反复两侧头部胀痛 2 年余"来我处就诊。患者反复出现头部疼痛，已经 2 年余，多方治疗，效果不佳，经人介绍来我处就诊。刻诊：头部胀痛，两侧明显，疼痛剧烈时如刀割，舌质淡，苔黄，脉弦。情绪急躁，生气时明显。辨证为肝郁气滞血瘀头痛，治疗应疏肝理气通络止痛，选用芎芍镇痛汤。处方：丹参 18g，葛根 18g，蜈蚣 3g，全蝎 3g，生甘草 6g，钩藤 30g，白芷 12g，羌活 9g，醋香附 12g，北柴胡 18g，赤芍 12g，白芍 30g，川芎 18g，珍珠母 30g。3 剂症状减轻，续服 6 剂，症状消失。

此外，还有夏度衡老中医的四味芍药汤柔肝潜阳，和络息风，本方即由白芍 30g，生牡蛎 30g，石决明 30g，丹参 15g，甘草 15g 组成，治疗三叉神经痛，效果满意。还有百合芍甘汤治疗胃脘热痛、木瓜芍甘汤治疗腓肠肌痉挛，均为疗效佳而药味少的经典组方，临证中可灵活辨用。

麻黄细辛附子汤及临证辨用

麻黄细辛附子汤在《伤寒论》中只有第301条，即"少阴病，始得之，反发热，脉沉者，麻黄细辛附子汤主之"。本方由麻黄二两、细辛二两、炮附子一枚组成，具有助阳解表之功，主治太、少两感证，具体为少阴阳虚，感受寒邪所致，以发热、恶寒、无汗、脉沉为特征。方中麻黄散寒开鬼门以逐邪；附子温心肾之阳，散少阴之阴寒；细辛温阳通十二经脉，共达温中散寒之效，使固涩日久之邪解，气血经络壅滞之寒散，肌肤毛窍通透，痼疾自然向愈。以上描述似乎太笼统，影响我们运用本方。王冬梅中医总结其使用指征如下：①风寒直中少阴，发热轻，恶寒甚，虽加厚衣被仍觉寒者；②素体阳虚，畏寒怕冷，四肢不温，小便清长，大便偏稀，怯寒，易感冒；③懒言少动，神疲欲寐；④咽部红肿不甚、黏膜苍白，咽干喜热饮，咽喉分泌物清稀量多；⑤舌淡胖嫩，多有齿痕，苔白或水滑；⑥脉沉，微细，或沉迟而弱。黄煌老师指出，应用本方指征是其人必定疲惫无神，而且大多恶寒无汗，而"无神"两字最为重要。这是对方的理解，那么运用呢？各临床大家都有丰富经验。

如李士懋老中医有一经验方叫寒痉汤，此方由麻黄细辛附子汤、桂枝去芍药汤和止痉散三方相合而成，药物由桂枝9～12g，炙麻黄6～9g，生姜9～15g，大枣3～10g，炮附片6～30g（先煎），细辛3～10g，炙甘草6～9g，全蝎2～10g，蜈蚣1～20g组成，具有温经散寒、通络解凝之功，主治辨证为寒凝证者。而寒凝证的诊断标准有三：一是脉痉，二是恶寒，三是有疼痛表现。痉脉表现为脉沉弦拘紧，脉象搏动不舒展，如转绳索，紧张度高，为最重要的使用标准。脉痉并见部分恶寒、疼痛表现便可使用本方，高血压、冠心病、关节炎属于寒凝者也可使用此方治疗。

《素问·举痛论》云："寒气入经而稽迟，泣而不行，客于脉外则血少，客于脉中则气不通，故卒然而痛。"寒邪为患，收引凝滞，气血不通则痛。麻黄、桂枝配伍细辛既能解外寒，又能发越阳气散内寒；炮附片、生姜性温，补中下二焦之阳；炙甘草、大枣和中益气，调和诸药。诸药相合，共奏温经散寒、通络止痛、发汗解凝之功。

周信有老中医的双合复脉汤即是在麻黄附子细辛汤合保元煎的基础上加味而成，由制附片15g（先煎1小时）、红参20g（另煎）、炙麻黄10g、细辛5g、黄芪30g、淫羊藿30g、仙茅20g、桂枝9g、肉桂6g、五味子20g、当归9g、丹参30g、炙甘草20g组成，具有温补脾肾、扶助心阳、回阳救急的功效，主治多种病因引起的窦房结起搏与窦房节传导功能障碍而发生的心律紊乱，其症主要是迟脉，通常是小于50～60次/分钟，或出现结代脉，低血压，并伴随出现疲乏、头晕、心悸、气短、肢冷畏寒、甚至昏厥者。本方以红参、黄芪、炙甘草、淫羊藿、仙茅等温补心、脾、肾三脏之阳，以期培补元气，鼓舞生机，统运血脉；复以麻黄附子细辛汤佐桂枝、肉桂等大队温阳升散之品以助阳升发，升高血压，增加脉速；为防升散太过，故方中加入五味子，益气敛阴；因本病多表现气虚血瘀，心脉痹阻，故以当归、丹参养心通脉。此其用药之意也。

郭子光老中医认为心动过缓以阳虚气弱为基本病机，以生脉散合麻黄附子细辛汤为主方治疗，具体由黄芪40g，丹参20g，制附片 15～30g（先煎 1 小时），麻黄 10～15g，细辛 8～10g，桂枝 15g，羌活 15g，淫羊藿 20g，红参 15g，麦冬 20g，玉竹 15g，炙甘草 5～10g 组成。方中附片、淫羊藿温补肾虚；麻、辛、桂、羌辛通心阳；参、芪、草益气；阳虚则血凝，气虚则血不行，一味丹参顶四物以活血也；麦冬、玉竹益气滋阴，防其辛温太过而燥浮火之意，足见麻黄附子细辛汤在本组方中属于核心药物。

于己百老中医有经验方健心合剂治疗病态窦房结综合征。于氏认为病态窦房结综合征以阳气虚衰、气血不足、升阳无力，阳气不足、气血虚衰为本，血瘀寒凝为标。拟定健心合剂益气温阳散寒，活血化瘀通脉。方由麻黄 10g，附子 10g，细辛 10g，黄芪 30g，红参 10g 或党参 20g，白术 10g，炙甘草 10g，麦冬 15g，五味子 10g，桂枝 10g，丹参 20g 组成。本方取温阳散寒通脉的麻黄附子细辛汤，因有倦怠乏力、头昏晕厥等升阳无力表现，合用补中益气汤益气升提；因有气短懒言，咽干口渴等气阴两虚的表现，故合用生脉散补气滋阴；因有心动悸，脉迟涩等阳气不足，鼓动无力表现，故合用桂枝甘草汤益气助阳，同时加补血、和血、散瘀的丹参进行治疗。

此外，在《刘玉洁临证心悟》中记载，对于雷诺综合征，用麻黄附子细辛汤温肾助阳、通行血脉、散寒止痛以治其本，再加当归四逆汤合吴茱萸生姜汤养血通脉，温经散寒，标本同治；另加鸡血藤养血活血通脉以助药力，桑枝活络通脉并引药上行，直达病所。对于血栓闭塞性脉管炎表现为单足或双足连及小腿胀痛，冷凉剧烈，夜间为甚，遇寒及走路时加重，纳可，夜寐欠安，二便调，舌质黯淡，苔白腻，脉沉细，趺阳脉搏动消失，局部肢体冷凉，皮色苍白者，以温经散寒、活血通脉为宜，用麻黄附子细辛汤合阳和汤温经散寒，再加鸡血藤、川牛膝、羌活活血通脉，引药下行以助药力，两方合用相得益彰。对于糖尿病合并周围神经病变，症见手足麻木，重时疼痛，夜间加重，四肢冰冷，饮食、二便尚可，舌质淡白，脉沉细者，用麻黄附子细辛汤温阳散寒，合用黄芪桂枝五物汤益气调营卫，另加鸡血藤、川牛膝活血通脉，并引药下行，使药力直达病所。

综合名医名家论述及自己读书中的感悟，我体会到麻黄附子细辛汤治疗属于"阴"血脉病变，疗效显著，且本论点经得住临床实践的考验。如治疗心律失常，各位医家虽然以麻黄附子细辛汤为打底方，但是所合方剂、所加减药物值得我们关注。如心动过缓的治疗，笔者在借鉴上述名医基础上，逐步形成自己的思路，拟方益心通脉合剂，实际上就是由麻黄附子细辛汤、生脉散、桂枝甘草汤、保元汤、四君子汤等方组合，加活血化瘀之品，具体药物：麻黄9g，附子9g（先煎），细辛6g，黄芪30g，红参15g或太子参30g，白术18g，茯苓18g，麦冬18g，五味子9g，当归15g，丹参18g，葛根18g，川芎15g，桂枝9g，炙甘草6g。如果兼胸闷，加全瓜蒌20g、薤白12g、枳壳10g、厚朴12g；兼失眠者，加炒酸枣仁30g、首乌藤30g；兼怕冷异常，加仙茅15g、淫羊藿18g。

曾治烟草公司一刘姓患者，因"反复胸闷、头昏3年"在某院心血管科住院治疗，因心动过缓（最慢40次/分）建议安装起搏器，患者因顾虑太多办理出院，但是症状依旧存在，故来我处询问中医方法。查其舌质淡，苔薄白，脉细缓。且其症候表现均体现出"阴"性特征，因对此病没有把握，嘱先取5剂，如能改善，再来复诊。处方：

麻黄9g，附子9g（先煎），细辛6g，黄芪30g，太子参30g，白术18g，茯苓18g，麦冬18g，五味子9g，当归15g，丹参18g，葛根 18g，瓜蒌皮 18g，薤白 12g，桂枝 9g，炙甘草 6g。

10 日后，患者来我处复诊，诉说用药后自觉大为轻松，且症状无加重，要求继续调理。后患者坚持在我处就诊至今，病情稳定。

需要强调的是，本方中麻黄、附子、细辛的剂量为基础用量，可根据患者实际情况灵活增加，目前未发现不良反应。

此外，我还悟出"阴性"疼痛性病变也可以麻黄附子细辛汤为基础治疗。如冬季冻疮，或者冬季手足冰凉，尤其是部分女性，诉说长期手足冰凉时，可大胆选用本方，并合用当归四逆汤，加鸡血藤、首乌藤等藤类药物，效果显著。一些陈寒骨痛，如关节炎，也可径直选用本方，但是此时常合入补肝肾之品及藤类药物。

最后，一些"阴"性病理状态也可选用麻黄附子细辛汤治疗。比如患者整体无精打采，精神差，乏力而又没有热象者，本方也是最佳选择。

泻心汤及类方思用

《伤寒论》中记载了 5 个泻心汤，分别是大黄黄连泻心汤、附子泻心汤、半夏泻心汤、生姜泻心汤、甘草泻心汤。另外，赤石脂禹余粮汤、旋覆代赭汤、桂枝人参汤等虽不以"泻心"冠名，但其均可用于"心下痞"的症状。

诸泻心汤虽皆言痞，但其机理却不尽相同。

154 条大黄黄连泻心汤证，无形热邪结聚心下，使胃脘部有堵闷窒塞，触按柔软而无硬痛之感，"其脉关上浮"，关以候中焦，关脉浮表示中焦气机壅盛，热象明显，故用大黄黄连泻心汤清泻热邪，使痞证得以消除。

155 条论述附子泻心汤证，除心下痞外，本证还表现出"恶寒汗出"的症状。恶寒汗出，一者可为太阳病中风所致；二者为表虚卫外不固，卫阳不足，温煦功能下降所致，其恶寒为卫阳不足，不能发挥固摄作用，营卫失调，故汗出。所以用附子泻心汤扶阳固表，泻热消痞。

大黄黄连泻心汤证与附子泻心汤证截然相反，临床鉴别较为容易。大黄黄连泻心汤证表现为病人素体健壮，胃脘部烦闷不舒，呕吐、下利之证较轻，热证明显，或伴有吐血、衄血等出血症状。用大黄黄连泻心汤泻热消痞，痞消则诸症皆平；附子泻心汤证表现为病人素体较弱，恶寒，汗出，脘闷不适，用附子泻心汤扶阳固表，消痞泻热。

149 条半夏泻心汤证，为"伤寒五六日"，表邪内传，出现"呕而发热者"，病邪传入少阳，出现柴胡汤少阳之证，但医误用攻下之品出现的一种转归，也就是误下后出现"满而不痛"的痞证。这是由于其内无痰水实邪，误下后损伤脾胃之气，外邪乘机内陷，寒热错杂于心下，气机升降失调，中焦痞塞，从而形成痞证，用半夏泻心汤和中降逆消痞。因半夏泻心汤证是伤寒误下伤中所致，外邪内陷入里于心下，影响脾胃气机的升降，故证见恶心、呕吐、肠鸣、下利等，《金匮要略·呕吐哕下利病脉证治》言："呕而肠鸣，心下痞者，半夏泻心汤主之。"是其佐证。

157 条言生姜泻心汤证，"伤寒汗出解之后"，出现"胃中不和"，形成痞证。因脾虚不能运化，胃气上逆，故干噫食臭，因胸胁下水气流行，或走于肠间，故雷鸣下利，用生姜泻心汤和胃降逆，消痞散水。

158 条甘草泻心汤证，亦是太阳表证误下，下后损及中阳，邪气乘机内陷，结于心下，气机升降失常而形成痞证。误下伤中，影响脾胃腐熟消化功能，故其人下利日数十行；浊阴不降，胃气上逆，故其人干呕、心烦不得宁，使心下痞证甚。医见心下痞，认为实邪仍在，故又用下法，使中阳之气更加受损，心下痞日益加重，并出现硬结，此硬结乃因虚而来，故用甘草泻心汤补中和胃，止利消痞。

半夏泻心汤证、生姜泻心汤证、甘草泻心汤证都是用于治疗中气虚弱，寒热错杂所致的痞证，但是有所不同。半夏泻心汤证以心下痞，满而不痛，肠鸣，下利，恶心，呕吐为辨证要点，表现为机体较为壮实，病初或有外感起因，以呕吐为主，或有腹泻，腹部堵闷不适，触摸有柔韧感，无压痛，偏于治疗胃气上逆的痞证，用半夏泻心汤和中降逆消痞；生姜泻心汤主治心下痞满而兼有水气，表现为心下痞硬，按之不痛，干呕，噫气有食臭味，下利重，肠鸣音频繁，其身体多数较为虚弱，精神差，用生姜泻心汤降逆和胃，消痞散水；甘草泻心汤证是几经误下而成，脾胃之气较为虚弱，证情较重，表现为病人素体虚弱，精神较差，下利日数十行，胃脘堵塞感强烈，心烦不安，失眠等，用甘草泻心汤补中和胃，消痞止利。

综上所述，诸泻心汤类方虽然同为治疗心下痞而设，但其证候表现不一，临床须多加辨别。大黄黄连泻心汤用于胃热较盛的心下痞证；附子泻心汤证则兼阳气不足，津液不固；半夏泻心汤证偏于胃气上逆之心下痞；生姜泻心汤证则重点在于胃中水饮停蓄；甘草泻心汤证为三个泻心汤当中最为虚弱者，脾阳受损最重，所以甘草泻心汤适用于脾胃虚寒者，此三者所表现的脾胃虚弱症状是逐个递增的。

诸泻心汤类方药物大致由四部分组成：一是由苦寒的黄芩、黄连、大黄组成，重在使离中真阴能够下降；二是由辛温的半夏、干姜组成，重在消除心下之邪，分阴行阳，以化中焦阴邪；三是由甘温的甘草、大枣组成，重在补中焦之虚，中焦得补，则上下交通亦可畅通；四是大辛大烈的附子，大温肾水，助元阳之气升发。如此，在众多药物的共同作用下，使中焦得运，上下往来畅达，痞证自然消除。

毛德西老中医擅用半夏泻心汤。他结合诊治实践，总结出半夏泻心汤应用指征十六字：胸脘痞满，纳呆气逆，苔腻舌红，脉象弦滑。具体症状为上腹部不适，或痞满，隐痛；或呃逆，嗳气，或泛酸，烧心；舌苔腻，或白腻，或黄腻，舌质暗红；脉象弦滑，或有数象等。并指出半夏泻心汤的作用机理在于，寒热互用以除湿热，辛开苦降以序升降，补泻同施以扶正祛邪。

如半夏泻心汤加吴茱萸主治慢性胃炎伴有泛酸、呕恶者，具体应用时，黄连与吴茱萸的用量比例为2:1。加夏枯草主治慢性胃炎伴有头痛、失眠者。其中半夏、夏枯草为一对药，有阴阳交替，引阳入阴之功，颇宜失眠症；也可在此中加珍珠母，以入肝安魂，用于顽固性失眠；加藿香、佩兰、砂仁三味主治湿浊阻中，阻遏纳运，五谷不馨，口腻而黏，或时有黏沫吐出，舌苔细腻者；加四神丸主治慢性胃肠炎，湿热阻中，寒湿下注，上见痞满，下见泄泻，并见腹部隐隐作痛，舌苔白腻而滑者；加木香、九香虫主治湿热阻中，胃气不降，郁而作痛者；加三芽对于肝郁克脾（胃），肝脾俱郁之证候，如见胃脘及两胁胀满，进食后呃逆频频，精神疲惫者，多有疗效；加乌贝散对于消化性溃疡之烧心、吞酸、胃脘隐痛，或口中泛泛流涎者，常能收效；加百部、黄芩主治胃食管反流引起的咳嗽，症为胃灼热、泛酸及胸痛、恶心等，咳嗽多为刺激性干咳；加丹参、赤芍、降香三味（小冠心二号）用于"心胃同病"者，即患慢性胃炎伴有心肌缺血者，常伴有胸闷、胃痞、舌质黯淡、时时呃逆；加封髓丹主治脾胃不和常犯口腔溃疡者；加丹栀主治由于脾胃湿热所引起的牙龈肿痛，或夜间睡眠时磨牙，咯咯作响者；加枳术丸主治脾胃湿热，虚中夹积，胃脘痞满，食而不化之慢性胃病者；加黄芪、三七粉主治消化性溃疡，症见胃脘隐痛，吞酸，烧心，或有黑便，身体日渐消瘦者；加生白术、杏仁、火麻仁三味主治慢性结肠炎所致之便秘者，其中生白术用量一般成年人须30g或更多，顽固便秘者，可用60g或90g。

于己百老中医也善于运用半夏泻心汤。如以半夏泻心汤合旋覆代赭汤为主方治疗慢性胃炎；以半夏泻心汤为主，芍药甘草汤与金铃子散为辅加减治疗溃疡病；以半夏泻心汤、黄连汤为主，四君子汤、四神丸为辅，随证增损治溃疡性结肠炎。

　　对于甘草泻心汤，黄煌老师指出，本方治疗白塞病，疗效确切，并说张仲景是第一个发现白塞病的医生，更发现了治疗此病的专方——甘草泻心汤。因此，白塞病应该更名为狐惑病或甘草泻心汤综合征！

黄芪桂枝五物汤临证学用

黄芪桂枝五物汤出自《金贵要略》："血痹，阴阳俱微，寸口关上微，尺中小紧，外证身体不仁，如风痹状，黄芪桂枝五物汤主之。"具体由黄芪三两、芍药三两、桂枝三两、生姜六两、大枣十二枚组成，具有益气温经、和营通痹之功，主治血痹，肢体无力沉重，活动不灵，麻木不仁，酸痛，或肌肉萎缩，浮肿，自汗，恶风，舌质暗淡，脉微涩小紧。

本方即桂枝汤去甘草之缓，加黄芪之强有力者，于气分中调其血，更妙倍用生姜以宣发其气，气行则血不滞而痹除。方中黄芪补气，桂枝通阳为主药；芍药养血除痹为辅药；大枣、生姜调和营卫为佐、使，合用以奏补气通阳、养血除痹之效。

现用以肢体麻木不仁、感觉减退或感觉异常为主证的疾病，如多发性末梢神经炎、糖尿病性周围神经炎、硬皮病、皮肌炎、面神经麻痹、腓总神经麻痹、雷诺氏病、血管闭塞性脉管炎、多发性大动脉炎（又称无脉症）、肢端血管舒缩功能障碍等；下肢慢性溃疡、褥疮、荨麻疹、血小板减少性紫癜等；用以肢体疼痛、无力、僵硬，阵挛、运动障碍及肌肉萎缩为特征的疾病，如坐骨神经痛、颈椎病、类风湿关节炎、肩周炎、骨质增生症、原发性脑萎缩、中风后遗症、不宁腿综合征、面肌震颤和面肌痉挛等；用于产后诸多病症，如产后尿潴留、产后痉证、产后身痛、产后自汗盗汗、产后指掌麻胀、产后足痿不用等，其他的妇产科疾病如妊娠恶阻、转胞（妊娠期因胎儿压迫膀胱等原因，导致小便不出）、带下、痛经、月经后期等。

黄煌老师认为黄芪桂枝五物汤是古代血痹病的专方，主治以肢体麻木、自汗而浮肿为特征的慢性疾病，常用此方治疗身体臃肿龙钟的老年人的心脑血管疾病和糖尿病，其身体特征是面色黄暗或暗红，舌质多淡红或淡胖，或紫暗，肌肉松弛，皮肤缺乏弹性，腹部按之松软，下肢多有浮肿；食欲虽好，但容易疲乏，头晕、气短，尤其是在运动时更感力不从心，甚至出现胸闷胸痛，或头晕眼花。此方服用后大多患者气力增进，浮肿消退。所以将黄芪桂枝五物汤看做是一种调体方。

《三十年基层临证得失录》载杨承岐中医运用血痹汤治四肢麻木经验。杨氏根据"气虚得麻，血虚得木"的原理，宗《灵枢·邪气脏腑病形》"阴阳形气俱不足，勿施与针，而调以甘药"之旨，自拟血痹汤治疗。本方由黄芪30g、党参15g、白术10g、当归10g、川芎10g、桂枝10g、白芍10g、乌梢蛇10g、鸡血藤15g、甘草6g组成，具有补气生血、通络治麻之功，主治脑血管病、颈椎病、腰椎病、神经炎所致的四肢麻木。方中以黄芪、党参、白术、甘草健脾益气；当归、白芍补血；桂枝辛温通络，鼓舞血行，与白芍同用，调和营卫，疏通络脉；乌梢蛇搜风活络；鸡血藤活血通络，配当归活血补血，使血流畅通而不伤新血，诸药相合，气血旺盛，经络通畅，血流通利，营卫调和，麻木自除。为方便记忆及运用，笔者编写口诀：麻木验方血痹汤，黄芪桂枝五物襄，参术乌蛇血藤用，归芎生血通络彰！笔者在运用本方两年有余后，结合自身实践，进一步优化组方，名叫麻疾康，在临证体悟篇有专篇论述，此处不多赘述。

湖北省麻城市已故名老中医赵淑炳治疗肩周炎的经验方肩痹康

复汤，笔者学到后运用临床，效果明显。本方由羌活 15g、鸡血藤 30g、黄芪 20g、当归 15g、川芎 10g、姜黄 10g、桂枝 10g、白芍 15g、丹参 15g、制川乌 10g、乳香 10g、没药 10g、甘草 6g 组成。每日 1 剂，水煎服。另煎取第 3 次药汁，用毛巾浸泡后热敷按摩患处，每天 2～3 次。笔者编写记忆口诀：肩痹康复汤效奇，芪归桂芍乳没宜，丹参川芎姜黄用，血藤羌活川乌彰。

《医门凿眼》载颈椎病治疗经验，指出颈椎病不管是何种表现，最终以益气舒筋宣痹为主治。拟定黄芪 20～50g，桂枝 10～20g，（赤）白芍 10～30g，葛根 20～50g，威灵仙 10～30g，桑枝 20～30g，鸡血藤 30～50g 为基本方。后脑痛、肩背困重加羌活，上肢麻木加当归、川芎，疼痛加片姜黄、醋延胡索，有瘀血表现者加苏木。常抓住最主要病痛侧重用药，表现不重要者即可忽略，多 10 剂以内见效。

成肇仁老中医治疗肩周炎，遵《金匮》之旨，以黄芪桂枝五物汤为主方，拟方：黄芪 30g，桂枝 10g，白芍 15g，赤芍 15g，当归 12g，川芎 10g，红花 10g，桃仁 10g，羌活 10g，片姜黄 10g，葛根 30g，细辛 5g，地龙 15g，丹参 15g，鸡血藤 15g，炙甘草 6g，具有补气活血、温阳除痹、祛风通络之功，主治急慢性肩周炎、上肢酸麻胀痛等疾病，症见肩痛，肩关节活动障碍，或肩部怕冷、畏风、沉重，或上肢僵硬、手指发麻、肿胀，或颈项拘急、疼痛等，舌暗红苔薄白，脉沉细，证属气血不和，风寒湿痹阻经脉者。

此外，笔者在辨证前提下，以黄芪桂枝五物汤合桂枝加葛根汤、桂枝加龙骨牡蛎汤治疗颈椎病，疗效亦显著。

当归芍药散临证思用

关于当归芍药散原文，比较熟悉的有：妇人怀妊，腹中疞痛，当归芍药散主之。妇人腹中诸疾痛，当归芍药散主之。本方由当归、白芍各四钱，川芎二钱、茯苓、白术、泽泻各三钱组成，具有养血疏肝、健脾利湿之功，主治妇人妊娠，肝郁气滞，脾虚湿胜，腹中疞痛。现用于妇女功能性水肿、慢性盆腔炎、功能性子宫出血、痛经、妊娠阑尾炎，以及慢性肾炎、肝硬化腹水、脾功能亢进等属脾虚肝郁者。

方中当归养血活血；白芍舒筋缓急，破阴结而止痛；川芎疏肝解郁，条达肝气；白术健脾燥湿；茯苓、泽泻利水渗湿泻浊，诸药合用使肝脾两调，气血舒畅，既能养血柔肝，健脾益气，又能渗湿升阳，调理气血。凡是肝郁血虚，脾虚湿困，以致肝脾不和，气血失调而发生的病变，都可用此方调治。

我在学习本方后开始使用本方，逐渐运用得心应手，现将读书中精华记载如下。

《经方临床运用》载当归芍药散被日本汉方视为"妇科圣方"，凡是肝郁血虚、脾虚湿困，以致肝脾不和、气血失调而发生的腹部疼痛，均可以此加减治疗。

陈瑞春老中医认为，当归芍药散六味药可分为两组，一是当归、芍药、川芎为血分药，有和血舒肝的功用；一是茯苓、白术、泽泻为气分药，有健脾运湿的功用。根据《金匮要略》妇人腹中诸疼痛的启示，凡妇人腹中痛如输卵管肿胀、盆腔炎、膀胱炎、宫颈炎、子宫肌瘤等均可以用当归芍药散治。

《经方发挥》记载桂枝茯苓丸与当归芍药散合用经验。该书指出，此二方中不论单用哪一个方剂，所治妇女月经、妊娠等病证，都有一定的疗效，但也都有一定的局限性，不如将两个方剂合并起来使用，疗效既高，治疗范围又更为广泛。以此复方可以治疗由寒凝血滞、湿阻血行所引起的妇科多种病证。此合方可广泛运用于妇女的各种疾病，如痛经、经闭、月经不调、崩漏、癥瘕结聚等病证，只要确是寒凝血滞，瘀血内阻或湿滞血瘀者，主证见少腹痛拒按，下血紫暗，血中有块，下血块后疼痛减轻，遇寒则甚，得热痛减，或白带过多，腰困，下肢浮肿等，皆有卓效。

某杂志曾刊载湖北省麻城市已故名老中医赵淑炳运用当归芍药散经验，指出本方为妇科要方，主要用于气滞血瘀所致孕妇血脉不和腹中绵绵作痛、妇女月经不调、痛经、腹中痞块和一切血气不和之腹痛。临床上凡气滞血瘀所致的诸种疾患皆可在本方基础上辨证治疗。由于本方有健脾燥湿、利水渗湿祛浊之功能，用于脾虚水湿内停所致的水肿、心悸、头晕、小便淋浊、大便溏泻等症以及气病、血病、水病所引起的腹中拘急、四肢震颤、痿软等症都有良好效果。

学用鸡血藤

鸡血藤为豆科植物密花豆的干燥藤茎，民间亦称其为血风藤、九层风和三叶鸡血藤，主要产于福建、甘肃、广州等地，最早见于《本草纲目拾遗》一书，但据西南文史古籍《顺宁府志》总结西南地区少数民族使用该药的经验，称其为"血分之圣药"，是活血化瘀的常用药物，有养血活血、舒筋活络与通络止痛之功，可入汤药亦可入食疗药膳，其疗效甚佳。

鸡血藤味苦而回味甘甜，性温，多归于肝经和肾经，因其汤色赤如血亦可归于心经而能入血。其临床毒性较低，安全性较好。鸡血藤在临床上具有活血补血、调经止痛、舒经活络的功效，常用于月经不调、经闭、痛经及风湿痹痛、麻木瘫痪、血虚萎黄等。其味苦泄而甘缓，温而不烈，性质和缓，质润行散，活血又能养血荣筋而止痛。鸡血藤为妇科治病之要药，女性各种血瘀和血虚所致疾病皆可使用。

2010年出版的《中华人民共和国药典》记载鸡血藤有补血活血通络的功效，广泛用于月经不调、血虚萎黄、风湿痹痛等症；特别以鸡血藤膏（将鸡血藤煎浓汁，与鲜川牛膝、鲜续断、红花、黑豆混匀，另煎浓汁，及糯米浆、饴糖，浓缩成膏），补血作用更佳。《本草纲目拾遗》记载："大补气血，与老人妇女更为得益。"《饮片新参》记载："去瘀血，生新血，流利经脉。治暑痧，风血痹症。"《现代实用中药》称鸡血藤"为强壮性之补血药，适用于贫血性之神经麻痹证，如肢体及腰膝疼痛、麻木不仁等。又用于妇女月经不调，月经闭止等。有活血镇痛之效"。高学敏主编的《中药学》记载鸡血藤苦、微甘，温，归肝肾经，具有行血补血，调经，舒经活络功效。

1. 班秀文老中医有关鸡血藤的论述与经验

对于鸡血藤的阐述，笔者认为国医大师班秀文老中医的论述最为精辟，现摘录于下：

①以补血为主，善治虚证

班师指出该药入肝、心、脾，以补血为主，行血为辅，属滋补肝阴、增强肝用的强壮之药，适用于各种妇科虚证，尤其是血虚偏寒者。

在临床治疗之时，如血虚偏寒，其证见经行后期，量少色淡，甚或经闭不行，治疗上除选用气血双补的八珍汤或人参养荣汤以滋养肝血，健脾和中外，常重加鸡血藤以加强补肝血、促升发之力，使冲任旺盛，血海充溢，经期自调。

如治肝肾亏虚，精血不足之月经前后诸症或绝经前后诸症，症见经期或前或后，量多少不一，经色淡薄，伴见面色苍白或晦暗，头晕耳鸣，小腹不温而坠痛，腰膝酸软等，治疗可用滋补肝肾的六味地黄丸或定经汤重加鸡血藤，以待精血两旺，冲任得复而肝肾藏泻有职，诸症得缓。

又如治疗肾阳虚衰，肝阳不振的宫寒不孕，症见婚后多年不孕，经行衍期，性欲淡漠，甚或厌惧，卵泡发育不良等，除用右归丸加茺蔚子、蛇床子、淫羊藿以调动肝、肾的"作用""罢极"功能之外，常重用鸡血藤以温养心肝二脏，使肝木得温，肾阳振奋，生机蓬勃而经行有常，子脏温暖而受孕有期。

如治疗冲任不足或肝肾亏损的习惯性流产，症见孕后胎元不固，流产频频，伴头晕、目眩、困倦乏力、纳食不香、膝软腰酸、甚则耳鸣等，宜治病于未病之先，除用寿胎丸加杜仲、覆盆子或泰山磐石散以固肾寿胎外，可重加鸡血藤以温养肝血，使血足气充，肾气能蛰能藏，卵子活跃，其胎自固。

②补中有行，巧治瘀血

班师指出，鸡血藤集补散于一身，寓温通于补血之中，行血于养血之内，实为调治妇人经血最常用之药物。鸡血藤补中有行，攻不伤正，为徐图缓攻、治疗瘀血之圣药，常将其加减应用于各种瘀血病证之中。

班师认为，在临床治崩漏，尽管病源有寒热虚实之别，但离经之血多留瘀，故与瘀血有关，故治崩不忘瘀，只有瘀去肾才能封藏，冲任才能修复。如治少女崩漏，常用补肾祛瘀之法，用五子衍宗丸或六味地黄汤加鸡血藤、三七花、益母草、泽兰；治疗老年崩漏，常用补脾祛瘀之法，补中益气汤或胶艾汤加鸡血藤、益母草、素馨花；治疗中年崩漏，常用补肝祛瘀之法，归芍地黄汤加鸡血藤、丹参、首乌藤、益母草、墨旱莲。

痛经病变，既以"痛"着眼，治当以"通"为要，只有"通则不痛"，临床上以血水两治的当归芍药散加鸡血藤最为常用。若为寒凝胞宫所致，当用温经暖宫散瘀之法，温经汤加附子、艾叶、鸡血藤、丹参；若为气滞血瘀所致，当用理气化瘀之法，桃红四物汤加鸡血藤、益母草；若为肝肾虚损所致，当用益肾养肝散瘀之法，调肝汤加鸡血藤、益母草。

产后恶露不绝，虽有虚、实之分，但与瘀血关系极为密切。若为瘀血未净所致，可用生化汤加鸡血藤、益母草，以化瘀温通，加强疗效；若体虚有瘀者，要分清虚与瘀的关系，注意补中有化，甚则适当酌用收敛止血之药，常用圣愈汤加鸡血藤、益母草，使补不留邪，攻不伤正，标本兼治而取效。

③养通血脉，堪治杂病

鸡血藤养血舒筋，疏通血脉，善祛瘀生新，祛风蠲痹，故治疗妇科虚实夹杂，久治不愈的奇难杂症有良效。

班师认为，在临床治疗之时，如性交涩痛，除亏损之外常有冲任损伤，故治该病在辨证的基础上加用鸡血藤。如见性欲淡漠，甚或畏恶反感，性交涩痛伴见小腹不温，腰膝酸软，交合后腰膝疼痛加重，小便清长等肾阳不振，肝肾两虚者，常以温阳肝肾，调理冲任之法治之，右归丸去附子、肉桂，加巴戟天、紫石英、淫羊藿、鸡血藤为常用。

如性欲正常，交合时干涩疼痛，甚或见红，伴头晕目眩，心烦难寐，腰膝酸软等症者，多属肝肾阴虚，精血不足，治宜滋阴养血，调补肝肾，常用左归丸加当归身，使肝肾充足，冲任通畅而治愈。

班师在运用鸡血藤治疗产后疾病也有独到的见解。他认为在临床治疗之时，诸如产后风症，虽有血虚、血瘀、外感之不同，但病机多与虚中夹瘀有关，治疗以扶正养血、活络祛瘀为原则，鸡血藤为常用之药。

如偏于产后失血过多，筋脉失养所致关节疼痛之产后风，治宜养血益气为主，温通止痛为辅，《金匮要略》黄芪桂枝五物汤加鸡血藤、当归、川芎、宽筋藤为常用。

如偏于恶露淋漓不绝，血滞不行致关节酸胀疼痛之产后风，治宜养血化瘀为主，疏通经络为辅，清代医家王清任《医林改错》中的身痛逐瘀汤加鸡血藤、桑寄生、威灵仙为常用。

如偏于产后气血亏虚，风寒湿邪侵袭后留驻关节而酸胀疼痛之产后风，治宜温经散寒为主，活血通络为辅，《伤寒论》当归四逆汤加鸡血藤、杜仲、牛膝、防风为常用。

子宫肌瘤为妇科常见良性肿瘤，可归入血瘕积聚范畴，本证多为本虚标实，虚瘀夹杂之证。治血瘕积聚之疾，宜衡量虚实轻重，辨清有无夹杂之证，不可一味峻猛攻伐，以免损伤正气，亦不可一味滋腻大补，以免闭门留寇、邪滞其中，应攻补兼施，顾护正气，消散癥块。

若肿块较大，体质较强，以瘀血积结为主者，治宜软坚散结、破积消癥为主，补养气血为辅，桂枝茯苓丸加莪术、刘寄奴、猫爪草、鸡血藤、黄芪为常用；若癥块日久不愈，体质较弱，以气血虚弱为主者，治宜补气摄血为主，破积散癥为辅，当归补血汤加莪术、苏木、泽兰、猫爪草、鸡血藤为常用。

同时，鸡血藤亦常用于治疗风血痹症风寒湿邪侵袭所致之腰膝关节痛、风湿痹痛，常同桃仁、红花、当归、丹参等活血化瘀药配伍以舒筋活血、通络止痛，且其性温质润而行散，可驱散侵袭经络之寒邪，临床疗效可观。

2.鸡血藤常用组合

①鸡血藤配路路通。鸡血藤为行血补血之品，同时鸡血藤为藤类药品，又长于舒经活络，为治疗经脉不畅、脉络不和的常用药。路路通为治疗风湿痹症之常用药，可利水通乳，同时二药都有调经之功。两药相辅相成可加强活血通络调经之力，也用于经前产后的调理、不孕不育、围绝经期诸症等许多杂病的治疗中。

②鸡血藤配仙鹤草。为强壮性之补血药，适用于贫血性之神经麻痹症，如肢体及腰膝酸痛，麻木不仁等，又用于妇女月经不调，月经闭止等，有活血镇痛之效。

3. 名家运用鸡血藤经验精粹

郑昌雄老中医认为，鸡血藤具有活血舒筋之效，在嗓音病（声音嘶哑、发音费力、音量减小、音域发声改变、咽部干燥、异物感等）应用中，有减轻声带充血、改善声带血瘀之效，因此可以促进声带的闭合，改善声音嘶哑。其在治疗声带闭合不全的患者时往往加上一味鸡血藤，疗效卓著。证之临床，颇有效验。

李济仁老中医认为鸡血藤、活血藤均有强筋壮骨、调经活络、祛瘀止痛之功。鸡血藤养血之功优于活血藤，而活血藤更适于活血，故二者同时并用，于血虚而兼瘀者的痹病，二药相得益彰，以冀补血而不滋腻，活血而不伤气。

4. 鸡血藤剂量斟酌

鸡血藤具有补血、活血通络的作用，临床常用剂量为 9 ~ 15g，但大剂量使用时又有不同的治疗作用，如大剂量（200 ~ 500g）鸡血藤治疗重症肌无力，重用鸡血藤（50g）治疗血友病、血管痉挛性头痛。

麦芽一药炮制究，生熟运用有差别

麦芽是一位露脸机会较多的中药，是大家耳熟能详的"焦三仙""回奶药物"。那么我们该如何认识这味中药啊？

麦芽出自《本草纲目》，为发芽的大麦颖果。气无，味微甜。以色黄粒大，饱满，芽完整者为佳，各地均产。其炮制有炒麦芽，即取麦芽置锅内微炒至黄色，取出放凉；焦麦芽即同上炒至焦黄色后，喷洒清水，取出晒干。麦芽味甘，性微温，入脾、胃经。《本草求真》："麦芽，味甘气温，又味微咸，能软坚。温主通行，故能消食化谷，及治一切宿食冷气，心腹胀满，温中下气除烦，止霍乱，消痰饮，破癥结等。单服炒麦芽能回乳。"《药品化义》："大麦芽，炒香开胃，以除烦闷。生用力猛，主消麦面食积、癥瘕气结、胸膈胀满、郁结痰涎、小儿伤乳，又能行上焦滞血。"故提炼出消食，和中，下气，回乳，治食积不消，脘腹胀满，食欲不振，嗳气吞酸，呕吐泄泻，乳胀不消，霍乱，痰结，癥结等。

临床上，常运用于脾虚、厌食以及肝郁不食患者中，借鉴《本草求原》："凡麦、谷、大豆浸之发芽，皆得生升之气，达肝以制化脾土，故能消导。凡怫郁致成膨膈等症，（麦芽）用之甚妙，人知其消谷而不知其疏肝也。"《医学衷中参西录》："大麦芽性平，味微酸，虽为脾胃之药，而实善舒肝气（舒肝宜生用，炒用之则无效）。盖肝于时为春，于五行为木，原为人身气化之萌芽（气化之本在肾，气化之上达由肝，故肝为气化之萌芽），麦芽与肝为同气相求，故善舒之。"用治上述病症。

偶读王幸福《医灯续传——一位中医世家的临证真经》一文，载"凡由肝郁引起的各种病症，如肝炎、胆囊炎、胆结石、脂肪肝、肝硬化、肝肿瘤、慢性胃肠炎、神经官能症、乳腺病、月经不调，以及前阴疾患等，均可用生麦芽舒解之。凡见病变部位出现痞、满、闷、胀、下坠、疼痛，以及口苦、纳差、情绪郁闷等自觉症状，舌苔白而不缺津者，均是生麦芽的适应症，不必犹豫。一般用量为10～30g；乳络不通，可用60～100g。颇为精炼。

那么临床上我们所说的回乳要药是生麦芽还是炒麦芽呢？记得最初临证时，遇到前来要求中药回乳的患者，往往写"麦芽18g"，而随访，多是无效。后思路再三，大概没写明具体炮制法则——健脾开胃疏肝以生麦芽为好，回乳消胀以炒麦芽为好，炒麦芽健脾消食，不再具备舒肝功效。《医宗金鉴·妇科心法要诀》云："无儿食乳乳欲断，炒麦芽汤频服宜。"总之，生麦芽舒肝通乳，常用量18g，炒麦芽健脾回乳，用量要大，一般60g起步，可逐步增加剂量，多获佳效。

仲景治疗黄疸病特色探析

　　笔者阅读《金匮要略·黄疸病脉证并治第十五》中的相关条文时，结合关幼波老教授的观点，试着探析了仲景治疗黄疸病的特色。

　　黄疸病是以身黄、目黄、小便黄为特征的一种病证。对于黄疸病的论述，最早可追溯至《内经》，其中记载了关于黄疸病的病因、证候等内容；在东汉·张仲景《伤寒杂病论》中，对其形成机制、症状特点、具体治疗等做了精辟的论述，如《金匮要略·黄疸病脉证并治第十五》将其分为谷疸、酒疸、女劳疸三类，并论述了黄疸病的病因病机，确定了黄疸病的基本治法，创立了行之有效的治黄方剂，进一步完善了黄疸病的证治，而其中的祛湿活血化瘀法则是其中的重要治法之一。

1. 黄疸病之病因

　　关于黄疸病，早在《内经》时期，就对其病因病机有了较为清楚的认识。如《素问·阴阳应象大论》从五行配属的角度提出了黄疸病的发生与湿邪有关，并有"其在天为湿，在地为土，在体为肉，在脏为脾，在色为黄"之认识。《素问·平人气象论》"溺黄赤，安卧者，黄疸。……目黄者，曰黄疸。"《素问·六元正纪大论》中有"溽暑湿热相薄，争于左之上，民病黄疸而为附肿。"的记载，指出时令气候的变化可以导致黄疸。张仲景在前人对黄疸认识的基础上，于《金匮要略·黄疸病脉证并治》中强调湿邪是黄疸病发生的主要因素之一，指出"病黄疸，发热烦喘，胸满口燥者，以病发时火劫其汗，两热所得。然黄家所得，从湿得之。"，阐明湿热内浸，久郁化热，湿热滋生而致黄疸。仲景在《伤寒论·辨阳明病脉证病治》中进一步将湿邪所致发黄分为湿热和寒湿两类。当然，黄疸病的发生也不全是由湿邪所致，两热相熏等均可导致黄疸病的发生，但从原文整体分析之，"湿"仍然是黄疸病发生的主因。

2. 黄疸病之病机

关于黄疸之病机，张仲景在《金匮要略·黄疸病脉证并治》首条即提出："寸口脉浮而缓，浮则为风，缓则为痹。痹非中风，四肢苦烦，脾色必黄，瘀热以行。"本条指出黄疸病的发生与脾关系密切，同时也阐述了黄疸病发生的病理机制：在生理上，脾主运化、主升清、主肌肉、喜燥恶湿；当人体感受湿邪，脾为湿邪所困，而出现脘腹不适、纳呆、四肢困重、脉濡等脉症。若患者失于治疗，久郁化热，湿热郁闭于脾，影响及血，而最终导致湿热蕴于血分而病达百脉。肝在生理上主藏血，湿热蕴于血分，必然影响及肝，肝失疏泄，而加重病情，更易致使黄疸病的发生。对于"脾色必黄，瘀热以行"的认识，唐容川在《金匮要略浅注补正》中指出："一个瘀字，便见黄皆发于血分也，凡气分之热不得称瘀，小便黄赤短涩而不发黄者多矣……故必血分湿热乃发黄也。"此对黄疸病位病机做了进一步论述。此外，程国彭在《医学心悟》中也有关于黄疸病病机的阐述："瘀血发黄，亦湿热发黄，瘀血与积聚熏蒸，故见黄也。"提出湿热相争，灼耗气血中津液而为瘀，瘀而发黄，进一步丰富了对黄疸病病机的认识。《伤寒论》第 236 条云："但头汗出,身无汗,剂颈而还,小便不利,渴饮水浆者,此为瘀热在里,身必发黄,茵陈蒿汤主之。"提出黄疸病的病机是"瘀热在里"。《金匮要略·黄疸病脉证并治第十五》第 13 条:"谷疸之为病,寒热不食,食即头眩,心胸不安,久久发黄为谷疸,茵陈蒿汤主之。"提出谷疸为"久久发黄"所致,而可理解为病程较长,湿热长期熏灼血分而发为黄疸。

3. 黄疸病之治疗

从《伤寒论》与《金匮要略》所论黄疸的治则治法来看,可谓汗、和、下、消、吐、清、温、补八法皆俱,其中体现汗法的方有麻黄连轺赤小豆汤、桂枝加黄芪汤;体现和法的方有小柴胡汤;体现下法的方有大黄硝石汤、栀子大黄汤等;体现消法的方有抵当汤、硝石矾石散;体现吐法的方有瓜蒂汤;体现清法的方有茵陈蒿汤、栀子柏皮汤、茵陈五苓散;温法提出"于寒湿中求之",并未给出方药;体现补法的方有小建中汤。而单从《伤寒论》治疗黄疸病的治方来看,仲景根据湿热发黄、火逆发黄、瘀血发黄和寒湿发黄四种不同病因,进行辨证论治,从而选择不同的治法方药。具体言之,湿热发黄证治以茵陈蒿汤;火劫发黄证虽未给出具体方剂,但唐·王焘遵仲景意,在《外台秘要》中提出治以犀角地黄汤;瘀热发黄证提出急则用抵当汤施治,缓则用抵当丸图之;在寒湿发黄的条文中,未言及血分,也未提出具体的方药,只于 259 条中提出治法则为"寒湿中求之",然这只能说明病因为寒湿之邪,并不能否认其伤及血分。从五脏生理功能来讲,"肝藏血""脾统血",血液的正常运行离不开肝脾功能的正常发挥。若脾为湿邪所困,气机必然受阻，日久必定会影响血液的正常运行，从而产生瘀血。并且，在《内经》中也提到："血气者，喜温而恶寒，寒则泣不能流，温则消而去之。"更证明了寒湿之邪可致血瘀。从后世的发挥来看，有用理中汤加茵陈治之者，有用茵陈术附汤治之者。综上所述，寒湿发黄证同样伤及血分。由此观之，祛湿活血化瘀法的运用是非常有必要的。

从《伤寒论》及《金匮要略》治疗黄疸的用药分析来看，除治疗虚劳萎黄的小建中汤、和解少阳枢机的小柴胡汤、以吐法治黄的瓜蒂散等少数方剂外，大都涉及祛湿活血化瘀法的运用，如大黄硝石汤、栀子大黄汤等方中均用大黄，而大黄可清血分之热，逐血分之瘀，在《神农本草经》中有大黄"下瘀血，血闭寒热，破癥瘕积聚…安和五脏"的记载；茵陈蒿汤、茵陈五苓散等方中均用茵陈，而从茵陈的功用来看，茵陈不仅可清热利胆、健脾祛湿，同时还具有活血祛瘀之功；抵当汤、抵当丸两方中，用药有水蛭、虻虫、大黄、桃仁四味，而在唐容川《伤寒论浅注补正》中记载："方中水蛭、虻虫，一飞一潜，吮血之物也。在上之热随经而入，飞者谛之；在下之血，为热之瘀，潜而当之。大黄配桃核之仁，将军之威，一鼓而下，抵拒大敌，四物当之，故曰抵当。"足见其破血逐瘀之烈。且张锡纯《医学衷中参西录》中有关于用生水蛭、生山药粉冲服以消癥的记载。麻黄连轺赤小豆汤中连翘可清血分之热，赤小豆可疏血分之结等。可见，仲景在黄疸病中所列出的诸多方药，无疑都提示我们，灵活运用祛湿活血化瘀法，在祛湿的基础上，适当加入活血药物，确有提高临床疗效之功。此外，著名肝病专家关幼波先生在《关幼波临床经验选》中所体现出的"治黄必治血，血行黄易却"的治黄思想，也足证祛湿活血化瘀理论的科学性与实用性。

4. 结语

众所周知，张仲景治病立法准确，用药精当，从《伤寒论》与《金匮要略》中的相关条文以及药物分析可知，仲景在黄疸病的治疗中非常重视祛湿活血化瘀法的运用，祛湿活血化瘀法是黄疸病治疗中的重要法则。我们应该更好地响应读经典，做临床的倡导，并把经典加以利用，从而更好地服务于临床。

祛湿活血化瘀法治疗黄疸病

笔者通过探析仲景治疗黄疸病的特色，结合临床实践，提出祛湿活血化瘀法是治疗黄疸病的重要法则，其具体治法进一步阐述如下。

1. 关于祛湿

《金匮要略·黄疸病脉证并治》有"黄家所得，从湿得之"的记载，认为黄疸之证始于湿，仲景"诸病黄家，但利其小便"的论述和相关治疗方药也已充分表达。对于湿邪性质，后世又有外感、内伤之分，并指出内伤之湿更为难医。如陈士铎在《石室秘录》中说："盖黄瘅外感之湿易治，内伤之湿难医；外感单治湿而瘅随愈，内伤单治湿而瘅难痊。"黄疸多以阴阳为纲。阴黄论治起于宋朝韩祗和的《伤寒微旨论·阴黄证篇》，他指出："伤寒病发黄者，古今皆为阳证，治之往往投大黄、栀子、柏皮、黄连、茵陈之类，亦未尝得十全。"并根据仲景"……身目为黄……于寒湿中求之"的论述，补充治阴黄的七首方剂，开创了阴黄论治。现代医家则根据临床研究，总结阴黄的成因，归纳为脾肾阳虚为本、寒湿困脾为标、瘀血凝滞为病理产物的观点。

①湿热郁蒸型—清热利湿退黄　湿热郁蒸型黄疸病，证见：身黄，目黄，尿黄，胸脘痞闷，恶心欲呕，发热，腹胀，便秘或黏滞

不爽，舌红、苔黄腻，脉弦滑，或濡滑。治宜清热利湿退黄。《伤寒论》原文 238 条云："但头汗出，身无汗，齐颈而还，小便不利，渴引水浆者，此为瘀热在里，身必发黄，茵陈蒿汤主之。"代表方：茵陈蒿汤。常用药物：茵陈、大黄、泽泻、猪苓、厚朴、苍术、通草、半夏、薏苡仁、车前子等。

②湿重于热型—清热利湿化浊　湿重于热型黄疸病，证见：身黄，目黄，尿黄，头重身困，胸脘痞满，恶心呕吐，腹胀，或大便溏垢，舌苔厚腻微黄，脉濡数或濡缓。治宜清热利湿化浊。《金匮要略·黄疸病脉证并治》云："黄疸病，茵陈五苓散主之。"代表方：茵陈五苓散。常用药物：茵陈、车前子、茯苓、薏苡仁、黄芩、连翘、藿香、白蔻仁、陈皮等。

③热重于湿型—清泄里热退黄　热重于湿型黄疸病，证见：身黄，目黄，尿黄，发热，心烦懊侬，口渴苔黄。治宜清泄里热退黄。《伤寒论》261 条："伤寒发热，栀子柏皮汤主之。"代表方：栀子柏皮汤。常用药物：茵陈蒿、栀子、黄柏、白茅根、蒲公英、连翘、板蓝根、垂盆草等。

④湿热兼表型—解表散邪，清热除湿　湿热兼表型黄疸病，证见：恶寒发热，无汗身痒，身黄，目黄，尿黄。治宜解表散邪，清热除湿。《伤寒论》262 条："伤寒瘀热在里，身必黄，麻黄连翘赤小豆汤主之。"代表方：麻黄连翘赤小豆汤。常用药物：麻黄、连翘、滑石、藿香、白豆蔻、木通、石菖蒲、赤小豆、杏仁等。

⑤肝胆湿热夹瘀血型—清热利湿通腑　肝胆湿热夹瘀血型，证见：身黄，目黄，尿黄，身热口渴，自汗出，心中烦热，腹满拒按，胁痛不移，大便燥结，小便短赤，舌红或紫或暗有瘀点，舌苔黄厚，脉滑数。治宜清热利湿通腹。《金匮要略·黄疸病脉证并治》云："黄

疸腹满，小便不利而赤，自汗出，此为表和里实，当下之，宜大黄
硝石汤。"代表方：大黄硝石汤。常用药物：大黄、郁金、黄芩、枳
实、金钱草等。

2.关于活血化瘀

早在《内经》时代就对活血化瘀法有所论述，汉代张仲景总结
前人的经验，在《伤寒论》中对"蓄血证"阐述详尽，为治疗外感
热病血瘀证开创了先河；而在《金匮要略》更是首次提出"瘀血"
之名，并完整而精辟地论述了瘀血的脉证治法。而黄疸病的治疗中，
活血化瘀法是必不可少的一个环节，故尔有"治黄必治血，血行黄
易却"之说。

①凉血活血 凉血活血的目的在于清血中瘀热，凉血而不滞邪，
从而使血脉畅利通达，湿热得出，热邪得清，瘀结得散，最终使黄
疸易于消退。常用药物：生地、丹皮、赤芍、丹参、白茅根、小蓟、
藕节等。

②养血活血 关幼波先生提出黄疸既然是血分受病，若湿热瘀
滞百脉，发为阳黄，则热邪必然灼伤阴血，所以血热血虚兼见者居
多，使用养血活血的药物，养血而不助热，活血而驱瘀滞。常用药
物：丹参、白芍、当归、益母草、泽兰、红花、郁金、香附等。

③温通活血 血得寒则凝，若寒湿凝滞血脉，或湿从寒化，瘀
阻血脉，发为阴黄，此时需要温阳通脉的药物，化散凝滞，疏通百
脉，寒湿始得化散。常用药物：附子、桂枝等。

3. 典型案例

李某，女，42岁，工人。患者以"反复黄疸1月余"住院治疗，经用熊去氧胆酸、多烯磷脂酰胆碱、门冬氨酸鸟氨酸等治疗，各项指标均有改善，但是停用西药数天后即复发。翻阅患者病历，前医以茵陈蒿汤、栀子大黄汤等治疗，效果不显。现症：全身发黄，但不鲜明，右胁隐痛不舒，伴周身困重，乏力，纳差，夜寐差，大便偏干，日一行，小便调。舌质淡红，苔白厚腻，脉弦缓。细究患者目前状况，辨证为湿困中焦，疏泄失常，瘀血阻络。治疗以利湿化浊健脾，活血化瘀通络；用茵陈五苓散加活血化瘀通络之品。处方：

茯苓30g，茵陈30g，猪苓15g，泽泻15g，生白术20g，苍术15g，金钱草30g，柴胡15g，郁金15g，赤芍12g，白芍12g，夜交藤30g，炒枣仁12g，当归12g，桂枝5g，干姜3g，炙甘草6g。

以上方为基础，其间加焦三仙、泽兰、益母草、杏仁、丹参、郁金等，患者服用14剂后，诸症明显改善。

4. 结语

祛湿活血化瘀法是治疗黄疸病的重要法则，临床治疗黄疸病要取得较为满意的疗效，"祛湿"与"活血化瘀"这两方面必不可少，但在具体临证时，可以根据患者当时的病情，灵活选择药物。有学者在治疗家族性高黄疸时，根据关幼波"治黄先治血，血行黄易却"的经验，在疏肝健脾、利湿退黄的基础上，增用一些活血化瘀的药物，在口服西药患者黄疸也消退缓慢或停滞时加服以上中药，观察到黄疸消退速度明显加快，取得满意的疗效。也有学者在临床实践中提出脂肪肝以"湿热蕴于血分"为主要病机，治以"清热祛湿化瘀"为要，取茵陈蒿汤方证之意，并随症加减，使湿热得清，瘀血得化，湿浊得除。另外，据文献记载以活血祛瘀为主治疗病毒性肝炎所致难治性黄疸，明显优于单用清热利湿为主的治疗方法。总之，祛湿活血化瘀这一治疗方法值得推广运用。

跟师篇

长见识、找窍门

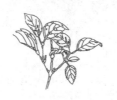

跟师田丙坤教授—懂得学习中医无捷径

　　田丙坤，陕西中医药大学教授，硕士研究生导师。说起来，恩师田教授还是我的中医的理论导师呢！当时我们中医系由董正华教授主导陕西省中医临床人才培养模式创新实验区，实行导师制度，即理论导师指导 2 年，临床导师指导 2 年，我有幸成为其中的学员，学校给我配备的理论导师就是田丙坤教授。现在想起来，田师在我的中医学习生涯中尤其是初期阶段扮着重要角色。

　　大学第一学期，给我们上《中医基础理论》课的就是田教授。在我印象当中，田师把生硬的理论课讲得比较活，我们也听得懂，但是对什么阴阳五行啊、什么脏腑辨证啊还是比较好奇，比较疑惑，这样的理论如何指导用药啊？这样的学科能够算得上科学吗？当时刚来到陕西不久，可能是水土不服吧，身体不舒服，正打算周六不上课去学校的附院看看。说来也巧，一打听，田老师每周六就在第二附属医院名老中医工作室出诊。于是，我与同学雷响相约一起过去"参观参观"！

　　周六来到附院二楼田师的诊室，老师看见我们，就示意我们进去见习见习。记得当时看到的第一个患者，老师说他肝郁脾虚，用逍遥散加减，老师边讲边把处方录入电脑中。很快，老师就把挂号的几个患者看完了。这时，我们说明了来意。老师让我坐下，问症状，摸脉，看舌头，然后说用一贯煎化裁吧，并给我们讲解为啥用一贯煎。虽然当时听不大懂，但还是听得津津有味，也自然引起了我学习中医的兴趣。

此后，每到周六，只要没有特别的安排，我都会到田老师诊室去见习。逐渐，我发现旁边的老医生患者很多，而田老师的患者则比较少，为啥呢？当时年少无知，在一次不忙的上午，我向田师提出了这个疑问？田老师非但没有生气，还很耐心地给我解释。

田老师说，要想学好中医，是没有任何捷径的！必须一步一步的。对于我们刚准备入门的学子来讲，首先应该从《医学三字经》《药性赋》《濒湖脉学》等中医启蒙书籍入手，熟背熟记，然后就可以学习、记忆《内经选读》《伤寒杂病论》《温病条辨》等中医经典，第三步才是学习临床课程，当然重要的东西也是需要记忆的，比如《医宗金鉴妇科心法要诀》《医宗金鉴杂病心法要诀》等。至于患者比较少，田师说，步入中医是比较艰辛的，自己的岳父是陕西著名老中医王正宇之子王焕生，我就是继承家业，跟随岳父学习临证的，但是临证过程中是一个带有实践摸索的过程，需要长期的经验积累，只要你坚持门诊，积累口碑，患者自然会逐步增加，完全没有必要为此担忧！而这一切的前提就是要有扎实的基础。中医没有捷径，踏实走好每一步才是硬道理！

田老师可能没有想到，当时他的一番无意之言，对我的触动很大，一直激励着我。我按照田老师教导，将上述书籍均尽可能地背诵、熟记。"医之始，本岐黄，《灵枢》做，《素问》详……"现在回想起来，我这样做，非常值得！田老师虽然给我的临床经验提升没有太大帮助，但是他在我中医入门的关键时刻，给我学习以规划，给我学习以信念，给我学习以方法，这是其他导师不能比拟的！要不是当时记忆了较多的中医基础知识，要不是当时跟田师见习，今天，我也许还是一个懵懂的学医者，仅仅是学医者！

田老师担任我们的理论导师期间，每隔半个月或者一个月会把大家召集起来，回答大家学习上的困惑，同时指导我们文献收集，让我们选题尝试着论文写作。现在翻翻当时写的论文，真的是差得不堪入目，但是在我的印象当中，田老师都是鼓励，没有丝毫责备我们。也正是这时打下的基础，后来我在学习《金匮要略》时，在赵天才教授的反复修改下，完成了人生中的第一篇论文，并顺利在《国医论坛》杂志发表。

直到现在，我仍然牢记田老师的教诲：学习中医没有捷径，踏实走好每一步！

后来，经田老师介绍，我到他的岳父王焕生老中医那里学习临床中医，开始了我的第二次跟师生涯！

跟师中医世家王焕生老中医—体验中医疗效与王老选方思路

在跟师田丙坤教授一段时间后，田师主动提出，我的岳父王焕生老先生临床经验丰富，患者特别多，你们可以去金秋门诊部跟他学习！于是我就和同学雷响一起，利用空余时间前往金秋门诊部跟王焕生老中医学艺。

刚开始的时候，我们只是在旁边看看，渐渐发现王师爱用一些方剂，而且相对比较固定，当时心里就犯嘀咕，《方剂学》中300余首方剂，怎么老师就用这几十首？是不是老师没有记住其他方子啊？这样的处方能有效果吗？后来，我们查了有关资料，得知王师的父亲王正宇不仅是陕西著名的中医临床家，更是著名的方剂学家，其子的《方剂学》学得肯定不会差。再看看王师的疗效，数不完的患者，有不少还是从其他省份特地慕名过来的，肯定是有效果才会长时间地有这么多的患者。遂打消了疑虑，潜心下来，虚心向王师学习。

记得有一位肝硬化患者，年龄45岁左右，来王师处就诊。自诉刚从某交大医学院附属医院出院，原因是治疗前后复查结果改善不明显，故将希望寄托于中医。王师通过简单的望诊、问诊、切诊后，就念出处方：丹参、郁金、三七、白花蛇舌草、柴胡、白芍、茵陈、炙甘草、麦芽、茯苓、白术等，并让患者另购买大黄䗪虫丸按说明口服。我看看王师开的药物并没有什么特别的，想想应该不会有多大效果。可是三月后患者复诊时面色明显改善，自诉症状基本消失，且复查的指标也逐步恢复到正常范围。后记得王师又以柴芍六君子汤为主巩固治疗。跟王师学习期间，这样的案例很多，老师精湛的医疗技术让我折服！要不是亲眼所见，根本不相信中医有如此好的疗效！

之后，我更加留意观察王师的临证经验。我发现很多胃脘胀满疼痛患者，只要辨证为寒热错杂，王师均用半夏泻心汤治疗，口腔溃疡也是如此，只是合用导赤散，再加用其他几味药物；对脾胃虚弱者，王师常运用香砂六君子汤治疗；胃脘痞满，有撑胀感者，则选用柴胡桂枝汤治疗；治疗肝硬化患者，王师常选用丹郁三七蛇舌汤，适当加大黄䗪虫丸。

治疗胆囊炎、胆石症，选用柴牡五金汤治疗……

后来，王师的这些经验就在我们学生之间传抄，现将整理后的精华部分收录如下：

1. 胃痛、口疮效验方——半夏泻心汤

值得注意的是，王师用该方时喜用姜半夏，一则减半夏之毒；二则增其降逆止呕之性。

①寒热夹杂的胃脘胀满疼痛

半夏泻心汤治疗胃脘久痛，寒热夹杂为其主治病机，其临床主要有两种表现：一是上热下寒，如既有口干口苦，舌红，反酸，又见便溏易通，甚或完谷不化，小便清长；二是上寒下热，如既有清涎自涌或呕吐清水，口淡，又见大便黏腻不爽，小便短赤。临床常

有病人来时胃脘胀满不舒，或伴有恶心呕吐，或大便溏泻，而同时又有舌红苔黄，或胃中灼热不舒。治疗上王师用半夏泻心汤平调寒热，常用核心药物与剂量：姜半夏 10g，黄芩炭 10g，姜黄连 8g，干姜 6g，党参 20g。王老师指出，反酸吐水用半夏泻心汤必须用黄芩炭方可。

②口疮

临床所见口舌生疮，常伴有大便稀溏，似热非热，似寒非寒，用寒凉之品，则下利更甚；用温热温补之剂，则口疮尤剧。王师以半夏泻心汤平调寒热，并合用导赤散，加连翘、薏苡仁、板蓝根。回顾分析本方，也可以理解为治疗狐惑病的甘草泻心汤加味而成，自然也符合大师风范！常用核心药物与剂量：姜半夏 10g，黄芩炭 10g，姜黄连 8g，干姜 6g，党参 20g，生甘草 6g，川木通 6g，生地 10g，连翘 15g，炒薏米 30g，板蓝根 15g。

跟师 2 年，凡是符合上述主证者，王老均用本方治疗，鲜有不效者。

2. 脾虚胃胀——平胃六君加藿半

脾主运化，胃主受纳，脾胃为气机之枢纽，脾胃虚弱则运化不行，气机不畅，胃以降为顺，胃失和降，气郁中脘，则胃中胀满；胃气上逆，则恶心泛呕，故当健脾和胃，脾气健则气自行，胃气和则呕自愈。脾恶湿而喜燥，故以平胃散芳香化湿，去湿健脾；合以六君子汤健脾益气，调中和胃；再加藿香、半夏这一对药。藿香辛香，既能燥湿健脾，又能行气，为醒脾要药；半夏燥湿行气，又能降逆止呕，与前方相配，相得益彰。常用核心药物与剂量：党参20g，炒白术20g，茯苓15g，陈皮10g，姜半夏15g，藿香10g，厚朴10g。

据我当时跟师笔记记载，上方除治疗脾虚胃胀外，还治疗进食则欲吐及夏季湿胜者，同样疗效显著。若非亲眼所见，你不会相信中医的实际疗效有这么好！

3.心下支结——柴胡桂枝汤

王师对《伤寒论》146条中的"心下支结"有自己的理解。他认为柴胡桂枝汤不仅为外感方，亦是内科良方；心下支结，为少阳枢机不利，胆气犯胃所致，故以柴胡桂枝汤和解少阳，疏理气机，调和胆胃，以却胃病之疾。

读王师的赠书《王正宇医疗经验存真》时，我发现其161页"心下支结验案"按语中特别提到：先生用此方时，芍药量大于桂枝，这是遵仲景"若腹中痛者，去黄芩，加芍药三两"的经旨，重用芍药以和内，而非重用桂枝以调外之法。本书朴实无华，真心推荐大家阅读！

用药之时芍药量应大于桂枝量，意在和中止痛。其实另一种理解，就是本方实际上有小建中汤的影子。临床辨证抓住心下支结，易于积食，食后如食物聚集于胃而难受，易于感冒者，用之每获良效。常用核心药物与剂量：柴胡12g，黄芩炭8g，党参20g，姜半夏15g，桂枝6g，炒白芍20g，厚朴10g。

此外，王师临床还应用柴胡桂枝汤治疗抑郁、焦虑型失眠，亦取佳效，值得借鉴。

4. 面色萎黄中气虚——补中益气汤加小剂量三七

在临床上，遇到面色萎黄、中气亏虚诸证，却不按常理出牌，选用八珍汤、十全大补汤之属，而用补中益气汤加小剂量三七治疗。曾询问缘由，王老师指出：中气亏虚，脾失运化，常有纳差食少，而八珍、十全大补之类滋腻而更碍运化，用之常适得其反，不利于疾病恢复。

王老师用补中益气之法，补气生血，遵从有形之血生于无形之气，且气为血之帅，气行则血行，方中所加三七，为止血活血要药，入血分，以疏通血脉，使补而不滞，又无动血之虞，故合方补气生血、活血通脉，使气血生化，充养周身，则面色萎黄自愈。常用核心药物与剂量：黄芪30g，党参20g，白术15g，甘草10g，升麻10g，柴胡6g，当归15g，陈皮15g，三七5g，生姜15g，红枣5个。

5. 口苦胃胀——柴平汤

柴平汤即小柴胡汤合平胃散，王师用之治疗胃脘痛，抓住口苦、胃胀两大主症，每获奇效。《伤寒论》云："小柴胡证，但见一证便是，不必悉具。"口苦症状为胆经有热，而胃胀为胆气犯胃，故用小柴胡汤疏肝清胆和胃，以平胃散行气消胀，两方合之使肝气舒畅，木不乘土而胃胀自消，胆热清而口苦自愈。常用核心药物与剂量：柴胡12g，黄芩10g，党参10g，姜半夏12g，厚朴10g，生白术

18g，陈皮 10g。

6. 胃痛便秘——芍甘枳百汤

芍甘枳百汤取芍药甘草汤和百合乌药散的方意，由芍药、甘草、枳实、生百合四味药组合而成。王师每用此方疗胃阴不足之胃痛、便秘，取效快捷。方中以芍药甘草汤酸甘养阴，补胃阴，缓急止痛；以百合乌药散养阴润肺，肺与大肠相表里，润肺而使肺能为大肠行津液，且可行气导滞，使热结下行，合方以养阴生津，润肠通便，甘缓和中，使阴液充而胃痛消，津液复而大便调。常用核心药物与剂量：芍药 30g，甘草 15g，枳实 15g，生百合 20g。

7. 肝火犯胃胃痛——楝焦芍郁元胡姜汤

肝火犯胃型胃痛的临床表现为胃脘灼痛，痛势急剧，烦躁易怒，泛酸嘈杂，口干口苦，舌红苔黄，脉弦等。王师根据本型辨证，选用楝焦芍郁元胡姜汤进行治疗，具体由焦栀子 10g，川楝子 12g，白芍 10g，郁金 10g，元胡 10g，干姜 3g 组成。本方为王师自拟治疗肝火犯胃之方剂，药仅五味，寒热并用，辛开苦降，达泄热和胃之目的。此方川楝子清热疏肝解郁，理气止痛；白芍柔肝敛阴、缓急止痛，二药合用，对肝郁化火犯胃之胃脘灼痛甚有疗效，加之焦栀清热，干姜反佐以散郁滞，郁金增强疏肝理气之力，故组方严谨，药简力宏，临床反复应用，疗效甚佳。

8. 胃溃疡——归芍丹瓦香及汤

针对胃溃疡的治疗，王师常常在辨证用方的基础上，合上归芍丹瓦香及汤，即当归 15g，白芍 20g，丹参 20g，瓦楞子 15g，香附 15g，白及 15g，甘草 6g。至于为啥合用本方，由于当年愚钝，没有及时询问机理，故不做赘述，但是临证运用，确实收效颇佳，值得一试！

9. 疣状胃炎——祛疣汤

针对胃息肉者，在我的印象中，王师常用祛疣汤进行治疗，当时就流传"疣状胃炎用祛疣，木贼香附连翘同，板蓝根薏米再加入，胃部疾患即消除"的口诀。本方具体由木贼、香附、连翘、板蓝根、薏苡仁组成。坚持服用，常能获效。本方也可用来治疗寻常疣。常用核心药物与剂量：木贼 15g，香附 12g，连翘 15g，板蓝根 18g，薏苡仁 30g。

10. 脾虚湿困饮食差——参苓白术散

跟师时，王师的经验就跟歌谣一样在同学们中传递，如"脾虚湿困饮食差，参苓白术止泻佳"就是介绍王师用参苓白术散治疗脾虚湿困泄泻的经验。王师对于脾虚湿困泄泻常用参苓白术散，并加入元胡，以行气止痛，更使气行则津行，水湿运行调畅则脾不受湿困。常用核心药物与剂量：党参 15g，白术 15g，茯苓 20g，甘草 6g，薏苡仁 12g，桔梗 10g，莲子肉 12g，砂仁 6g（后下），白扁豆 12g，山药 20g。

11. 失眠多梦——逍遥安神汤

逍遥散原为肝郁血虚、脾失健运所致两胁作痛，寒热往来，头痛目眩，口燥咽干，神疲食少，月经不调，乳房作胀等证而设，王师取其疏肝解郁、调和脾胃之功，治疗血管性头痛、失眠、胃炎、精神分裂症，疗效比较满意。针对失眠多梦，辨证为肝郁血虚，脾失健运者，在逍遥散基础上加龙骨、牡蛎，称之为逍遥安神汤。常用核心药物与剂量：醋炒柴胡 15g，当归 15g，生白术 20g，白芍 15g，茯神 30g，龙骨 30g，牡蛎 30g，甘草 6g。

如果患者失眠多梦，伴见头痛剧烈者，王师选用芎芷丹栀逍遥汤进行治疗。在此需要强调的是：加入的川芎为血中之气药，且量由小渐大，以加强理气活血及止痛作用，用量常 15g 起步，可逐渐增加到 30g、60g；风药白芷，巅顶之上，唯风药可达，用量 6g 起，可逐步增加。所谓中医之秘，就秘在传方不传量。故应用时尤其应该注意剂量问题。常用核心药物与剂量：丹皮 10g，栀子 10g，川芎 15g，白芷 6g，醋炒柴胡 15g，当归 15g，生白术 20g，白芍 15g，茯苓 15g，甘草 6g。

12. 慢性乙肝——三期分治

针对慢性乙肝，王师的经验：初期注重疏肝解郁，健脾防变，多以逍遥散为主方（柴胡、炒白术、当归、赤白芍、党参、蚤休、虎杖等）治疗；中期当辨虚与瘀，慎用清热解毒，气郁不解而出现胁痛固定，疼痛为刺痛，夜间较重，舌淡暗有瘀点、瘀斑，舌下脉络青紫肿胀，脉弦紧或涩，乃为血瘀之证，以复元活血汤为主方（醋柴胡、当归、炮山甲、桃仁、红花、丹参、莪术、白花蛇舌草、炒白术、党参等）治疗；若出现胁痛隐隐，神疲乏力，双目干涩，咽干口燥而不欲饮水，大便偏干，舌红体瘦，无苔或少苔，脉弦细数，则是阴虚之象，以一贯煎为主方（麦冬、生地、川楝子、枸杞子、黄芪、北沙参、赤芍、虎杖、炒白术、炒三仙等）治疗。中期患者由于肝郁而影响脾胃纳运，胃纳减少，脾失健运，水湿内蕴化热与毒邪互结，故多伴见湿热毒盛之症如口苦、咽干、纳呆、厌食油腻、恶心呕吐、大便不实、舌红苔黄腻、脉滑等，因此于阴虚或血瘀之中夹杂湿热毒邪，治疗时，除滋阴柔肝，活血化瘀之外，尚需清热解毒，但是清热解毒药均为苦寒之品，易伤脾胃，故应慎用，可选用现代药理学证明有抑杀乙肝病毒作用而又不甚苦寒的蚤休、虎杖、夏枯草、白花蛇舌草之类。经临床实践，两方对肝功异常，转氨酶持续不降有良好疗效。后期强调扶正以祛邪，其病机为肝郁脾虚，气滞血瘀水停，属虚实夹杂，扶正易留邪，祛邪易伤正，唯有健运中土，宣肺利水，使脾气健旺，水道通调，方有转机。常用五皮饮合加味导气汤为主（生薏苡仁、大腹皮、桑白皮、茯苓皮、陈皮、生白术、槟榔、川楝子、吴茱萸、木瓜、木香、香附、丹参、苏子等）治疗；恢复期调理脾胃以善后，此期着重调理脾胃，稍佐解毒以善其后。方用香砂六君子汤为主（党参、白术、茯苓、炙甘草、陈皮、香附、白花蛇舌草、砂仁等）治疗。

跟师临证时，传抄这样的经验：如果慢性肝炎肝功能异常或者存在肝阴不足，可以小柴胡汤合茵陈五苓散或者一贯煎为主方；如果是小三阳，可在辨证情况下选用小柴胡汤合胁痛2号方（厚朴、槟榔、草果、姜黄、灵芝、叶下珠、田基黄），且运用较多，疗效显著，大家可以根据情况选用！

13. 脂肪肝、高脂血症——柔肝清脂汤

针对脂肪肝、高脂血症，王师以柔肝降脂汤为基础方（具体由丹参、泽泻、山楂、草决明组成），加用土茯苓30g进行治疗。

14. 肝硬化代偿期——丹郁三七蛇舌汤

针对肝硬化代偿期，王师常用丹郁三七蛇舌汤进行治疗，而且我亲眼所见其疗效出乎意料的好，值得借鉴。当时流传的口诀是"丹郁三七蛇舌草，柴胡白芍茵陈苗，炙草麦芽苓白术，肝经病变基础方"。常用核心药物与剂量：丹参15g，郁金15g，三七9g，白花蛇舌草15g，柴胡12g，白芍20g，茵陈15g，炙甘草6g，麦芽15g，茯苓15g，白术20g。王师运用时，在正气尚可的情况下，加用大黄䗪虫丸，疗效更佳！

15. 治脱发——首乌四物汤合二至丸加黑芝麻、侧柏叶、白蒺藜

王师治疗脱发时，常选用首乌四物汤合二至丸，加黑芝麻、侧

柏叶、白蒺藜，疗效显著。至于机理，当时没有多问，只是按部就班运用，甚为遗憾！

16. 口干、鼻干、大便干——清金散

王师对口干、鼻干、大便干者，用清金散进行治疗，其传授的口诀是："清金散治肺壅热，栀子黄芩枇杷叶，生地花粉翘麦冬，薄荷玄参甘草桔。"当时没有问王师本方的出处，后翻阅《黄河医话》，得知本方为韩天佑方，具体由栀子炭 4g，黄芩 4g，枇杷叶 9g，生地黄 9g，天花粉 9g，连翘 9g，麦冬 9g，薄荷 4g，玄参 4g，生甘草 4g，桔梗 6g 组成。治疗时必须抓住鼻干之症，清肺热而养肺津，使肺朝百脉有权，输送精微的作用复常，则诸干自平。

17. 肺热咳嗽——二母清顺汤

针对肺热咳嗽，王师常常选用二母清顺汤进行治疗，传授口诀："二母清顺汤天麦冬，归身枯芩玄参同，知母贝母瓜蒌仁，橘红甘草与茯苓。"后查阅资料，大概本方出自《寿世保元》卷三。临证运用，效果明显。

18. 肺肾阴虚咳嗽——百合固金汤

王师用百合固金汤治疗肺肾阴虚咳嗽，喘咳带血，或伴有午后发热者，收效显著。

19. 哮喘——急性期，麻杏二三汤；缓解期，苏子降气汤合补肺汤

针对哮喘，王师的经验是急性发作期，选用麻黄、杏仁加二陈汤及三子养亲汤治疗；缓解期，选用补肺汤合苏子降气汤治疗。

20. 倒经——清肝引经汤

王师治疗肝经郁火之倒经、月经先期者，症见经前或经期吐血、衄血、量多色鲜红，月经量反少，甚或不行，两胁疼痛，心烦易怒，口苦咽干，尿黄便结，舌红苔黄，脉弦数等，选用清肝引经汤治疗，疗效显著。当时传授的口诀是："清肝引经治倒经，栀芩四物减川芎，川楝茜草白茅根，牛膝甘草血下行。"组方：山栀 9g，黄芩 9g，当归 8g，生地 12g，白芍 12g，川楝子 9g，茜草 12g，白茅根 15g，川牛膝 9g，甘草 3g，丹皮 9g。本方具有清肝调经，引血下行功效，辨证要点是经行或经前吐衄、量多鲜红，月经反少，两胁胀痛，口苦咽干，舌红脉数。本方亦可用治子宫内膜异位症、原发性痛经、血小板减少性紫癜属肝热郁结者。

21. 妇人血尿——约营煎

记得当时有这样一段口诀是记忆约营煎的："妇人血尿约营煎，生地白芍芩川断，地榆槐花荆芥穗，乌梅甘草与旱莲！"约营煎出《景岳全书·新方八阵》，由生地、芍药、甘草、续断、地榆、黄芩、

槐花、焦芥穗、乌梅组成。原书记载本方用治血热便血无论脾胃、小肠、大肠、膀胱等证皆可。王师认为，血尿之证，多因热蓄肾与膀胱，血热营阴受扰，灼伤络脉而致。约营煎乃一首治疗血热出血的良方。血热尿血多伴有肾阴亏虚，故在原方中加入旱莲草、生益母草、丹皮以增强滋阴补肾、凉血止血之功效，可资借鉴。常用核心药物与剂量：生地 15g，白芍 12g，黄芩 8g，续断 12g，地榆 12g，槐花 10g，荆芥穗 6g，旱莲草 10g，甘草 6g，乌梅 10g。

22. 耳鸣目障——益气聪明汤

对耳鸣、目障，王师常常选用益气聪明汤进行治疗。李东垣指出："五脏皆禀气于脾胃，以达于九窍；烦劳伤中，使清阳之气不能上升，故耳鸣耳聋、内障目昏也。"益气聪明汤具有补中益气、助升清阳、聪耳明目的功效，主治中气不足，清阳不升诸证，症见目内生障、视物昏花、耳鸣耳聋等。传授歌诀："益气聪明汤蔓荆，升葛参芪黄柏倾，再加芍药炙甘草，耳聋目障服之清。"

23. 痛经——宣郁通经汤；通经方（来源不详）

治疗痛经，王师选用的第一张方是傅青主宣郁通经汤。此方傅氏用于治疗经水未来腹先疼，疼痛数日后，经来多是紫黑色血块。当时传授口诀是"宣郁通经芍归丹，柴芩香栀芥草郁"。具体药物组成：白芍（酒炒）15g，当归（酒洗）15g，丹皮 15g，山栀（炒）10g，白芥子（炒研）6g，柴胡 3g，香附（酒炒）3g，黄芩（酒炒）3g，生甘草 3g，川郁金（醋炒）3g。本方主要用于治疗肝郁化火、血瘀胞络而致的痛经。至于疼痛的时间，有在经前，有在经后，有在行经期中，不像傅氏所讲，仅在经前疼痛；经来时既可以是紫黑色的血块，也可以是淡色的血液。其核心表现为痛经，经来量少，心烦易怒，口干，口苦，少腹作胀，乳房胀痛，胸胁胀闷，头痛耳鸣，舌质红，脉数，其中特别是痛经，经量少，舌质红（临床上主要是舌边尖红）为必具的症状。

第二张通经方，王师传授的口诀是："痛经香附桂丹参，桃红元芎芍益同。"具体由香附、桂皮、丹参、桃仁、红花、元胡、川芎、白芍、益母草组成，用于血瘀征象明显者。

24. 冠心病——冠心 2 号方合生脉散

治疗冠心病，王师常选用冠心 2 号方（丹参、赤芍、红花、川芎、降香）合用生脉散（人参、麦冬、五味子），在缓解患者症状方面，效果明显。

25. 肝肾不足，寒滞肝脉——暖肝煎

暖肝煎具有温补肝肾，行气止痛之功效，主治肝肾不足，寒滞肝脉证，症见睾丸冷痛，或小腹疼痛，疝气痛，畏寒喜暖，舌淡苔白，脉沉迟。临床常用于治疗精索静脉曲张、睾丸炎、附睾炎、鞘膜积液、腹股沟疝等属肝肾不足、寒凝气滞者。王师常用本方来治疗疝气，疗效可靠。记忆口诀：小狗无肉，铃铛响（小茴香，枸杞子，乌药，茯苓，当归，沉香）。

26. 肝气、肝郁、肝寒、湿聚之腹痛、疝气水肿、淋秘——加味导气汤

可以说，加味导气汤是王师临证治疗的精华。导气汤出自《医方集解》，其方组成为：小茴香 6 ~ 9g，川楝子 12g，木香 9g，吴茱萸 3 ~ 9g。据《王正宇医疗经验存真》载，在本方基础上加槟榔 9g、木瓜 12g，则为加味导气汤，具有调肝理气、温通止痛、燥湿行水三大功效。至于加减法则，《王正宇医疗经验存真》中记载详细，为方便记忆、理解，我编成记忆口诀如下：

寒疝痛用导气汤，小茴川楝与木香；吴萸煎与常流水，散寒通气和小肠；前方再添玉片瓜，治疗病症要扩张。小腹少腹或胀痛，阴肿股痛为其要，舌淡苔白或为滑，脉沉或兼滞与涩，

寒凝气滞若为轻，吴萸木香减用量。下焦寒甚少腹冷，肉桂或附助阳功。气机阻滞小腹胀，荔核橘核青皮抢。病久邪积入于络，丹红元附活血络。肝化肝郁减吴萸，山栀黄芩丹皮请。

气机不舒决不利，五苓陈苏健利襄。胃疼血滞取活络，另加白芍功在添。肝胃不调若有现，柴胡桂枝两汤取。大气下陷兼腹坠，升陷汤请升益举。肝胆气逆犯胃呕，小柴再添柿蒂赭。

睾丸结硬胀痛现，若为气阻下注行，木通泽泻渗湿热，银翘黄柏清热毒，海藻海浮软坚结，气机一致诸痛祛。

加味导气汤所治之证多种多样，因其发病原因多属气滞，寒凝湿聚，故在临床上除治疗狐疝、腹痛、鼓胀之外，还可灵活使用于寒凝气滞湿聚所致的阴囊水肿、少腹下坠、胃疼、水肿、呕逆、睾

丸硬痛等多种病证，每获良效。

27. 甲亢（瘿病，尤宜于气瘿、肉瘿）——甲亢汤

甲亢汤是王师的父亲王正宇的经验方，流传至今，确实疗效显著。本方由柴胡6g，香附9g，郁金9g，浙贝母9g，连翘9g，生地、玄参、白芍、牡蛎、柏子仁、黄药子、海藻、昆布各15g，夏枯草12g组成，主治颈前结喉双侧或一侧漫肿，边界不清，皮色不变，质软不痛，喜消怒长，病程缠绵，或肿块呈半球形或卵圆形，质底坚实，表面光滑，按之不痛，可随吞咽动作而上下移动，发展缓慢，难以消散，亦不溃破。有时伴有胸闷不舒，烦躁易怒，心悸，突眼，易汗，月经紊乱，手足震颤，消谷善饥，形体消瘦，舌淡红，苔薄白或薄黄，脉弦滑或弦数者。本方具有疏肝解郁、软坚散结、化痰消肿、养心安神、柔肝敛阴之功，是治疗瘿病的有效方剂。

28. 小儿遗尿、尿床、流涎——加味缩泉丸（缩泉丸加山茱萸、山药、鸡内金、金樱子）

加味缩泉丸王师多用来治疗小儿遗尿、尿床，也可以用于治疗流涎。本方由缩泉丸二山加二金组成，具体药物为：乌药12g，益智仁9g，山茱萸9g，山药30g，金樱子9g，鸡内金9g。全方温肾祛寒，固涩止遗，使下焦得温而寒去，则膀胱之气复常，约束有权，尿频、遗尿可愈。

29. 颈椎病——桃红四物汤加葛根、威灵仙、鹿衔草、三七

王师治疗颈椎病，多选用桃红四物汤加葛根、威灵仙、三七治疗。常用核心药物与剂量：桃仁15g，红花20g，当归15g，生地15g，川芎15g，赤芍15g，白芍20g，葛根15g，威灵仙15g，鹿衔草15g，三七10g。

30. 慢性鼻炎——桃红四物汤合苍耳子散加益母草、佩兰、羌活、三七个

王师治疗慢性鼻炎，选用桃红四物汤合苍耳子散，加益母草、佩兰、羌活、三七。

31. 静脉炎——外洗验方

跟师期间，王师说家属因为血管炎，疼痛得厉害，多法治疗，效果不佳，后研制一方，竟然1日后自觉缓解80%。清楚地记得，王师要求我们把本方记住，后面遇到类似情况可以试用，现录取如下：当归20g，桂枝20g，桑枝30g，赤芍30g，伸筋草40g，秦艽30g，花椒30g，生艾叶30g，红花10g，水煎，外敷。

32. 疰夏——清暑益气汤

跟王师期间第一次听说"疰夏"这一病名。王师治疗本病，常

径直用清暑益气汤原方治疗。传授口诀："清暑益气参草芪，当归麦味青陈皮，曲柏葛根苍白术，升麻泽泻姜枣宜。"核心药物与剂量：党参 20g，甘草 6g，生黄芪 30g，当归 15g，麦冬 15g，五味子 10g，青皮 10g，陈皮 12g，神曲 15g，黄柏 10g，葛根 15g，苍术 10g，炒白术 20g，升麻 6g，泽泻 15g。

患者夏至后如感周身乏力，精力差，下肢沉重，即可用本方；来年 6 月份服用 3 ～ 5 剂可以预防。

33. 厌食、小儿疳积——王正宇小儿疳积散

在跟师期间，我发现小儿疳积散不仅仅只用于小儿，对于其他年龄段有厌食表现者，疗效也好，其核心药物与剂量：白术 12g，茯苓 10g，枳实 6g，鸡内金 6g，玉片 6g，山楂 9g，麦芽 12g，神曲 10g，莪术 6g，连翘 12g，使君子 10g，石决明 6g，具有健脾和胃、消积化滞、杀虫止痛之功，主治脾虚夹积，症见形体消瘦，面色萎黄，胸脘痞满，不思饮食，食后脐周疼痛，遂即登厕，便溏或便细，易惊易恐，夜寐不安，夜间磨牙，喜食异物，舌淡，苔厚腻，脉滑，指纹淡紫等。当时曾疑惑为啥用石决明，但经临床运用后确实获效更佳。

34. 肠上皮化生——公英败酱舌草方

针对肠上皮化生，王师结合其丰富的临床经验，辨证论治，灵活用药，参考现代药理研究，常配以蒲公英、败酱草、白花蛇舌草，以逆转肠上皮化生，只要坚持治疗，每获良效。常用核心药物与剂

量：蒲公英 15g，败酱草 12g，白花蛇舌草 15g。

35. 虚不受补——补中益气汤加桂枝

临床患者阳虚，见用桂附之品后，出现口苦、苔黄、咽痛等不适，此所谓虚极不受补，如肆用辛热，则病情不却而反甚。临床对于胃虚弱至极，稍用温药即口苦者，王师以补中益气汤加桂枝治疗，目的在于补气而生阳，发挥气的温煦作用。用桂枝一则温补阳气，二则温通经脉。若用之仍出现口苦，可先予玄参以清无根之火，还不效则以少量黄芩清之。

此外，王师还有"眼痛黄连当归跟"；治血崩，黄芪 30g，当归 9g，三七 9g，桑叶 14 片；治疗高热不退的柴白汤，即小柴胡汤合白虎汤加乌梅 9g、常山 9g 等经验传授。

跟师高新彦教授——热爱中医、感悟中医才是继承、创新的动力

高新彦，陕西中医药大学教授，硕士研究生导师。

初识恩师高新彦，源于其讲授的《中国医学史》这门课。高教授给我们讲课时非常投入，感觉精力充沛，源源不断的知识从他生动的话语中流出。当时，很多同学对这门课并不感兴趣，反而成为他们睡觉的催眠剂，而我，每堂课都听得非常认真，并且很想有机会面对面与高教授交流。终于有一次，在讲解完一堂课后，高教授大声地告诉我们：我的门诊开设在陕西中医学院老校区大门口旁，有兴趣的同学可以在课余时间跟诊，我们这里不只是我一个人在坐诊，还有学院其他退休的老教授，大家可以来感受一下中医的魅力！我听罢窃喜，真是难得的一次机会，正愁找不到地方见习呢！周末一定去看看。

星期六早上，我很早就起来了，收拾好后就前往高老师的门诊。本以为来得很早，可发现门诊部门已经开了，走进诊室，就发现高老师正在看书。说明来意后，老师非常欢迎，告诉我可以四周看看，这会病人还没来。于是我就在门诊部里走走。第一间房间是看病的诊室，诊室不大，很朴素，墙壁上贴着陕西中医学院的部分老教授简介；中间一间是中药房，末端一间是煎药房和放杂物的地方。慢慢的，患者开始陆续到来，我站在高老师旁边观察他如何运用四诊来诊治疾病，如何与患者沟通，如何选方用药。一上午下来，还

真的是满满的收获。就这样，我坚持每周六去看高老师出诊。患者少时，老师看病的速度就放慢一点，留下时间结合患者给我耐心地讲解，虽然开始时由于自己基础的原因，还似懂非懂，但是随着时间推移，逐步学到了老师的治疗经验。没有患者的时候，老师除了为我讲解外，还把我带到中药房，教我认药、辨药，同时告知于我：如果需要，可以每味生药饮片收集一点，回去慢慢研究！也就是那个时候，我才真正地开始接触中药！

有一天，高老师在上课前，搬来了一大堆新书，有《古方新用》《古今名医妇科医案赏析》《古今名医医案赏析》《古今名医五官科医案赏析》《血府逐瘀汤现代研究与应用》《补中益气汤现代研究与应用》等，并说为满足大家的读书需求，三折卖给大家，同学们蜂拥而上，很快就将上述书籍一抢而空，我也每种抢购了一本。后来我才知道，虽然这些大都是高老师编著的书，但作者向出版社直接购买，也至少在四折以上，故高老师事实上是在贴钱啊！

近代学者章太炎说："中医之成绩，以医案为最。"我在读医案时，高教授告诉我要注意以下几个方面：一是要悟出医家学术思想；二是发现医家诊疗特色；三是要研究医家识证要点；四是要观察复诊转方变化；五是要总结用药独特经验；六是要掌握药物剂型剂量。

如药王孙思邈善用甘草解毒；元代罗天益善用天麻治眩晕；清代医家陈士铎善用银花治疮疡；张锡纯重用山药治虚喘。张景岳善用熟地黄，认为实乃补精血一要药；叶天士则善用龟版、鹿角之药，以补任督二脉之虚；李时珍善用土茯苓治梅毒；缪希雍、顾松园认为土茯苓治疗头痛头风有神效；王执中用单味王不留行治淋证；傅青主治疗口舌生疮，仅用菖蒲、黄连水煎服，往往一剂而愈。近现代名医中，张泽生善用生乌头治痛风；王俊民用马钱子治重症肌无力；岳美中父子单用茯苓治脱发；朱仁康善用全蝎内服治缠腰火丹；蒲辅周、朱良春善用全蝎治偏头痛；姜春华善用半夏治失眠；吕秉义外用硫黄治遗尿；章次公用生石膏研末吞服治大叶性肺炎；黄文东治疗心律不齐，则喜用茶树根；谢海洲善用藏红花治冠心病心绞痛；焦树德对心绞痛偏于气闭不通者，善用石菖蒲，以除闷止痛；朱良春善用刘寄奴治疗前列腺肥大之癃闭，这些都是高师读书整理出来，并传授于我的！

跟师几年，颇有收获，我也渐渐掌握老师的一部分学术及学习观点。高老师以实际行动告诉我：热爱中医、感悟中医才是继承、创新的原动力。热爱一门职业，才会不断的学习，而学习过程，实际上就是继承的一个过程；在学习达到一定高度与深度，就会出现心得灵感，就会有所创新！现将高老师的部分学术经验整理如下：

1. 补中益气合方佳，诸多疾患消灭痊

（1）补中益气汤合圣愈汤治疗心脾两虚型月经先期

《景岳全书·妇人规》载："若脉证无火而经早不及期者，乃其心脾气虚，不能固摄而然。"说明气虚不能摄血，是导致月经先期的重要发病机理。景岳又云："然先期而至，虽曰有火，若虚而夹火，则重在虚，当以养营安血为主；矧亦有无火而先期者，则或补中气，或固命门，皆不宜过用寒凉也。"高师针对心脾两虚型月经先期，常选用补中益气汤合圣愈汤治疗。组方：生黄芪 30g，党参 15g，生白术 15g，茯苓 15g，全当归 12g，熟地 12g，川芎 12g，赤白芍各 12g，陈皮 12g，女贞子 15g，旱莲草 12g，柴胡 6g，升麻 6g，炙甘草 6g，日 1 剂，水煎服。

加减：①食少纳呆者，加砂仁6g，焦三仙各15g，鸡内金15g；②两胁胀痛者，加元胡15g，川楝子12g，香附15g；③经行腹痛，经血夹血块者，加益母草15g，蒲黄15g，三七6g（分2次冲服）；④腰膝酸软，头晕耳鸣者，加杜仲15g，续断15g，山茱萸15g，菟丝子15g，钩藤12g；⑤经血量多者，加茜草炭15g，仙鹤草15g，煅龙牡各30g；⑥心烦失眠者，加夜交藤30g，山栀12g，五味子12g。

典型病例：王某，女，43岁，已婚。患者平素月经规律，1年前因经期劳累而出现月经量多，色淡红，持续10余天。未经治疗而停止，此后每次月经均提前10天左右，伴乏力，周身酸困等。此次患者因劳累再次加重，已持续10余日。现症：月经量多，色淡，无血块、痛经，伴有腰困乏力，少气懒言，嗜睡，小腹下坠，午后自觉手足心汗出，寐差，纳食尚可，二便通调。舌质淡，边有齿痕，苔薄黄，脉沉细而数。高师认为此患者素体脾虚，中气不足，致月经提前、量多，日久耗伤心血，故补脾、益气血为其要。方选补中益气汤合圣愈汤。组方：

生黄芪30g，党参15g，炒白术12g，茯苓15g，山药15g，全当归12g，熟地12g，白芍12g，陈皮8g，女贞子15g，旱莲草10g，夜交藤30g，五味子10g，煅龙牡各15g，升麻6g，柴胡6g，炙甘草6g。

每日1剂，水煎服。5剂后月经渐止。嘱每次月经来前一周继服汤药5日，平时服用补中益气丸和六味地黄丸以收功。

（2）补中益气汤合枳实薤白桂枝汤治疗气虚痰湿型胸痹

高师认为，现代人多食肥甘，易损伤脾胃，脾失健运，酿湿生痰，导致气血运行不畅而发病。此类患者，主诉时多述自觉胸闷重而心痛微，遇阴雨天或进食冷饮而加重，乏力，神疲身困，痰白易咯。针对此种类型，高师立补脾气，化痰湿为法，方选补中益气汤合枳实薤白桂枝汤。组方：生黄芪30g，丹参15g，葛根15g，赤芍12g，竹茹12g，党参15g，生白术15g，枳壳12g，厚朴10g，全瓜蒌20g，桂枝10g，当归12g，陈皮12g，姜半夏12g，柴胡6g，炙甘草6g，日1剂，水煎服。

加减：①痰湿蕴久化热者，则选用黄连温胆汤加减；②失眠多梦者，加夏枯草12g，远志12g；③大便溏薄者，改生白术为炒白术20g，加茯苓15g。

典型病例：陈某，女，48岁，工人。主诉：间断心前区憋闷不舒1年余，加重3天。患者形体肥胖，平素痰多色白易咯，1年前因劳累出现心慌、乏力、心前区憋闷不舒，后经休息缓解，此后反复发作，劳累、阴雨天气、进食生冷即可诱发。患者3天前因情绪不佳再次诱发。现症：心前区憋闷不舒，阵发性加重，累及右胁，痰多色白易咯呈快状，伴活动后气短、乏力、纳呆，夜寐多梦，大便溏，舌淡暗，苔白腻，脉弦滑。高师结合患者体质，辨证为气虚痰湿。拟补中益气汤合栝楼薤白桂枝汤加活血通络之品。处方：

生黄芪30g，丹参15g，葛根15g，赤芍12g，竹茹12g，党参15g，炒白术20g，枳实10g，全瓜蒌20g，桂枝10g，当归12g，陈皮12g，姜半夏12g，香附15g，柴胡10g，远志12g，炙甘草6g。

日1剂，水煎服。服药7剂后，心前区憋闷较前减轻，纳食增加，仍夜寐多梦。上方去葛根、香附，加生龙骨30g。如此随证加减治疗月余，心前区憋闷基本消失，精神、纳食、夜寐佳，大便调。

（3）补中益气汤合苍耳子散治疗中气不足、肺气失固型变应性鼻炎

变应性鼻炎是机体对某些变应原敏感性增高而在鼻腔黏膜发生

的一种变态反应。近年来，由于环境污染的加重，其发病率明显增高。中医学无此病名，现归于"鼻鼽"范畴，它以突然和反复发作的鼻痒、打喷嚏、流清涕、鼻塞为主要特征。《素问·口问》："人之嚏者，何气使然？岐伯曰：阳气和利，满于心，出于鼻，故为嚏。"《诸病源候论·卷二十九》："肺气通于鼻，其脏有冷……故使津涕不能自收。"高师结合历代文献，借鉴最新研究成果，对中气不足，肺气失固型鼻鼽，常立通阳益气、健中止鼽法，方用补中益气汤合苍耳子散，疗效显著。组方：生黄芪 30g，炒白术 20g，党参 15g，当归 12g，陈皮 12g，五味子 10g，苍耳子 12g，辛夷 15g，白芷 12g，防风 10g，柴胡 6g，升麻 6g，炙甘草 6g，日 1 剂，水煎服。

加减：①头痛者，加蔓荆子 12g、川芎 12g、藁本 12g 以疏风止痛；②咳嗽者，加前胡 12g，款冬花 15g；③兼气滞者，加木香 6g（后下），枳壳 12g；④兼腹中痛者，加白芍 15g；⑤流脓浊涕者，加薏苡仁 15g，土茯苓 15g，鱼腥草 30g。

典型病例：李某，男，20 岁，学生。患者自诉近一年来受风、进食辛辣即出现鼻痒，打喷嚏，流清涕，鼻塞，嗅觉逐渐减退。至某医学院附属医院诊断为变应性鼻炎，给予丙酸倍氯米松气雾剂、地塞米松、扑尔敏点鼻，效果不显。本次因感冒而诱发。现症：鼻痒，受风、受热、进食辛辣即打喷嚏，流清涕，鼻塞，伴腹胀，纳差，倦怠乏力，面色萎黄，舌质淡，苔白腻有齿痕，脉细弱。中医辨证属中气不足，肺气失固，清窍失养。治以通阳益气、健中止鼽法，方用补中益气汤合苍耳子散加减。处方：

生黄芪 30g，炒白术 20g，党参 15g，当归 12g，陈皮 12g，五味子 10g，苍耳子 12g，辛夷 15g，白芷 12g，防风 10g，柴胡 6g，升麻 6g，木香 6g，枳壳 15g，土茯苓 15g，炙甘草 6g。

日 1 剂，水煎服。7 剂后，患者诉鼻子耐寒、耐热力增强，腹胀消，余症同前。上方去木香、枳壳，加焦三仙各 15g。后以首方为基础加减调治 1 月而收功。

（4）补中益气汤合半夏白术天麻汤治疗痰浊内阻型眩晕

对于痰浊内阻型眩晕的治疗，早在《兰室秘藏·头痛》就提及："脾胃气虚、浊痰上逆之眩晕，治以半夏白术天麻。"高师吸取历代医家之经验，强调其发病主要责之肝脾两脏，病机多见脾虚肝旺。脾气亏虚，清阳不升，痰湿内阻为主要矛盾。症见头晕目眩，如坐舟车，身体沉重，四肢软弱，神疲乏力，纳呆便溏，舌淡胖边有齿痕，苔白腻，脉虚无力。高师用补中益气汤合半夏白术天麻汤。组方：生黄芪 30g，党参 15g，法半夏 12g，白术 20g，天麻 15g，当归 15g，葛根 18g，陈皮 12g，茯苓 18g，升麻 8g，柴胡 6g，三七 3g，炙甘草 6g。

加减：①水湿内盛，苔水滑，合泽泻汤；②眩晕较甚，呕吐频作者，可加代赭石（先煎）30g，旋覆花（布包）12g，胆南星 12g；③热甚者，酌加黄芩 10g，生石膏（先煎）30g，知母 15g；④肝气郁滞者，加香附 15g，白芍 15g，川芎 10g 等。

典型病例：王某，女，50 岁，工人。2010 年 5 月 22 日初诊。患者反复头晕、头重，伴身重、乏力半年余。刻诊：头晕头重，目眩，身重，乏力，纳差，便溏，舌淡胖边有齿印、苔白腻而厚，脉弱。此乃脾胃气虚，痰浊内阻之证。治拟益气健脾，和中燥湿，化痰定眩为法，方选补中益气汤合半夏白术天麻汤加减。组方：

生黄芪 30g，党参 15g，法半夏 12g，白术 20g，天麻 15g，当归 15g，葛根 18g，陈皮 12g，茯苓 18g，升麻 8g，柴胡 6g，三七 3g，炙甘草 6g。

每日 1 剂，水煎服。14 剂后，头晕目眩已瘥，然仍有头重、乏力、纳差。舌苔白腻，脉细。上方加藿香 10g、薏苡仁 15g、山药 20g、焦三仙各 15g。续进 7 剂而愈。

（5）补中益气汤合逍遥散治疗肝郁脾虚型慢性疲劳综合征

慢性疲劳综合征是由美国全国疾病控制中心于 1987 年正式命名的一组以慢性或反复发作的疲劳症状为主，且伴有心情抑郁，焦虑不安或急躁、易怒、情绪不稳等多种神经精神症状。有学者在补中益气汤合小柴胡汤治疗慢性疲劳综合征肝郁脾虚证临床研究中提出补中益气汤合小柴胡汤治疗慢性疲劳综合征肝郁脾虚证疗效好，有提高免疫功能，改善微循环，增强机体抵抗力的作用。高师在借鉴其经验的同时，采用补中益气汤合逍遥散治疗，运用于女性肝郁脾虚型慢性疲劳综合症，疗效满意。组方：生黄芪 30g，党参 12g，白术 15g，茯苓 18g，柴胡 6g，当归 12g，赤白芍各 12g，薄荷 8g（后下），香附 18g，郁金 15g，法半夏 10g，陈皮 10g，丹参 15g，甘草 10g。

加减：①乏力甚者可根据患者情况选用人参、西洋参；②纳差明显，加焦三仙各 15g，鸡内金 12g；③月经有血块，口苦，加三七 5g，桃仁 10g，红花 10g；④烦躁易怒，失眠严重者，加生龙牡各 15g，夜交藤 15g，五味子 10g，炒酸枣仁 15g，丹皮 10g，栀子 10g。

典型病例：李某，女，28 岁，工人。自述周身乏力、神疲伴急躁易怒 2 月余。患者近半年来反复周身乏力、神疲、急躁易怒，休息后好转，活动即明显。至某附属医院做全面检查，未发现明显不适。现症见：乏力、神疲、急躁易怒，伴有心情抑郁，焦虑不安，情绪不稳，月经量少有血块。舌质淡，苔白滑，脉细弦。高师沉思顷刻，辨证为肝郁脾虚证，拟健脾疏肝为法，方用补中益气汤合逍遥散加减。处方：

生黄芪 30g，党参 15g，白术 15g，茯苓 18g，柴胡 6g，益母草 20g，香附 18g，郁金 15g，法半夏 10g，陈皮 10g，当归 12g，白芍 12g，薄荷 8g（后下），丹参 15g，炙甘草 6g。10 剂，日 1 剂，水煎服。

患者服上药 10 剂后，症状明显改善。继服 7 剂以巩固疗效。随访半年，未出现反复。

（6）补中益气汤合越鞠丸治疗脾虚肝郁型梅核气

梅核气，临床上单纯以疏肝理气化痰为法，选用四七汤、半夏厚朴汤等，往往疗效不够理想。每遇此证，高师以补中益气、化痰开郁为其治则，选用补中益气汤合越鞠丸治疗，疗效尚且满意。组方：黄芪 30g，党参 15g，白术 15g，陈皮 10g，苍术 10g，制半夏 10g，柴胡 6g，升麻 6g，桔梗 8g，香附 10g，夏枯草 10g，炙甘草 6g。

加减：①气郁较为明显，加青皮 15g；②咽痛咽干者，桔梗加量至 12g，玄参 15g，金银花 15g，连翘 15g，牛蒡子 10g，射干 10g。

典型病例：陈某，女性，47 岁，农民。2012 年 9 月 20 日初诊。患者一年前因家庭变故致情绪低沉，经常诉咽喉部似有物阻，咽之不下，吐之不出，极为难受，四处求医，效果不显。查患者所用处方，有用半夏厚朴汤加减的，有用温胆汤化裁的，自述服药后稍缓解，数日后又复发。近两月来病情逐渐加重，除上症外，伴有时时叹息，纳差，多梦，乏力，精神不振，目光呆滞。舌质淡红，苔黄腻，脉濡。高师诊时注意到患者体质肥胖，少言懒动，结合上述症状，诊断为梅核气（脾虚肝郁型），治以健脾升阳，疏肝解郁法，同时鼓励患者适当运动，多与人交流，舒畅情志，并予以语言鼓励、暗示、开导等法治之。方用补中益气汤合越鞠丸加减，处方：

生、炙黄芪各 15g、党参 15g，白术 15g，陈皮 10g，茯苓 12g，当归 12g，制半夏 9g，苍术 10g，香附 10g，柴胡 6g，升麻 3g，桔梗 10g，夏枯草 15g，焦三仙各 15g，炙甘草 6g。14 剂，日 1 剂，水煎 600mL，分 3 次温服。

患者 14 日后复诊：自述诸症减轻，唯眠差多梦，乏力，舌质淡红，苔薄黄腻，脉弱。继续予以原治法，7 剂，水煎服。患者服用 7 剂后，电话告知，诸症消失。嘱服用补中益气丸巩固疗效。

2. 精研胆病诸疾患，柴牡五金祛疾康

对于胆病，如胆囊炎、胆石症，高师喜用柴牡五金汤治疗，本方由小柴胡汤合五金汤加生牡蛎组成。五金汤是由首批中医药专家张绚邦教授创立的，由金钱草、海金沙、鸡内金、郁金、川楝子组成，多用于治疗胆道结石、尿路结石，疗效颇佳。从张锡纯先生用药来看，鸡内金具有消食健脾，活血消积，运化药力，消化砂石等作用，且张锡纯在《医学衷中参西录》中也提到"鸡内金为鸡之脾胃，原能消化砂石"。此外，妙用生牡蛎一味，既能软坚散结，又可以消石。诸药合用，共奏疏肝清胆、理气祛湿排石之功。常用核心药物与剂量：柴胡 15g，黄芩 12g，党参 15g，法半夏 15g，生牡蛎 30g（先煎），金钱草 30g，海金沙 30g（包煎），鸡内金 15g，郁金 15g，川楝子 15g，炙甘草 6g。

此外，高师对杂病的治疗研究透彻，如运用同病异治法分别选用犀角地黄汤和补中益气汤治疗血小板减少性紫癜，运用补肾活血法治疗股骨头坏死等，由于内容较杂，分述不易，故不多赘言。

大学毕业后，我回到重庆，但是仍然经常与高新彦教授联系。我在高师指导下，担任丛书《常见病医方·医案·医论系列丛书》

的主编，并先后在西安交通大学出版社出版了自己编著的《失眠症中医诊疗经验集》《痤疮中医诊疗经验集》《白癜风中医诊疗经验集》，在编著这些书籍的过程中，我对上述疾病的认识及治疗也有了更深层次认识。高师也曾借在重庆讲学的机会，来垫江看我。回顾我的学医之路，高师给我的帮助是极大的，他真正做到了传道、授业、解惑！

跟师李新华主任中医师—亲见小柴胡汤的疗效

李新华，主任中医师，湖南中医药大学硕士生导师。跟李师过程中，由于临床工作比较忙，很多病例没有完整的记录，但是老师运用小柴胡汤的治验，却深深印在我脑海里。

庄某，女，46岁。2012年7月28日初诊。27天前行"人流术"，术后出现头痛，呈牵掣性，身痛，寒热往来，胸胁苦满，口苦，恶心欲吐，乏力，汗出湿衣，少气懒言，纳差，小便不利，大便2～3天一行，舌质淡苔薄白，脉细弦。中医诊断为头痛。辨证属邪郁少阳，枢机不利，脉络阻滞。治法为和阳祛风，通阳活络。主方用小柴胡汤。处方：

柴胡15g，黄芩15g，党参15g，法半夏12g，荆芥15g，防风15g，葛根18g，白芷15g，藁本15g，蒺藜15g，僵蚕12g，当归12g，益母草12g，大枣12g，甘草6g。

3剂，水煎服，分早晚2次温服。

服药后头痛明显减轻，小便不利、恶心呕吐感消失，余症如前。上方去蒺藜、当归、僵蚕、益母草，加黄芪、茯苓、桂枝。再服3剂告愈。

头痛可见于多种疾病的过程中，而阴阳失调必然贯穿疾病始末。《伤寒论》有"往来寒热，胸胁苦满，默默不欲饮食"记载，遵仲景"但见一症便是"，故予小柴胡汤治疗。方中柴胡、黄芩相配可使邪热外透内清，法半夏和胃降逆止呕，党参、大枣益气健脾、扶助正气以祛邪外出，僵蚕、当归、益母草活血养血通络，白芷、藁本、柴胡、葛根能载药上行而引药力直达病所，荆芥、防风辛散温通以助外邪祛除，蒺藜平肝疏肝祛风，甘草温中健脾、调和诸药。二诊中去蒺藜、僵蚕、当归、益母草，加黄芪益气固表止汗，茯苓健脾益气、培土生金，桂枝温通阳气。诸药合用，共奏和阳祛风、通阳活络之功，故效果较为满意。

当时这个病例强烈地激发起我学习《伤寒论》的兴趣。后来通过临证实践我发现，小柴胡汤还可以治疗很多疾病。如加荆芥15g、防风15g（荆防小柴胡），用于外感半表半里证而怕风、鼻塞、清涕等表寒症状较为明显者；加金银花18g、连翘24g（银翘小柴胡），用于外感半表半里证而发热、痰黄、尿黄等热象较显者；加藿香10g、苏叶12g（藿苏小柴胡），用于暑日感寒而见半表半里证者；加羌活9g、独活18g（身痛小柴胡），用于外感半表半里证而腰膝肢节疼痛明显者；加杏仁15g、苏叶12g（杏苏小柴胡），用于外感半表半里证兼见轻度咳嗽者；合止嗽散（止咳小柴胡），治疗外感半表半里证而咳嗽明显咯痰不畅者；加焦三楂18g、炒神曲18g、炒麦芽18g（三仙小柴胡），治疗柴胡证而胃胀、食少者；加陈皮12g、茯苓18g，主治肝胃不和，胸胁发胀，恶心嗳气，食少吐涎者，尤其适用于慢性胃炎、妊娠恶阻有上述见证者；加白术18g、茯苓18g（四君小柴胡），治疗肝脾不调，胁胀隐痛，脘胀食少，大便稀溏，倦怠乏力者，或者加当归15g、白芍18g，主治肝脾不调，胸胁痛，心烦食少，大便不畅者，上述两则尤其适用于迁延型肝炎、慢性肝炎有上述见证者；合酸枣仁汤（柴枣汤），用于肝气不舒、心血不足引起的失眠症；加生龙骨30g、生牡蛎30g（龙牡小柴胡），用于肝气不舒，胸满烦惊，失眠多梦者；合升降散，用于"郁热"所致的多种病症；

加金银花 30g、金钱草 30g、海金沙 30g、鸡内金 12g、郁金 15g（五金小柴胡），用于治疗尿路感染和尿路结石；与四物汤配合（柴物汤），用于妇女经期外感半表半里证、肝血不足的月经不调证以及更年期综合征。

运用小柴胡汤，既要善于加减配伍，又要注意各药剂量的比例。仲景原方的剂量是：柴胡八两，黄芩三两，人参三两，炙甘草三两，生姜三两，半夏半升，大枣十二枚。我们运用时尤其需要注意柴胡、黄芩用量问题，如果运用小柴胡方治疗外感病证，需要重用柴胡（一般 18～30g）、黄芩（一般 15～30g）；治疗内伤杂病，则柴胡 18g、黄芩 15g。只要辨证准确，一般均收效满意。

笔者曾治疗简某，女，62 岁，农民，垫江县周家镇人。

2018 年 10 月 18 日首诊。主诉：受凉后寒热反复伴咳嗽 1 周。患者既往体质较差，经常感冒。1 周前，患者因受凉后出现阵发性发热，随即怕冷怕风，且怕冷与发热反复出现，伴咳嗽，纳食欠佳，夜间休息一般，大便干，小便正常。舌质淡，苔薄白，脉弦。

中医诊断：感冒

辨证：少阳不和，枢机不利，风邪克表

治法：和解少阳，祛风止咳

主方：荆防小柴胡汤

处方：柴胡 24g，黄芩 15g，党参 18g，法半夏 9g，荆芥 15g，防风 15g，杏仁 15g，大枣 18g，甘草 6g，生姜 3 片。5 剂，水煎服。

辨治思路与心悟：患者本次入院，以阵发性发热，随即怕冷怕风，且怕冷与发热反复出现，咳嗽为主要症状，遵"但见一症便是"之旨，选用小柴胡汤和解少阳，加荆芥、防风祛风，杏仁宣肺止咳。

2018 年 10 月 25 日二诊：患者连续取药 5 剂，寒热反复消失，但是纳食无味，口淡，偶有咳嗽，大小便正常。舌质淡，苔薄白，脉弦细。

主方：六君子汤

处方：党参 20g，炒白术 18g，茯苓 18g，陈皮 12g，法半夏 9g，仙鹤草 30g，麦芽 18g，甘草 6g。3 剂，水煎服。

辨治思路与心悟：患者寒热反复消失，结合纳食无味，口淡，且平素反复感冒，而脾胃为气血之本，生化之源，本患者脾虚无疑。故选用六君子汤健脾益气，加仙鹤草益气扶正，麦芽健脾消食。

跟师马宽玉主医师——体验专病专方的魅力

马宽玉，陕西中医药大学附属医院皮肤科主任医师，从事皮肤临床工作 30 多年，在治疗皮肤科疾病方面，积累了丰富的临床经验。当时按照学校安排，我的临床导师就是这位高个子老师。跟师 2 年，我从马老师那里学到不少中医治疗皮肤病的思路，特别是专病专方的治疗。曾经，只是在课堂上学到一些关于专病专方的论述，并没有详细的介绍和感性的认识，跟马老师后，我对此印象深刻。现将跟师所学整理如下。

1. 痤疮——消痤饮 I 号、II 号

痤疮是一种以黑头粉刺、丘疹、脓疱、囊肿和结节为特征的毛囊皮脂腺的慢性炎症性疾病，占皮肤科门诊量的 40% 左右。中医学无此病名，现多归于"粉刺"范畴，《医宗金鉴·外科心法要诀》云："此证由肺经风热而成。"关于其治疗，现多分肺经风热、胃肠湿热、痰湿瘀滞三型。马师根据多年临床经验，认为其发病主要是由于肺经蕴热或胃肠积热。肺主表，外合皮毛，如果热邪侵犯肺经，则肺卫失宣、皮毛开合失司，导致颜面、胸部、背部起丘疹、红斑，或痛或痒。手阳明大肠经和足阳明胃经均上行于面部，由于素体胃肠有热，或饮食不节，过食辛辣肥甘厚味，使胃肠积热或湿热内蕴，积热循手阳明大肠经和足阳明胃经上行于面部，郁聚于毛孔

则发本病。基于此，马师以清泻肺胃郁热、凉血解毒通便为法，方用消痤饮Ⅰ号。组方：枇杷叶 10g，桑白皮 10g，牡丹皮 10g，黄芩 10g，生薏米 15g，大黄 10g，栀子 10g，连翘 15g，野菊花 10g，白芷 10g，丹参 10g，川芎 10g，生甘草 6g，日 1 剂，水煎服。若皮损部位呈结节性，则选用消痤饮Ⅱ号以加强清热解毒散结之力。组方：金银花 10g，连翘 15g，蒲公英 15g，紫花地丁 15g，野菊花 10g，白花蛇舌草 15g，生大黄 10g（后下），夏枯草 15g，莪术 10g，白芷 10g，生甘草 6g，日 1 剂，水煎服。

传授口诀：一号消痤杷叶疗，桑皮芎参栀芩要；薏米生军白芷藏，野菊黄连和连翘；如遇内分泌失调，柴胡浙贝益母好。二号消痤银翘疗，公英地丁野菊调，舌草生军枯草用，白芷莪术加甘草。

加减：①大便干结者，加火麻仁 15g，桃仁 9g；②瘢痕难消者，加茜草 9g，天花粉 12g；③胁肋不舒者，加香附 12g，柴胡 10g；④结节囊肿者，加皂刺 10g；⑤色素沉着者，加僵蚕 12g，生牡蛎 30g，肉桂 3g；⑥有脓疱者，加蒲公英 20g，紫花地丁 30g；⑦月经不调者，加益母草 15g，当归 10g；⑧内分泌失调者，加柴胡 12g，浙贝母 15g，益母草 15g。此外，马师还赞同吴氏提出的从中医养生学角度综合调治痤疮，即顺四时、节饮食、调情志。可见除药物治疗外，综合调节也是一个重要方面。

2. 乳腺增生——止痛消结汤

乳腺增生是乳腺主质和间质不同程度地增生与复旧不全所致的乳腺结构在数量和形态上的异常，属中医"乳癖"范围。中医认为本病多因情志内伤，肝郁气滞，日久痰瘀互结，结聚成块所致，与肝肾不足，冲任失调亦密切相关。其主症多见乳房肿块大小不等，形态不一，边界不清，质地不硬，活动度好。马师通过多年临床实践，认为肝肾不足、冲任失调是其发病之本，而肝起郁结、痰凝瘀滞则为其标，故采用疏肝理气、活血化瘀的治疗方法，同时补益肝肾，调摄冲任。方选止痛消结汤。组方：柴胡 10g，郁金 12g，川芎 12g，香附 12g，当归 12g，青陈皮各 10g，丹参 15g，元胡 15g，三棱 12g，莪术 12g，浙贝母 12g，肉苁蓉 15g，甘草 8g，日 1 剂，水煎服。传授口诀：止痛消结柴青陈，郁芎当归丹参涂，浙贝棱莪元胡用，香附苁蓉乳疾除。

加减：①乳痛明显，可酌加川楝子 12g，枳壳 12g，威灵仙 10g；②肿块软者，加牡蛎 30g，玄参 12g；③肿块坚者，加海藻 12g，昆布 12g；④形成增生结节者，加白花蛇舌草 15g，山慈菇 15g；⑤病程长久者，加王不留行 15g，穿山甲 6g；⑥乳头溢液者，加土茯苓 15g，丹皮 12g，女贞子 15g；⑦性情急躁易怒者，加白芍 15g，合欢皮 15g。

3. 脱发——荣生汤

脱发是临床上常见的一种以毛发减少为特征的疾病，最常见的有两种，即斑秃（中医称为"油风"）和脂溢性脱发（中医称为"白屑风"）。脱发病因多端，或外受风邪，或情志不调，或房室失节，及久病、产后失养所致，均与肝肾、气血不足关系密切。细究其病机，马师认为，脱发多因阴血不足，肝肾亏虚，血虚不能荣养肌肤，腠理不固，风邪乘虚而入；发为血之余，风盛血燥，发失所养则脱落，并以滋补肝肾、养血祛风为基本法则。方选荣生汤。组方：

熟地黄 15g，当归 10g，川芎 10g，白芍 15g，制首乌 15g，女贞子 15g，旱莲草 15g，菟丝子 15g，枸杞子 15g，红花 10g，丹参 15g，桑椹 15g，羌活 10g，甘草 6g，日 1 剂，水煎服。传授口诀是：荣生汤治脱发方，首乌四物二至良，菟丝枸杞丹红入，桑椹羌活再添良。

加减：①兼气虚者，加黄芪 12g，西洋参 10g；②兼肝郁气滞者，加柴胡 8g，枳壳 10g，郁金 10g；③伴有失眠多梦者，加酸枣仁 12g，远志 10g；石菖蒲 15g，郁金 15g；④月经不调者，加柴胡 12g，香附 15g。

4. 银屑病——生元饮

银屑病是一种常见的慢性复发性炎症性皮肤病，曾称为"牛皮癣"，中医称之为"白疕"，其典型皮损为鳞屑性红斑，抓之有薄膜及露水珠样出血点，病程长，反复发作，不易根治。针对此病，马师指出该病多由外感风寒、风热之邪袭表，致机体营卫失和，血热内蕴，则郁久化毒，毒热壅滞，阻遏肤络，外发于肌肤。因此血热病机不仅在银屑病的初期或中期，而且会影响该病的始终。此外，马师结合多年临床经验，总结出银屑病初次发病以血热证最多，为治疗本病的关键期，故应重在清热凉血，活血解毒，而且凉血解毒应贯穿始终。基于此，他根据患者皮损及中医证候特点，以凉血活血、清热解毒为治则，选用生元饮治疗。组方：生地 15g，元参 15g，赤芍 15g，金银花 10g，连翘 15g，野菊花 10g，土茯苓 15g，板蓝根 15g，紫花地丁 15g，栀子 15g，桔梗 10g，当归 10g，天花粉 15g，浙贝母 15g，鸡血藤 15g，丹参 15g。每日 1 剂，水煎服，疗效非常显著。如皮损严重，则配合中药药浴方以祛风止痒、清热凉血。

组方：地肤子 100g、蛇床子 120g、苦参 100g、侧柏叶 250g、蒲公英 100g、花椒 30g、芒硝 300g、明矾 80g。传授口诀：生元饮方白疕疗，生地玄参赤芍调；银翘野菊土苓用，板蓝地丁栀桔妙；当归花粉浙贝入，再加鸡血丹参好。

加减：①肝气不舒者，加柴胡 12g，郁金 15g；②失眠多梦者，加夜交藤 30g，酸枣仁 15g，远志 12g；③皮肤干燥者，加北沙参 15g，杏仁 12g；④皮肤瘙痒者，加白茅根 30g，生山楂 15g，白鲜皮 15g。

5. 白癜风——补骨脂汤

白癜风是一种常见的后天性色素脱失性皮肤病。中医学称之为"白癜""白驳"，其特点是皮肤白斑可发生于任何部位、任何年龄，单侧或对称，大小不等，形态各异，边界清楚，慢性病程，易诊难治，影响美容。《诸病源候论》载："白癜者……此亦风邪搏于皮肤，血气不和所生也。"《医林改错》首次提出白癜风由"血瘀于皮里"所致，并主张运用活血化瘀法。现代名老中医张作舟认为白癜风其标证见于皮肤损害，而其本证责之于肝肾不足，强调"乙癸同源，肝肾同治"。针对此种疾病，马师认为肝肾两虚、血虚风燥、久病入络为其基本病机，而滋补肝肾、养血祛风是治疗白癜风的重要环节。故选补骨脂汤治疗。组方：补骨脂 15g，丹参 15g，红花 10g，女贞子 15g，旱莲草 15g，浮萍 15g，鸡血藤 15g，当归 15g，川芎 10g，白蒺藜 15g，制首乌 15g，防风 10g，熟地 15g，炙甘草 6g，日 1 剂，水煎服。有学者对白癜风中药内服方剂的组方原则及用药进行分析，发现方剂配伍集中于滋补肝肾、养血祛风。分析其中的 141 首滋补肝肾、养血祛风方的用药频率，发现居于前 3 位的中药分别为滋补肝肾的制首乌、补骨脂和白蒺藜；养血药以当归频次最高，常以四物汤化裁；益气药以黄芪频次最高；祛风药以白蒺藜频次最高。传授口诀：补骨脂汤丹参红，二至浮鸡归草芎，蒺藜首乌防风地，养血活血治白癜。

加减：①兼气滞血瘀，风邪蕴肤者，加姜黄 15g，乌梢蛇 10g；②神不安舍者，加生龙骨 30g（先煎），酸枣仁 15g，夜交藤 30g。

6.黄褐斑——祛斑汤

黄褐斑属于中医"黧黑斑"等范畴，是指由于皮肤色泽改变而在面部呈现局限性褐色斑的皮肤病，其特点是局限性褐色斑，对称分布，无自觉症状，日晒后加重。中医学认为本病是全身性疾病的一种局部反应，多种原因最终导致肝肾阴虚，气血不足，气滞血瘀，致面部肌肤失养，皮肤失其润泽而发生色斑。马师认为肝肾阴虚，气血不足，营卫失调是黄褐斑的基本病机，并以补益肝肾、益气养血、通调营卫为基本原则，方选祛斑汤治疗。组方：熟地 12g，当归 15g，川芎 10g，赤芍 12g，丹参 15g，丹皮 15g，茯苓 15g，白术 15g，白芷 10g，山茱萸 15g，山药 15g，红花 10g，香附 15g，仙灵脾 15g，柴胡 12g，益母草 30g，炙甘草 6g，日 1 剂，水煎服。传授口诀：祛斑四物苓二丹，二白二山红香仙，柴胡甘草益母草，补益肝肾消褐斑。

加减：①偏于肾阴虚者，加女贞子 15g，旱莲草 12g；②偏于肾阳虚者，加仙灵脾 12g，仙茅 12g，杜仲 12g，续断 12g；③兼有血热者，去沙参，加丹皮 12g，山栀 12g；④血虚夹瘀者，加丹参 15g，鸡血藤 15g，益母草 15g；⑤肝郁气滞者，加郁金 15g，元胡 15g。

随着我国人民生活水平的不断提高，对于美的要求也越来越高，皮肤病的治疗已经成为时尚的需要，马师外科诸法精通，内科功底深厚，在治疗皮肤病过程中，思路清晰，用药周密，从而收获显著疗效。跟师学习期间，还亲见其运用桃红四物汤治疗结节性痒疹，运用消风散治疗急慢性荨麻疹，均效果明显。吾所记载，均为马师运用频率极高的部分专方，马师临床经验丰富，所载值得所学及运用！

跟师马居里名中医——见证中医治疗肾病的神奇疗效

马居里，陕西中医药大学教授，硕士研究生导师，全国著名中西医结合肾病专家，陕西省名老中医药专家学术经验继承指导老师，陕西省名中医，陕西中医药大学肾病学科学术带头人，对中西医结合诊治肾病、泌尿疾病和疑难杂症等有较高的学术造诣。

跟师马居里名中医，想起来还经历了一番波折。当时在学校时就听说马居里治疗肾病比较厉害，就想去跟师学习学习。终于，我从一个同学那里打听到马老师星期六在第二附属医院名老中医工作室出诊。于是就在某个星期六去见马教授。一走进诊室，患者非常多，把小小的诊室挤得满满的，见一个研究生在写门诊病历，还有一个研究生在录入医嘱（后来得知她并不是研究生，而是旁边215核工业医院的医师），似乎并不缺人手。我向马老师说明来意后，马老师委婉拒绝，建议我联系其他医师跟诊。想想自己专心来学习，老师还不接受，心里很是不甘，随即浮现一个想法，老师不同意，我就站到这里一直到他下班。终于，在两个小时后，我的坚持打动了老师，他说以后你就跟李伟（马老师的研究生）一起跟诊吧！从此，我便跟随马师学习。现将跟师期间所做的笔记整理如下：

1. 非感染性尿道综合征——治从三型

马师认为肾虚肝郁，湿热内蕴，瘀血内阻是其核心病机，确立了温肾疏肝，清热利湿，活血化瘀的治疗大法，一般将其分为三型进行论治。

①肝气郁结型：多表现为尿频，尿急，少腹胀痛，胸闷不舒，精神抑郁，遇情绪刺激后症状明显加重，常可见乳房胀痛，伴阵发性烘热汗出，舌质淡暗或红，苔薄白或腻，脉弦或弦细，治以疏肝解郁，清利膀胱，用柴胡疏肝散合缩泉丸治疗。

②脾肾阳虚型：多表现为尿频、尿急，腰痛，神疲怕冷，纳差，遇思虑过多则发，缠绵难愈，舌淡苔白，脉细数或细弱。治以温肾健脾，常用补中益气汤合水陆二仙丹治疗。若阳虚明显，可用少量附片（一般用量为 6～9g），佐以少量肉桂（常用 3g），取其少火生气之意，防止过热伤阴。

③下焦湿热型：表现为尿频，尿急或有尿痛，外阴刺痒或有红肿，尿黄混沌，少腹坠胀，苔薄白或黄腻，脉濡或滑，治以清热除湿，利尿通淋，常用四妙散治疗。同时运用时强调本方黄柏量宜小，6～9g 为宜，清热利湿不忘补肾疏肝，常加桑寄生、柴胡、香附等药物，往往能提高疗效。

2. 糖尿病肾病——参芪地黄汤为主治疗

马师认为糖尿病肾病阴虚为本，燥热为标，损伤五脏，五脏损伤，气阴不足，致气阴两虚；气阴两虚，脾肾双亏，络脉瘀阻；早中期以气阴两虚为本，与脾肾关系密切。瘀血、水湿贯穿本病始终。五脏损伤，必伤及肾脏，阴津不足，则见神疲乏力，精神不佳，头晕，纳呆，颜面及双下肢肿胀，潮热、盗汗，舌红，苔白腻，脉细涩。治以益气养阴利水，选用《沈氏尊生书》之参芪地黄汤（党参、黄芪、生地、山茱萸、山药、茯苓、泽泻、丹皮、白术、丹参、当归、川芎、金樱子、芡实），并重用地黄滋肾阴益精髓，培补先天之本，屡见良效。针对慢性肾炎、肾病综合征、慢性肾衰、糖尿病肾病、反复尿路感染等不同疾病，也常以参芪地黄汤为基础治疗。

3. 紫癜性肾炎属顽疾，四型辨证效堪夸

对于过敏性紫癜性肾炎，马师提出在疾病的发展和演变过程中，火热之邪始终贯穿于疾病的始末。并将辨证论治与分期论治相结合，先辨虚实，再辨证型，初期多以清热、滋阴、凉血为法；中后期多以补气健脾，滋肾温阳为法。

①血热妄行型：多属疾病初期。见紫色斑点或斑块，颜色鲜红或紫红，或伴有血尿，大便秘结，舌红苔黄，脉弦数或浮数；治则是清热解毒，凉血止血；方用犀角地黄汤合过敏煎治疗，组成药物：丹皮10g，生地12g，水牛角15g（先煎），赤芍10g，防风10g，银柴胡10g，乌梅10g，连翘10g，小蓟10g，白茅根15g，土茯苓15g，车前子12g（包煎）。

②阴虚火旺型：属于病程日久，迁延不愈，热伤津液所造成，或患者使用激素等免疫抑制药物者。证见患者斑疹颜色浅淡，潮热盗汗，烦躁失眠，五心烦热，口干咽干，斑疹颜色淡红，舌红少苔，脉细数，治则是滋阴清热，凉血止血，方药是知柏地黄汤合二至丸：知母10g，黄柏10g，生地12g，山茱萸10g，茯苓15g，丹皮10g，女贞子15g，旱莲草15g，丹参20g，生龙骨20g，牛膝12g，刘寄奴10g。

马师还指出，因本病的重要病理产物为瘀血，故常常出现瘀血与热邪相互搏结，热邪灼伤脉络，引起长时间的血尿，故清热应和

活血化瘀药物同时使用，瘀血明显者可加用当归芍药散。

③气不摄血型：多属慢性迁延期，病情反复发作，正气亏虚，固摄无力，临床本期多以血尿、蛋白尿为主，肾功能未出现异常。证见少气懒言，神疲乏力，纳差，动则汗出，大便溏泄，舌淡苔薄白，边有齿痕，脉细弱，治则是补气摄血，方药是归脾汤：党参15g，炒白术12g，茯苓15g，黄芪30g，当归12g，龙眼肉12g，木香6g，仙鹤草12g，紫草12g，陈皮12g，龙骨20g，牡蛎20g，茜草10g，阿胶6g（烊化）、地龙10g。

④脾肾阳虚型：多属于病情日久，久病伤及脾肾之阳气。患者多出现大量蛋白尿等证，肾功能可能受损。证见面色白或灰暗，精神萎靡，形寒肢冷，腰膝酸软，或有水肿，纳呆便溏，舌淡苔白，脉微无力，治则是健脾益气，温肾助阳，方药是济生肾气汤合二仙丹：制附片6g（先煎）、干姜10g，山药15g，山萸肉10g，丹皮10g，泽泻10g，茯苓15g，车前子15g，怀牛膝12g，猪苓10g，桂枝10g，黄芪30g，太子参10g，白术12g，陈皮12g，芡实20g，金樱子20g。

4.慢性肾衰竭，扶正泄浊保肾康

针对慢性肾功能衰竭，马师根据多年临床经验总结，提出慢性肾衰发病的主要机制是脾肾衰败，浊邪、瘀血壅滞肾络，湿浊尿毒潴留体内。拟定扶正泄浊保肾汤进行治疗。本方由生黄芪30g，太子参15g，熟地10g，当归10g，山药15g，苍术10g，枳实10g，陈皮12g，法半夏12g，云苓15g，制大黄10g，车前子（包煎）15g，水蛭10g组成。方中熟地补肾益精养血，扶正固本；太子参、云苓、苍术取四君子汤益气健脾之意，助气血生化之源；黄芪合当归不仅补血，更能助气机之开阖，且利于物质代谢的升降出入，具有正本清源之效；陈皮、法半夏、枳实、制大黄、车前子解毒化浊，利水泄热，通腑导下以降逆，使邪有出路；水蛭活血化瘀以通络；山药气阴双补，涩精固肾。因此该方具有健脾益肾、活血泄浊的功效。传授口诀：扶正泄浊保肾汤，黄连温胆小承方，参芪水蛭当归用，车前二怀丹熟苍。

加减：①阳虚明显加制附片、肉桂、淫羊藿；②阴虚明显合二至丸、山萸肉、生地；③血虚明显加当归、白芍；④肾虚腰困加杜仲、桑寄生；⑤湿浊化热，困阻中焦加黄连、苏叶、生薏苡仁；⑥水湿内盛加牛膝、土茯苓、猪苓、泽泻、桂枝；⑦瘀血明显加地龙、怀牛膝、川芎、丹参、泽兰；⑧血不利则为瘀，水瘀互结则合当归芍药散；⑨热毒明显加蒲公英、鱼腥草、白花蛇舌草。

5. 擅用温胆汤，临证收效佳

温胆汤首见于唐代孙思邈《备急千金要方》，该方由半夏、竹茹、枳实、橘皮、甘草、生姜 6 味药组成，具有温养胆气、和胃化痰之功，现临床多用《三因极—病症方论》之温胆汤，方由半夏、竹茹、枳实、陈皮、茯苓、生姜、甘草、大枣组成，其方较孙思邈原方多加了利水的茯苓、和胃的大枣，并减少生姜的用量，具有理气化痰、清胆和胃的功效。后世医家多加减用治心胆虚怯，触事易惊，气郁生涎而变生的诸证，继而发展到治疗胆郁痰热，胆胃不和诸疾，并使之成为清热化痰、理气和胃、调理肝胆脾胃的名方。马师结合自己多年临床实践，从中医整体观念出发，运用辨证论治、异病同治的诊疗思想，紧紧把握疾病的病理机制，抓住"胆胃不和，痰热内扰"这一病机要点，灵活运用温胆汤，或合用经方，或选用时方，均获得满意疗效，从而扩大了本方的运用范围。他深有体会地说："温胆汤虽然是一个平常方，但只要辨证运用准确，它可以有非常好的疗效。"可以说这正是他运用温胆汤的奥妙所在。

跟师杨廉方老中医——领略大医风范，治从气机

杨廉方，主任中医师，享受国务院津贴专家，2000 年被评为重庆市名中医，2012 年任第五批全国老中医药专家学术经验继承工作指导老师，2014 年任全国名老中医药专家传承工作室导师，至今已从事中医医疗工作 50 余年。其临床经验极为丰富，临证善于运用中医药治疗内、外、妇、儿及疑难病，疗效显著。我非常荣幸地成为杨廉方老中医的关门弟子，而更让我高兴的是，跟师三年，收获颇丰，在这期间，我的临床技能大为提高。现将跟师所学的部分学术经验整理介绍如下：

1. 人以气机为顺，气机不调而百病则生的发病观

早在《黄帝内经》中，即提出气机失调是疾病发生的基本机理。《素问·举痛论》曰："余知百病生于气也，怒则气上，喜则气缓，悲则气消，恐则气下，寒则气收，炅则气泄，惊则气乱，劳则气耗，思则气结。"杨老指出：五脏气机宜升，气机升扬而精气满布；六腑主传化，气机沉降而传化有序。在机体脏腑功能活动中，肝主疏泄以升为常，肺司呼吸以降为顺，肝升肺降则呼吸正常；脾主运化，主升清；胃主受纳，宜通降，脾升胃降则机体消化吸收功能正常。《景岳全书》曰："气之为用，无所不至，一有不调，则无所不病。故其在外，则有六气之侵；在内，则有九气之乱。而凡病之为虚为实、

为寒为热，至其变态，莫可名状。欲求其本，则止一气字，足以尽之。"反映出气机失调是百病丛生的关键，而表现出不同的疾病与症状。明代张介宾在《景岳全书·诸气》中指出："行医不识气，治病从何据。""所以病之生也，不离乎气，而医之治病也，亦不离乎气。但所贵者，在知气之虚实，及气所从生耳。"杨师继承前人之精粹，结合自身50多年临床实践，提出人以气机为顺，气机不调而百病则生的发病观，同时在治病疗疾中，重视调畅气机。他认为，人身气血，贵在通调，血脉流通则病不得生，如不能使其通畅自如，郁瘀之证因之而起。此外，临证中杨师重视脏腑功能失调与气机失和相结合，丰富了中医临证内涵。

2. 临证经验

①胃痛痞满效验方，安胃煎疗安胃康

杨师临证善于治疗消化系统疾病，对于胃痛、痞满之属，常选用经验方安胃煎为基础治疗，收效显著。本方具体由太子参30g，柴胡18g，白芍18g，枳壳12g，白术18g，苍术10g，茯苓18g，陈皮12g，厚朴12g，甘草6g组成，具有健脾疏肝平胃之功，主治肝郁脾虚型胃痛，胁痛、痞满及呕吐、反酸等。胸胁、胃脘、胁肋部胀满疼痛或者串痛，情志抑郁，善太息，嗳气呃逆，吞酸嘈杂，或急躁易怒，纳呆腹胀，腹痛欲泻，舌苔白或薄黄，脉弦。

方中太子参补中益气、健脾养胃，白术健脾燥湿，苍术燥湿醒脾，茯苓利水渗湿、健脾益气养心，三药合用，以助太子参健脾助运之功，使运化有权；柴胡清轻升散解郁而透达阳气，疏理土中滞气，白芍平肝阳、柔肝体，与柴胡合用疏肝理脾而和胃；枳壳行气而宽中，陈皮理气而健脾，厚朴燥湿下气而除满，与柴胡合用升降调气，使气机通畅郁滞得散；甘草补脾益气，调和诸药。全方立足中焦，调和肝脾，使升降有权，气机通畅，奏疏肝健脾平胃之效。

加减：大便干结，加火麻仁30g，芦根18g，天花粉18g；口苦口黏明显，加藿香10g，黄连3g；胃脘部胀满不舒明显，加木香6g，砂仁5g；反酸打嗝明显，加乌贼骨30g，紫苏梗12g。

传授口诀：安胃煎将肝胃疗，四逆异功平胃调。疏肝健脾兼平胃，肝胃诸疾此方挑。

②心悸胸痹心脾损，健脾养血汤奏效

杨师指出，心悸、胸痹一类患者，往往病程较长，而且是迁延不愈，且其中许多患者，盲目口服三七、丹参等属，导致心气耗散，病久不愈，心脾多虚。基于此论点，拟定健脾养心汤治疗。本方实由六君子汤合生脉散而成，具体药物：太子参30g，麦冬18g，五味子9g，白术18g，茯苓18g，陈皮12g，半夏9g，丹参18g，瓜蒌18g，甘草6g，以上药物共用，功达健脾养心生脉。

方取六君子汤健脾益气，燥湿化痰，培补后天之本，使气血化源不绝；生脉散益气养阴生脉；加丹参活血化瘀通络，瓜蒌宽胸下气。或问为啥不选用归脾汤？杨师指出，归脾汤也针对心脾两虚，但是养心生脉不足，而本方抓住要点，分而治之，经长期实践，疗效不逊于归脾汤，故用本方更为稳妥。

③口疮虽分虚实端，阴虚夹湿更常见

口疮一病，临床常见。杨师通过50多年的摸索，提出治疗口疮以虚实为纲、脏腑为目的辨治思路，并根据具体情况灵活运用。实者，多为心火、胃火所致；虚者，多为阴虚、虚火上炎所致；虚实夹杂者，多为脾虚夹湿、肾虚夹热等，而阴虚夹湿临床最为常见。

针对阴虚夹湿热证，杨师常选《太平惠民和剂局方》中甘露饮治疗，本方由枇杷叶、熟地黄、天门冬、枳壳、山茵陈、生地黄、麦门冬、石斛、甘草、黄芩组成，具有滋胃阴、泄胃火、祛脾胃湿热的功效，对于胃火炽盛，脾胃阴虚，兼夹湿热的口疮，尤其适合。

方中生地、熟地、天冬、麦冬、石斛养胃阴生津液，且生地、麦冬、石斛善于除胃热，《本草汇言》记载麦门冬的功效为"（治）虚劳客热，津液干少；或脾胃燥涸，虚秘便难"；《本草求真》云石斛的功效为"入脾而除虚热"；《药性赋》载生地"其用有四：凉心火之血热，泻脾土之湿热，止鼻中之衄热，除五心之烦热"。茵陈、黄芩清利脾胃湿热，枇杷叶、枳壳宣通脾胃气机。诸药合用，养脾胃之阴和清利脾胃湿热相结合，恰中病机。

常用剂量：麦冬18g，天冬15g，生地18g，熟地15g，黄芩15g，枇杷叶18g，枳壳12g，石斛15g，茵陈20g，甘草10g。

④安神煎将失眠疗，理气养血安神彰

杨师指出，不寐的主要病机为脏腑功能失调，气血阴阳失和，致心神不安或心神失养，其主要与心、肝、胆、脾、胃、肾关系密切；肝血充足与气机调畅是安寐的前提，并运用经验方安神煎进行治疗，疗效显著。安神煎具体药物：柴胡18g，白芍18g，枳壳12g，酸枣仁15g，知母12g，茯苓18g（或茯神30g），川芎10g，夏枯草30g，丹参18g，甘草6g，具有理气养血安神之效；主治失眠症，主要表现为性格急躁，睡眠时间及深度不足，或者入睡困难，或寐而不酣，时寐时醒，或醒后不能再寐，甚至彻夜不寐者。舌质红，苔薄或黄，脉弦或细数。

方中柴胡能调达肝气，疏肝解郁；白芍能养肝敛阴、柔肝止痛；枳壳行气散结、泄热除痞，与白芍相配，一升一降，肝脾共调，加强疏肝之力；与白芍相伍，又能理气和血，使气血调和。酸枣仁能养心益肝、宁心安神；茯苓能健脾宁心；知母能清热泻火、滋阴润燥，与酸枣仁相伍，安神除烦之力增强。川芎能调养肝血、舒达肝气；夏枯草能清热泻火、疏解肝热；丹参能活血凉血、除烦安神；甘草和中而调诸药。诸药合用，共奏理气养血安神之功。

加减：兼见心烦、小便黄，合导赤散（淡竹叶10g，木通10g，生地黄18g）；如有心慌心悸，合生脉散（太子参30g，五味子8g，麦冬18g）；如因高血压病而表现为面红目赤、头痛头昏、性情急躁，合天麻18g，钩藤30g，夏枯草30g；如有大便干，加火麻仁30g，柏子仁18g；如有头闷，合菊花15g，蔓荆子15g；如夜间潮热明显，合青蒿鳖甲汤（青蒿10g，鳖甲18g，生地黄18g，丹皮10g）；如有口苦、口黏，合竹茹10g，法半夏8g，陈皮12g，枳壳12g；如有纳食差，加焦神曲、焦麦芽、焦山楂各15g。

传授口诀：安神煎治失眠方，四逆酸枣两方藏；枯草丹参再加用，理气养血安神彰。

⑤泄泻急性湿热多，调肝健脾清湿愈

杨师治疗泄泻，其心法在于辨别标本缓急，如果起病急，症见腹痛腹泻，里急后重，排便不爽，肛门灼热，或下利黏液血便等，放胆运用调肝健脾汤。本方由葛根18g，黄芩15g，黄连10g，木香6g，炒白术18g，白芍18g，防风15g，陈皮12g，甘草6g组成，具有调和肝脾、厚肠止利、清热除湿功效，主治各种急慢性胃肠炎、肛痔等疾病见上述症候者。

《医方考》云："泻责之脾，痛责之肝；肝责之实，脾责之虚，脾虚肝实，故令痛泻。"痛泻并作，不离肝脾。脾虚则水液运化失司，致湿停成饮，湿聚成痰，渐至遏阻阳气之宣通而化生郁热，日久湿与热合，多现土家湿中夹热之象。脾虚而肝乘，加之湿热蕴结于胃肠，阻滞气机，故临床多见痛泻、里急后重等症。此病本在肝脾，标在湿热气阻，临证当以调理肝脾为主，兼以清热行气化湿。调肝健脾止泻汤由葛根芩连汤、痛泻要方两方组成。方中葛根辛凉轻清，入阳明，起阴气，升津以止泻；黄芩、黄连性味苦寒，清热燥湿以止利；木香味厚而气薄，辛行苦降，行气以止痛；白术苦温，补脾燥湿，白芍酸寒，柔肝缓急以止痛，二药相伍，土中泻木，抑肝扶脾；陈皮理气健脾，燥湿和胃；防风辛能舒肝，风能胜湿，甘可悦脾；甘草味甘补中，调和诸药。全方用药精当，配伍巧妙，共奏调和肝脾、厚肠止利、清热除湿之功。

加减：兼有腹中掣痛伴胸胁胀满，与情绪刺激相关者，加柴胡18g，枳壳12g；兼见下利脓血赤多白少，伴舌红口渴者，加白头翁18g，黄柏10g；兼见病久乏力，神疲倦怠而属脾虚者，加太子参30g，茯苓18g；兼见腹痛急迫拒按，里急后重，肛门灼热，舌红苔黄，脉滑数而属湿热蕴结者，可酌加红藤18g，败酱草18g，蒲公英30g；苔白腻，加藿香10g，佩兰15g。

⑥慢性肝炎肝硬化，调肝健脾为基础

杨师临证善治慢性肝病，并有自己的一套理论。根据慢性肝炎的表现将其归于胁痛范畴。肝位居于胁下，其经脉循行两胁，胆附于肝，与肝呈表里关系，其脉亦循于两胁。肝为刚脏，主疏泄，性喜条达；主藏血，体阴而用阳。若情志不舒，饮食不节，久病耗伤，劳倦过度，或外感湿热等病因，累及于肝胆，导致气滞、血瘀、湿热蕴结，肝胆疏泄不利，或肝阴不足，络脉失养，即可引起胁痛。故胁痛主要责之于肝胆，且与脾、胃、肾相关。其病机的转化较为复杂，既可由实转虚，又可由虚转实，而成虚实并见之证；既可气滞及血，又可血瘀阻气，以致气血同病。胁痛的基本病机为气滞、血瘀、湿热蕴结致肝胆疏泄不利，不通则痛，或肝阴不足，络脉失养，不荣则痛。

根据上述病因病机，杨师采取调肝健脾法合清热解毒法来进行治疗，用慢肝1号方。本方由柴胡18g，白芍18g，枳壳15g，太子参30g，白术18g，茯苓18g，陈皮15g，白花蛇舌草30g，板蓝根18g，贯众18g，甘草6g组成，灵活运用，疗效显著。兼肝阴虚者，加北沙参30g，生地黄18g；兼脾肾阳虚者，加黄芪30g；兼肝硬化者，去白花蛇舌草，加丹参18g，鳖甲15g，佛手15g；有腹水者，加大腹皮18g；纳差乏力，加麦芽18g，菌灵芝18g；兼黄疸者，合用茵陈蒿汤或茵陈四苓散。

杨师认为，肝硬化基本病机为瘀血郁肝，气虚脾弱，常以调肝健脾法合活血化瘀法同用，拟慢肝2号方治疗。本方由柴胡18g，白芍18g，枳壳15g，太子参30g，白术18g，茯苓18g，鳖甲15g，佛手18g，灵芝20g，甘草6g组成。热毒蕴结者，加丹皮15g，栀子12g；气滞血瘀甚者，加延胡索12g，丹参18g，莪术12g；水肿重者，重用茯苓30g，加泽泻15g，大腹皮18g；癥块重者，加水蛭6g；痰瘀互结者，加法半夏8g，白芥子15g；津伤口干者，加花粉18g，芦根18g；纳呆者，加神曲20g，麦芽18g，鸡内金15g；面目肌肤黄疸明显者，加茵陈30g，栀子12g；气虚甚者，加黄芪30g；腹胀甚重，大便秘结者，可加大黄8g。

⑦慢性肾病反复发，地黄为基活用佳

针对慢性肾病，杨师指出临床以肝肾不足型多见，但是其加重或者复发，往往与风邪关系密切。治疗在六味地黄汤基础上，加益气祛风之品，在改善症状、缓解蛋白尿、血尿或者水肿方面，有一定优势。所组之方名为益肾合剂，具体药物：黄芪30g，益母草15g，山楂18g，苏梗12g，蝉蜕12g，生地18g，山药18g，茯苓18～30g，泽泻10g，牡丹皮10g，山茱萸15g，具有调补肝肾、祛风散邪之功，主治慢性肾脏病复发或者加重见肝肾不足者。

本方立意，苏梗理气解表，蝉蜕疏风解表，黄芪益气解表；生地滋阴补肾、填精益髓；山茱萸补肝肾、收敛精气；山药健脾益阴兼能固精；泽泻清泄肾火，以防生地的滋腻；牡丹皮清泻肝火，并制山茱萸的温涩；大剂量茯苓，一则健脾，一则利湿，同时淡渗脾湿使山药补而不滞；血不利则为水，故给予黄芪、益母草、山楂益气活血，祛浊利水。

⑧前列煎愈前列疾，补肾调肝兼化气

杨师认为，慢性前列腺炎的病理基础是肾虚肝郁，气化不利，加之素体虚弱，肝肾不足，运化不及，导致湿浊中生，湿热瘀阻，致其病程迁延难愈；病程日久，瘀血内存，进而又加重症状。根据肾气不足，肝失疏泄，气化不利，湿浊中生，久为瘀热的基本病机，在治疗上强调以补肾调肝、化气行水为主。又因本病早期以实证为主，故当酌佐清利湿浊、热毒之品；病程日久，又当在基础治法的基础上，从脏辨治，据肝郁气滞，脾气不足，肾阴、阳之偏衰，而分别侧重以疏肝、补脾、调补阴阳之法。此外，杨师还根据久病多瘀的理论，对于有瘀血征象的患者，用药时适当加以活血化瘀通络之品，常获佳效。其经验方是前列煎。本方由知母12g，黄柏12g，肉桂3g（或者桂枝6g），生地黄18g，山茱萸15g，当归15g，怀山药18g，怀牛膝18g，土茯苓30g，丹皮10g，泽泻10g，柴胡18g，白芍18g，枳壳12g，车前子30g（包煎），白茅根30g，生甘草6g组成，具有补肾调肝、化气行水之功。

前列煎实则由六味地黄汤、滋肾通关丸、四逆散三方加减而成。三方各有所主，各司其职，守病机而重治法，以法立方，以方为基础灵活运用。方中生地黄滋阴补肾、填精益髓；山药补脾以运中土，亦能固肾；山茱萸滋补肝阴；泽泻利湿而泻肾浊，牡丹皮清泻虚热，改茯苓为土茯苓以加强渗湿之功。国医大师班秀文指出：土茯苓一味，不仅有渗利下导、利水通淋之功，而且能解毒杀虫，祛除秽浊，凡小便淋浊秽浊、梅毒溃烂、疮疖痈肿，非此莫属。以上六药，共达滋肾阴、祛湿浊之功。由于本病一般病史较长，正气耗伤，致湿热之邪留滞而缠绵难愈，只祛湿热不补肾助阳滋阴是不能痊愈的，故除选择六味地黄汤外，还选加滋肾通关丸，用黄柏以清热除湿，知母滋肾水而育阴，肉桂（或者少许桂枝）反佐助阳，俾阴得阳化，则膀胱气化出焉，而小便自然通利。著名中医男科专家曾庆琪指出，从患本病伊始，肝气不舒即伴随出现，若其拖延日久，肝郁气滞更加明显。在患病的过程中，可因郁助病、因郁致变，严重时可因郁病甚；遣方用药，除了针对病机、症状之外，情志因素对本病的影响不可小觑，需加用疏肝理气、畅达气机之品。杨师借鉴其临床经验，选用柴胡、芍药、枳实、甘草，意在取四逆散之意以疏肝解郁，调达肝气。此外，还选用当归、怀牛膝活血通络；白茅根、牛膝又引湿下行。诸药共用，阴阳得调，肝气得舒，湿浊得下，标本兼治而疾患得除。

加减：一般情况下，可不改变药味而只调整药物剂量，多能取效。病程日久，加桃仁8g，红花6g；湿热明显者，加败酱草18g；白浊明显者，加萆薢12g，莲子12g；腰部疼痛明显，或腰膝酸软者，加续断18g，杜仲18g；下腹部酸胀不适，不可名状者，加延胡索12g，川楝子12g。

⑨月经不调治从肝肾，疏肝调经补肾平阴阳

杨师根据多年实践，提出"气调则人身安泰，气郁则百病丛生"。生理上，肝肾同源，肝有生血气，输精微，敷阳和，畅气机，贯上下，通内外，循左右，调升降，和枢机，主阴阳等多种功能；肾有藏精气、主生长、司水液、主纳气、调阴阳等多种作用。基于上述认识，对肝郁肾虚型月经不调，杨师以疏肝理气调经、调补肾中阴阳为基本治则，以临证经验方四二地黄汤治疗。本方由柴胡18g，白芍18g，枳壳12g，女贞子18g，墨旱莲30g，熟地黄18g，山茱萸15g，怀山药18g，怀牛膝18g，茯苓18g，泽泻10g，丹皮10g，甘草6g组成。

方中柴胡疏肝理气、调达气机；白芍养血柔肝、补血调经；熟地黄、山茱萸补益肝肾、填精生血。怀牛膝补益肝肾通经；怀山药健脾益气、滋脾养阴，女贞子、墨旱莲补肝肾之阴。泽泻利湿泄浊；牡丹皮清解虚热；茯苓淡渗脾湿；枳壳条畅气机，甘草调中。诸药合用，取其疏肝理气、调肝益肾之效，缓解由肝气不舒、肝肾同病的病理状态，疗效显著。

加减：腰酸明显者，加杜仲18g，续断18g；小便频数伴有腰困腿软者，加淫羊藿18g，仙茅15g；小便不利，舌苔厚者，加小蓟18g，生薏苡仁30g；手足心热者，加地骨皮12g，青蒿12g；气短乏力者，加太子参30g，黄芪30g，白术18g；小腹胀满不舒，遇风明显者，加小茴香6g，川楝子10g；月经深红者，加茜草15g，侧柏叶15g，丹参12g；出血多者，加海螵蛸18g，仙鹤草15g；室女月经来而又止者，加菟丝子15g，续断18g。

传授口诀：月经不调有方妙，四二地黄汤调好，四逆二至六味用，牛膝活血引血导。

⑩湿热带下治分两端，互弥不足避免复发

杨师认为，湿热带下的病理基础是湿邪为患，与肝脾胃肾功能密切相关；其发病机理主要是任脉失固，带脉失约所致；病位主要在前阴、胞宫。针对湿热带下的这些特点，杨师分两阶段进行治疗。

在湿热明显阶段，选用四逆四妙汤治疗。本方由四逆散与四妙丸化裁而成，具体药物：柴胡18g，白芍18g，枳壳12g，苍术15g，黄柏10g，生薏苡仁30g，怀牛膝15g，山药18g，土茯苓30g，生甘草6g，具有调肝解郁，渗湿解毒之功效。除用于湿热带下外，也用于肝郁脾虚，湿注下焦之阴痒、湿疹等。

方中柴胡能疏肝解郁清热，黄柏清热燥湿，泻火解毒；苍术能燥湿健脾，薏苡仁能利水渗湿，健脾清热；怀牛膝能补肝肾，强筋骨，利尿通淋；白芍能养血柔肝，枳壳能健脾行气止痛，山药能益气养阴，补脾益肾，土茯苓能解毒除湿；甘草能缓急，调和诸药。

在湿热已去阶段，杨师强调应该注意"脾为生痰生湿之源"之说，以健脾渗湿疏肝为主，选用四逆异功散治疗。本方由四逆散合异功散组成。具体药物：太子参30g，白术18g，茯苓18g，山药18g，芡实12g，柴胡18g，白芍18g，陈皮12g，枳壳12g，甘草6g。

方中太子参补益脾肺，益气生津，可益脾气，养胃阴；柴胡疏肝解郁清热，两药合用，疏肝理脾。白芍养血柔肝；白术健脾益气，燥湿利水；茯苓渗湿利水，益脾和胃，宁心安神；山药补脾养胃，生津益肺，补肾涩精，清热解毒，四药合用能健脾燥湿，肝脾共调。陈皮、枳壳健脾行气止痛，芡实益肾固精，补脾止泻，除湿止带，三药合用，理气调带不伤正；甘草调和诸药。

加减：带下腥秽臭气甚者，加茵陈 30g，白茅根 30g；如带下秽浊如脓，加芦根 18g，天花粉 18g，红藤 30g；如带下赤白，加赤芍 15g，白头翁 15g；如阴痒，加金银花 30g，土茯苓 30g；如脾虚，加党参 18g，白扁豆 15g；如伴有腰困痛，带下淡黄如蛋清，加菟丝子 12g，杜仲 18g，续断 18g。

拜会杜雨茂教授—激励前行，发扬国粹，继承创新

杜雨茂，原陕西中医学院院长，全国首批有突出贡献的知识分子，首批全国老中医药专家学术经验继承指导老师。

2012年仲春，我有幸作为陕西中医学院《轩辕》杂志副主编，采访了德高望重的杜雨茂教授，与杜老进行了深入的交谈，其后我又研读了杜老送的书籍，收获颇多。上临床后，将杜老的临床经验运用于临床，确实能获得好的疗效。现将杜老学术经验中的精华整理如下。

1. 祛风寒，通经络，化痰利窍愈头痛

风、寒、瘀或痰瘀交加为患所致之偏、正头风痛，其症见头痛时作时止，或左或右，或前或后，全头痛，或痛在一点，多因感寒冒风，或气郁不畅而诱发。发则疼痛剧烈，或掣及眉梢，或有牵引；甚或目不能开，头不能举，且头皮麻木，甚或肿胀，畏风寒，有的虽在盛夏，亦以棉帛裹头；痛剧则如刀割锥刺而难忍，甚至以头冲墙，几不欲生。杜师每遇此证，常用祛风散寒、通络祛瘀、化痰利窍之法，予陈士铎《辨证录》中的散偏汤治疗，收效速捷。组方：川芎30g，白芍15g，白芥子6g，香附9g，白芷9g，郁李仁6g，柴胡9g，细辛3g，蔓荆子9g，连翘12g，炙甘草3g。痛剧者

可日服一剂半，分三次服下。若因感受风寒而发，可加荆芥、防风；疼痛剧烈，可加川羌活、元胡；阴血亏虚，可加生地、当归；拘挛掣痛，酌加南星、僵蚕、全蝎；若为血管扩张性头痛，宜加贯众；兼有高血压者，可加怀牛膝、桑寄生；兼有内热，可加知母、丹皮等。

记忆及运用口诀：风寒痰瘀痛，加减散偏汤；川芎白芍入，白芥香附帮；白芷郁李草，柴胡细辛良。

2. 益脾肾，调阴阳，强关缩泉疗遗尿

遗尿一病，不仅见于小儿，也可见于成人，尤其成人患此，往往羞于人言，忍而不治，给患者精神造成很大的压力。杜师认为，该病多与肺、脾、肾三脏亏虚有关，肾虚则关门不固，脾肺虚则无力约束，故小便自遗。基于此认识，拟补脾益肾，强关缩泉之法，方用固本止遗汤。组方：党参15g，白术12g，黄芪24g，山药12g，陈皮9g，小茴香6g，菟丝子12g，枸杞12g，覆盆子15g，肉桂4.5g，当归12g，五味子12g。一般夜间遗尿，应用此方不必加减。对年久不愈，体质较差者，可随证化裁：伴有少腹不温、乏力恶寒者，加附片6g，胡芦巴9g；手足心热、舌红口干，加山萸肉9g，熟地12g，去陈皮；脘腹作胀，纳食减少，加神曲9g，砂仁6g；妇女腰痛，白带多者，加补骨脂9g，芡实15g。

记忆及运用口诀：固本止遗治遗尿，参芪术茴陈皮药，三子肉桂归五味，补脾益肾缩泉妙。

3. 滋肾阴，养肝血，固冲止崩治崩漏

杜师认为，崩漏及月经过多，多责之于肝肾亏虚，血海不盈，冲任不固而致。肾关不固，无力系胞，冲任不调，血下不止。肝主藏血，肝血不足，疏泄失常，又每致气滞。气为血帅，气滞又每致血瘀。瘀血阻络，经脉不畅，又加重了出血，形成恶性循环。故治疗时须把握关键，立滋肾养血、固冲止崩之治法，方用补肾固经汤。组方：川断12g，炒杜仲15g，侧柏叶12g，当归身12g，川芎9g，生地12g，焦艾叶12g，阿胶10g，焦蒲黄9g，贯众炭12g，连翘12g，制香附10g。若见下血色淡，伴气短、乏力等气虚症状者，加黄芪24g，党参15g；如血色鲜红，脉数，舌淡红等血分热邪重者，加焦栀子10g，仙鹤草15g；出血较甚者，加三七3～6g冲服。

记忆及运用口诀：补肾固经治崩漏，川断杜仲柏叶凑，胶艾去芎加贯众，蒲黄连翘香附优。气虚兼证加参芪，血分热重加栀鹤。

4. 健脾益肾，解毒化瘀治疗慢性乙肝

乙型肝炎，特别是乙肝病毒携带者，临床症状较少，甚或无明显不适，给辨证带来一定的困难。究其病机，多缘正气不足，邪毒内侵所致。邪毒久而不解，瘀阻经络，阻碍气机，又每致气滞血瘀。因此，其病机可概括为脾气不足，肝胆湿热，毒瘀互结。治宜扶正祛邪，健脾益肾，解毒化瘀。选用乙肝转阴汤，疗效显著。本方组成：党参15g，白术10g，云苓15g，女贞子12g，白芍12g，柴胡10g，连翘12g，白花蛇舌草30g，生贯众12g，丹参18g，大青叶

10g。加减：若大便干燥者，加虎杖 12～15g；胁痛，舌有瘀斑者，加三七 3 g 冲服，郁金 10g；急躁易怒，口苦者，加重柴胡用量，并加栀子 10g；若口苦、苔腻等，湿热较重者，加入茵陈、黄芩。

记忆及运用口诀：乙肝转阴汤真神，四君去草加女贞，柴芍连翘蛇舌草，贯众丹参青叶纷。

5. 熟稔仲景六经意，专注肾病功效宏

杜师治疗肾脏病，疗效显著。现将杜师讲解的肾脏病（急慢性肾炎、肾病综合征、肾功能衰竭）治疗经验整理如下。

（1）急性肾炎

急性肾炎或慢性肾炎的急性发作期，一般起病急，病势猛，多伴有发热恶寒等症。由外邪侵袭，内有水邪，内外合邪，触即而发所致，多属于太阳病期。此时，外邪为疾病的主要矛盾，故治疗的重点应放在解毒祛邪上。据不同表现及个人体质因素，治法有异。具体细分又如下证型。

①风寒外袭型：症见眼睑浮肿，晨起为著，或双下肢水肿，甚则全身水肿，发热，恶寒较重，小便不利，心烦，干呕，脉沉细，苔薄白等，治宜散寒解表，宣肺利水，以麻黄连翘赤小豆汤治疗（麻黄 6g，连翘 12g，赤小豆 30g，杏仁 12g，猪苓 15g，茯苓 12g，桂枝 6g，桑白皮 12g，丹参 15g）。

②风热型：症见水肿明显，小便不利，发热恶寒，咳嗽，口干，咽喉肿痛，舌质红苔薄黄，脉细数等，此为风热之邪外侵，肺失宣降，水湿内停外溢所致，治当清热解表，利湿解毒，以经方越婢汤治疗（麻黄 6g，石膏 30g，生姜皮 10g，茯苓 15g，白术 12g，银花

24g，连翘 15g，生益母草 30g，炙甘草 3g，桔梗 10g）。

以上二型，若伴见汗出、恶风等表虚征象者，可随证合用防己黄芪汤，以补卫固表，利水除湿；若汗出较多，恶风较甚者，可合玉屏风散用之。

③水湿内停型：症见眼睑、颜面浮肿，晨起为著，双下肢浮肿，按之凹陷，甚则全身高度水肿，小便不利，而发热恶寒不明显者，即水饮内停，膀胱气化不利所致。治宜化气行水，通利膀胱，方以五苓散治疗（茯苓 12g，猪苓 12g，白术 12g，泽泻 15g，桂枝 6g，大腹皮 12g，白茅根 30g，连翘 12g）。

若有明显阴虚者，可加生地、女贞子、怀牛膝等；肾阳虚者，加用附子；重度浮肿者，用五皮饮。

另外，除以上三型外，若伴见寒热往来、口苦、咽干等少阳枢机不利者，可以小柴胡汤为主治疗，以疏利三焦气机，清少阳郁热，收效亦佳。

（2）慢性肾炎

若急性肾炎失治误治，致病情迁延，从而转为慢性演变过程，正气由盛而转虚。观其病情演变，多以太阳肺脾气虚和少阴肾（阴、阳）虚为慢性肾炎发生的基础。转入少阴者，据其体质不同，当有寒化、热化之异。以邪实（水湿、湿热、热毒、瘀血）内蕴为慢性肾炎发生、发展变化之条件。在病变过程中，亦会累及他脏，最后呈现气阴或阴阳双虚的证候。

①太阴气虚型：周身浮肿，伴见倦怠乏力，气短自汗，面色㿠白虚浮，小便不利，或大便稀溏，或膀胱胀满，舌体胖大或有齿痕，脉虚弱无力等。此为脾气虚弱，机转不灵，运化不力，水湿内停，外溢肌肤而致，治宜桂枝人参汤治疗（党参 15g，白术 12g，黄芪

20g，茯苓 15g，桂枝 6g，炙甘草 3g，陈皮 6g）。

②少阴阳虚型：其证多为患病日久，或素体阳虚之人，在演变过程中脾肾阳气大伤，其特征为：水肿明显，下肢尤著，按之陷而不起，伴见畏寒肢冷、面色㿠白，腰酸肢倦，小便不利；舌体胖大、苔润、脉沉细无力。对此，当视患者的具体情况而定，若水肿较轻微有肾阴虚表现者，可用金匮肾气丸治疗，主要药物：生地 16g，山萸肉 9g，山药 15g，泽泻 10g，桂枝 6g，附子（先煎）9g，猪苓 15g，丹参 20g。

若水肿较重以肾脾阳虚为主者，宜真武汤治疗（肾炎 I 号）：附片 9g（先煎），茯苓 15g，白术 12g，生姜 3 片，白芍 12g，川断 15g，桑寄生 18g，党参 15g，山萸肉 9g。

③少阴阴虚型：面肢水肿或水肿不明显，伴见眩晕、耳鸣，腰膝酸软，五心烦热，舌红少苔或无苔，脉细数等。为阴虚热结水湿内停，治宜猪苓汤合二至丸（肾炎 II 号）治疗：猪苓 15g，泽泻 10g，云苓 15g，滑石 12g，生地 12g，旱莲草 10g，女贞子 15g，怀牛膝 12g，山萸肉 9g。水煎服，每日 1 剂。猪苓汤原方用阿胶，杜师常将以生地易之，因生地既能养阴，又能清热，尤其可凉血止血，更切合慢性肾炎之病机。

加减：以上一证合并出现者，酌情合方治疗。兼见皮肤瘀斑、局部刺痛、舌质紫暗或有瘀点，口唇紫暗等瘀血征象者加生益母草 30～40g，丹参 9g；兼见颜面肢体浮肿、小便不利等水湿内停者，加车前子 10g，薏仁 30g；兼见苔白腻，胸闷多痰等痰湿内停者加姜半夏 9～12g，陈皮 6g；兼见面赤口苦、苔黄腻、小便短赤等湿热者，加金钱草 20g～30g，连翘 15g，石韦 12g；易感冒，或初起之寒热未尽，或慢性肾炎急性发作，形成太阳太阴、太阳少阴合病、并病者，当酌情加入解表之品，偏寒者加桂枝10g、白芍10g或荆芥9g、防风9g，偏热者加连翘15g、银花15g；有肉眼血尿或镜下血尿者加旱莲草9g，白茅根30g，焦蒲黄9g；有大量蛋白尿长期不去者，加石韦12g，金樱子15g，芡实15g，莲须15g，白术12g。

（3）肾病综合征

由于肾病综合征系多种肾脏病理损害导致的严重蛋白尿及相应的一组临床表现，其临床特征具有特异性。因此，在疾病的演化过程中，虽然亦属于少阴病变，但其与普通肾炎不尽相同。应本着不同的特点，遵循仲景"观其脉证，知犯何逆，随证治之"的精神，辨证论治。杜师认为，该病以脾肾虚（阴、阳）为本，精微不固，水湿泛滥，肝阳升动为标。其治疗方法同中有异。

①少阴太阴并病（脾肾阳虚型）：其临床表现，除肾病综合征的特殊表现外，尚有畏寒肢冷，面色㿠白，舌体胖大，边有齿痕，脉沉细无力等。治宜益肾温阳，补气健脾，活血利水，重在体现扶正以治本、祛邪以安正的精神。方以真武汤合理中汤治疗（肾病Ⅰ号）：附片9g（先煎），党参12g，黄芪15g，白术12g，芡实10g，丹参18g，红花10g，生益母草20g，猪苓15g，小叶石韦12g，萹蓄15g，鱼腥草10g，知母9g，鹿衔草10g。

②太阴少阴并病（气阴两虚，余邪留滞）：除有肾病综合征的一般表现外，多有五心烦热、腰酸腿软、舌苔薄黄、脉细数等肾阴不足之表现。究其病机，乃因脾气亏虚，肾阴不足，水湿内留，郁阻血脉而致。故治当健脾补肾，益气活血，滋阴利水，方以猪苓汤合六味地黄汤治疗（肾病Ⅱ号）：生地16g，山萸肉9g，丹皮9g，红花9g，生益母草30g，萹蓄30g，知母10g，小叶石韦15g，鱼腥草30g，黄芪30g，猪苓15g，泽泻12g，女贞子12g，丹参18g。

（4）肾功能衰竭

各种肾脏疾病进一步发展，正气日衰，各种邪毒瘀积于内导致多脏腑、多功能的病变，从而形成正衰邪实，寒热错杂的厥阴证。此时元气大衰，邪毒内留，为正气极虚的危重证。治疗之时，一是要详辨证情，恰当立法；二要时刻注意正气，保护胃气。

①真阳衰败型：此型临床较为常见，除尿素氮、血肌酐升高外，每有四肢发凉，畏寒，恶心，呕吐，面色㿠白，舌淡苔白，脉沉细无力。治拟温阳降浊，用真武汤治疗（肾衰Ⅰ号）：附片9g（先煎），西洋参3g，怀牛膝12g，猪苓15g，泽泻20g，白术12g，茯苓15g，白芍10g，生姜3片，黄连3g，苏叶9g。

②三焦气机壅滞型：此型之特征，除有肾衰的一般见症外，尚有恶心呕吐，胸闷，口苦，饮食不入，而寒热之象不明显，舌淡苔白而腻，脉弦细而沉。此为三焦气机壅塞不利，浊毒内壅较甚所致，治当疏达三焦气机，扶正利湿泻浊，兼解毒化瘀，以小柴胡合五苓散治疗（肾衰Ⅱ号）：柴胡12g，黄芩9g，姜半夏10g，生姜3片，泽泻15g，茯苓12g，白术12g，桂枝6g，党参15g，桑寄生15g，虎杖12g，一升一降，和解少阳枢机，疏达表里内外。

③阳虚浊壅型：此型除脾肾阳虚的见症外，尚有尿素氮升高较著，恶心呕吐明显，皮肤瘙痒等。此为正气衰弱，邪毒壅盛所致。治当通腑泻浊，急开后窍，以大黄附子汤治疗（肾衰Ⅲ号）灌肠：大黄12g，附片9g（先煎），桂枝6g，赤芍15g，丹参18g，生龙骨20g，煅牡蛎20g，炒枳壳12g。浓煎保留灌肠。

④下焦瘀滞型：此型除肾衰的一般见症外，尚有呕吐，大便硬或色黑，小便量少，面色萎黄而暗，烦躁不安或谵语，腰痛，少腹结痛，舌质暗红或紫红，脉沉细或沉涩无力。治宜活血化瘀，温降

益气，清热解毒。方以桃仁承气汤治疗（肾衰Ⅳ号）：桃仁12g，大黄6g，桂枝6g，炙甘草5g，黄芪20g，附子12g（先煎），泽泻15g，生益母草20g，女贞子12g。

针对淋证，如果从主症入手，他强调淋证四法驱邪为要，益肾固本甘平为上，并拟定益肾通淋饮通治劳淋、血淋、热淋（急慢性肾盂肾炎、膀胱炎，尤其是慢性者），效果明显。本方由土茯苓15g，猪苓15g，泽泻10g，生地12g，怀牛膝12g，续断12g，桑寄生15g，金钱草30g，金银花20g，柴胡15g，丹皮10g组成。肾炎水肿从化湿通阳，利水消肿（五苓散合五皮饮加益母草、薏苡仁各30g，怀牛膝9g）、温阳利水（真武汤加黄芪30g）、益气健脾利水（六君子汤加黄芪、薏苡仁各30g，泽泻、苍术各9g）、育阴利水（六味地黄汤合猪苓汤合二至丸去山药、滑石，加怀牛膝12g）、活血利水（桃红四物汤加泽兰18g、益母草30g、牛膝15g、猪苓15g）五法治疗。蛋白尿应调节脾肾，截流止涩，祛邪安正，选用四君子汤、二至丸等治疗。

（5）杜老治肾病常用验方

本人结合2012年召开的杜雨茂研讨会论文集，将杜老治疗肾病的常用经验方整理成歌诀形式，望对大家临证时有所启示！

①慢性肾功能衰竭——疏利降浊汤

方歌：疏利降浊雨茂方，小柴五苓大黄强，附片怀牛生地用，湿浊内蕴壅三焦，疏利三焦降湿浊，交通上下扶肾康。

组成：柴胡12g，黄芩10g，西洋参6g，半夏9g，茯苓15g，猪苓12g，泽泻10g，白术12g，桂枝10g，大黄6g，附片6g，怀牛膝15g，生地黄15g，虎杖9g，甘草6g。

功效：温肾健脾，和中止呕，疏利三焦，化浊降逆。

主治：浊邪内遏，三焦及脾胃升降气机不利，表现为恶心和（或）呕吐，肢体困重，胸闷不适，脘腹胀满，食少纳呆，小便不利，苔白厚腻。

方义分析：疏利降浊汤是杜氏根据柴苓汤而来，方中西洋参、黄芪、生地健脾补肾、益气养阴；茯苓、猪苓、白术、泽泻渗利水湿，通利水道，开膀胱以泻阴浊；柴胡、黄芩能疏利三焦，调达上下，宣通内外，和调气机；虎杖通便泻热。全方合用具有温肾健脾，和中止呕，疏利三焦，化浊降逆的作用。

加减：若患者恶寒较重，加附片8g，桂枝6g；若浮肿严重，尿少不利，加葶苈子15g，车前子15g；若头晕目眩，血压偏高，加天麻12g，钩藤12g，夏枯草12g；若大便干，排便不畅，将虎杖改为15g，并加蒲公英15g，酒军6～10g；若呕吐较剧，可加竹茹10g，陈皮10g，砂仁8g，也可将吴茱萸研为细粉，用食醋调匀，做成五分硬币大小的药饼，敷于涌泉穴，用绷带固定，1天换1次药，一般3～5天呕吐即止。

②慢性肾功能衰竭——化瘀降浊汤

方歌：化瘀降浊复肾汤，小柴五苓去桂帮；附片怀牛丹参用，川芎莪术大黄藏，脾肾阳虚瘀滞焦，补肾健脾化瘀强。

③慢性肾功能衰竭——补肾健脾化浊汤

方歌：补肾健脾化浊汤，脾肾气虚湿邪猖，五苓参芪车前韦，滋肾益脾渗湿裹。

④慢性肾功能衰竭——温阳降浊汤

方歌：温阳降浊用真武，西洋连苏泽苓猪，温肾健脾益气阴，宣通水道又降浊。

组成：白术，生姜，白芍，附片，茯苓，西洋参，黄连，苏叶，猪苓，泽泻。

功效：温阳利水，补气益阴，和中降浊。

主治：慢性肾功能衰竭。

方义分析：温阳降浊汤中用附子温肾扶阳利水，怀牛膝既可加强附子温阳作用，又可引水下行；猪苓、泽泻甘淡渗湿利水；西洋参、白术、茯苓健脾燥湿，益气扶正，以助中焦之健运；黄连、苏叶清湿热，降浊邪，以理脾胃升降之机，白芍酸苦敛阴和阳，而利小便；生姜辛温行散，既助附子温阳，又伍渗利药以温散水气。合则有温阳利水、补气益阴、和中降浊之效。

⑤水肿——滋阴益肾汤

方歌：滋阴益肾用旱莲，六味去药加猪苓，怀牛寄生茅根芪，益母石韦一起领。

组成：旱莲草，熟地，山茱萸，茯苓，泽泻，牡丹皮，猪苓，怀牛膝，桑寄生，白茅根，黄芪，益母草，石韦。

功效：滋阴益肾，利湿清热，益气化瘀。

主治：气阴两虚兼血瘀证。主症是倦怠乏力，心悸气短，头晕耳鸣，肢体麻痛，胸痹心痛，自汗、盗汗，唇紫暗，苔薄，脉涩或细数无力；次症是面色㿠白，心烦失眠，遗精早泄，口渴喜饮，舌下青筋显露或舌有瘀斑。

方义分析：方中黄芪功专补脾益气，为补气之圣药，为临床治疗糖尿病肾病之要药；生地黄清热凉血，养阴生津，与黄芪配伍能益气养阴，共为君药。太子参补气生津，能增加君药益气养阴之效；淮山补脾胃、益肺肾，又能固精止遗；山茱萸、金樱子均为酸、涩之品，功专益肾固精，以上四药辅助生地滋阴益肾，固精止遗；苍术燥湿健脾，配合生地，润燥相济，以上五药能增强君药滋阴益气、益肾固涩的功效，为方中臣药。茯苓健脾益气、淡渗利湿；泽泻、车前子。利小便、泻肾浊；益母草活血祛瘀，利水消肿，甘草调和诸药为使 药。全方共奏滋阴补气、化瘀利湿之功。

6. 益气养血解毒，疗化疗后诸证

杜师提出益气养血解毒治疗化疗后诸多症候，常以四君子汤合当归补血汤进行加味治疗。我的记忆口诀是：治癌用药细分清，四君葛根血藤灵，藤梨三七舌草用，白胞降低此方平。我借鉴用来治疗肺癌、直肠癌等多种恶性肿瘤化疗或者手术后，疗效显著，值得试用。本方具体药物：人参 6 ～ 9g，白术 12g，茯苓 12 ～ 15g，黄芪 20 ～ 30g，当归 12 ～ 15g，藤梨根 30g，鸡血藤 15g，三七 3g(冲服)，白花蛇舌草 30g（或败酱草 20 ～ 30g，仙鹤草 15g），炙甘草6g。方中黄芪、人参、白术、茯苓、甘草益气健脾，补气血生化之源；黄芪、当归、鸡血藤功专补血，三七既益虚损又止血散瘀；余药物解毒抗癌而不伤正气。

做临床篇

增本事、积经验

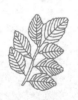

玉屏风散是体质虚弱者的良方

玉屏风散是体质虚弱者预防感冒的良方，具有调节人体免疫力之功效，可以增强人体对疾病的抵抗能力。玉屏风散还可用于过敏性鼻炎、慢性荨麻疹、支气管哮喘、过敏性紫癜、皮肤瘙痒症、习惯性便秘、面神经麻痹、原发性多汗症等病症。临床每遇肺脾气虚，卫阳不固，因外感或劳累发病者，不拘主症如何，用此方加味，屡获良效。凡辨证属肌表卫气不固者，都可服用本方。

本方作用缓和。方中以黄芪益气固表止汗，张元素言黄芪甘温纯阳，功用有五："补诸虚不足，一也；益元气，二也；壮脾胃，三也；长肌肉，四也；排脓止痛，活血生血，内托阴疽，为疮家圣药，五也。"说明黄芪对慢性衰弱性疾病有肯定疗效。白术补气健脾，是脾胃药以资其健运，脾健则运化有权。防风走表而散风邪，合黄芪、白术以益气祛邪，且黄芪得防风，固表而不致留邪；防风得黄芪，祛邪而不伤正，有补中寓疏、散中寓补之意。

如反复外感，常合桂枝汤、六君子汤；如为鼻塞鼻痒等慢性鼻病，常合用苍耳子散，疗效显著，值得试用！

宣肺宁嗽汤治风热咳嗽

治疗风热咳嗽，作者常选用祝谌予老中医的宣肺宁嗽汤治疗。本方由桑叶 10g，菊花 10g，钩藤 10g，薄荷 10g（后下），前胡 10g，白前 10g，桔梗 10g，杏仁 10g，桑白皮 10g，紫菀 10g，甘草 6g 组成，具有疏风清热、宣肺宁嗽之功。用于风热袭肺，宣降失常引起的咳嗽咽痒，痰白不多，或咽干咽痛，遇风遇热则咽痒，咳嗽频作，舌边红，苔薄白，脉浮右寸大。

加减：胸闷痰多，加陈皮、远志、厚朴；咽喉肿痛，加金银花、连翘、板蓝根；痰黄稠，加黄芩、鱼腥草；发热，加芦根、白茅根、葛根；恶寒，加荆芥、防风。我用此方来治疗风热咳嗽，效果明显。其记忆口诀：宣肺宁嗽菊花桑，钩藤薄荷二前襄，桔梗杏仁桑皮用，紫菀甘草止嗽良。

曾治疗但某，女，54 岁，农民，重庆市长寿区人。

2017 年 5 月 11 日首诊：自诉 1 周前出现咳嗽，咳痰量少，色黄，质黏稠，自行在外口服药物后，症状缓解不明显，目前患者咳嗽以干咳为主，偶尔能咳出少量黄色痰液，咽喉干痒，头胀，舌质淡，苔薄黄，脉细。既往有慢性胃炎病史。

中医诊断：咳嗽

辨证：风热犯肺

治法：疏风清热，宣肺止咳

主方：宣肺宁嗽汤

处方：桑叶 18g，菊花 18g，钩藤 30g，薄荷 10g（后下），前胡 15g，白前 15g，桔梗 15g，杏仁 15g，桑白皮 18g，紫菀 18g，鱼腥草 30g，浙贝母 18g，金荞麦 30g，黄芩 15g，甘草 6g。3 剂，水煎服。

2017 年 5 月 15 日二诊：诉服药后偶有咳嗽，其余无任何不适。告愈。

咳嗽应辨内外疾，针对治疗有效力

咳嗽一病，虽然每位临床医生都能看，但是要想把它看好，还是需要一定技巧的。现将本人的临证心得整理如下：

咳嗽首先要辨别外感、内伤及病程新久。

如为外感咳嗽，又要具体区分，如是外感风寒表实证，则用麻黄汤；表寒里饮，用小青龙汤，表寒里饮化热，用小青龙加石膏汤；表寒里热用麻黄杏仁甘草石膏汤；如是外感风寒表虚证，则用桂枝汤，伴有喘，用桂枝加厚朴杏子汤；外感风寒表虚兼痰湿，用参苏饮；如外感风寒，咽痒咳频，则选用江尔逊老中医的宁嗽汤（荆芥15g，前胡15g，白芥子10g，陈皮12g，白芍18g，法半夏9g，茯苓18g，杏仁15g，旋覆花12g，桔梗15g，生甘草6g）。如果是外感风热，则用桑菊饮、宣肺宁嗽汤［桑叶18g，菊花18g，钩藤30g，薄荷12g（后下），前胡15g，白前15g，桔梗15g，杏仁15g，桑白皮18g，紫菀18g，甘草6g］治疗。如果是外感燥邪，选用杏苏散或者桑杏汤或者养阴清肺汤。

如果感冒愈后，咳嗽痰多，选用前胡止嗽汤（荆芥5～10g，前胡10～15g，桔梗5～10g，甜杏仁5～10g，甘草5～10g，枇杷叶5～10g，白前5～10g，紫菀10～15g，陈皮5～10g，天竺黄10～20g，贝母5～15g，芦根10～20g，全瓜蒌10～20g）；如咳嗽频频，缠绵难愈，则选扫咳汤（陈皮12g，法半夏9g，茯苓18g，当归15g，川芎12g，桑白皮18g，青皮10g，杏仁15g，川贝6g（分吞），五味子9g，甘草6g）或岳美中老中医的止咳汤（前胡15g，白前15g，荆芥15g，浙贝母18g，杏仁15g，陈皮12g，连翘18g，百部18g，桔梗15g，芦根18g，紫菀18g）。

还有一种经治不愈的咳嗽，即喉源性咳嗽。如果患者咽喉干燥、发痒，痒则咳，咳则呛而持续不断，则需要警惕。这种咳嗽的根源和主要病位在咽喉部，而不在肺，故常规止咳治疗无效。其原因在于本病的病机为风燥伤津液，咽喉失濡养。干祖望老中医曾言：凡一切慢性咽炎，主症就是咽部干燥。其所以干燥，由于液不养咽，津不濡喉。干生燥，燥生风，风生痒，痒则酿成本病，此其一；诸痛疮痒，皆属心火。干生燥，燥生火，火生痒，这是另一个由津枯而造成作痒的途径，此其二。这是由慢性咽炎导致喉源性咳嗽的机制。此时，应选择喉科六味汤治疗。有学者总结，风燥伤津，咽喉失濡，喉痒呛咳，越咳越痒，越痒越咳，痰少难咯，祛风润燥，宣肺祛痰，加味喉科六味汤主之，养阴清肺汤亦主之，甚为贴切。

方中荆芥辛微温，祛风解表；防风辛甘微温，祛风解痉；桔梗苦平，祛痰利咽；生甘草甘平，清火解毒；僵蚕咸辛平，祛风散结；薄荷辛凉，疏风散热。全方药性平和，不寒不热，而能疏风祛痰、散结利咽。故无论何型，皆可应用。如风寒，加苏叶、细辛；风热，合翘荷汤（连翘、薄荷）；风燥，合养阴清肺汤等。

如果是内伤咳嗽，又有痰湿、痰热等别。如是痰湿咳嗽，用二陈汤加味或者用健脾止咳汤（党参18g，白术18g，茯苓18g，陈皮12g，法半夏9g，桑叶18g，杏仁15g，款冬花18g，蝉蜕12g，木蝴蝶15g，杜仲15g，补骨脂18g，山药18g，甘草6g）；痰热咳嗽，用麻黄杏仁甘草石膏汤或者清金化痰汤或者二母清顺汤（天冬15g，麦冬18g，当归15g，黄芩15g，玄参18g，知母10g，浙贝母18g，瓜蒌仁18g，陈皮12g，茯苓18g，甘草6g）或者郭子光老中医的肺部感染方（苇茎汤合小陷胸汤加桔梗、白花蛇舌草）；风痰咳嗽则选用痉咳方；肺脾两虚选用六君子汤，肺肾气虚选用麦味地黄汤或者麦门冬汤。

风痰咳嗽，即持续性痉挛性呛咳，咳嗽可牵扯胸背部疼痛，其发病与肝密切。我选用简裕光老中医痉咳方，取得比较好的效果，其方具体由白芍15g，麦冬15g，玄参15g，五味子6g，生牡蛎30g，贯众15g组成，可适当加入蝉蜕、僵蚕、地龙，或者蜈蚣、甘草，疗效更佳。

附：传授口诀

宁嗽汤：外邪犯肺咳嗽平，宣肃肺气得安宁。旋覆芍草苓芥子，荆前陈夏桔杏仁。

养阴清肺汤：养阴清肺是妙方，玄参草芍麦地黄，薄荷贝母丹皮用，时疫白喉急煎尝。

前胡止嗽汤：前胡止嗽郭氏方，去部枇杷天竺黄，白前贝母杏仁用，芦根全瓜用之彰。

扫咳汤：咳嗽尾巴很难全，归芎二陈桑皮廉，青皮杏仁川五味，止咳十一味来搬。

止咳汤：止咳汤合二前荆，浙贝杏仁橘红连，百部桔梗芦根草，紫菀加入气管添。

六味汤：喉源咳嗽六味汤，荆防甘桔薄僵蚕。

健脾止咳汤：健脾止咳用六君，桑杏冬花蝉蝶从，杜仲骨脂怀山药，润肺补肾久咳平。

清金化痰汤：清金化痰黄芩栀，桔梗麦冬桑贝知，瓜蒌橘红茯苓草，痰火犯肺咳嗽平。

肺部感染方：肺部感染郭氏方，苇茎小陷两方藏，桔梗鱼腥蛇草用，痰热结滞用之彰。

王霞芳教授治疗支气管哮喘急性发作期的经验

王霞芳教授是儿科泰斗董廷瑶先生的学术经验继承人。王师根据小儿特点，总结哮喘急性发作期以风寒外袭，痰热内蕴多见，症见咳嗽喘促，痰多气急，痰色黄稠，微恶风寒，舌苔黄腻，脉滑数。在哮喘的病因病机方面，王师强调本病的发生与风邪密切相关，风为百病之长，感受风邪，引动内伏之风痰，内外相合，壅塞气道，使肺失宣降而发为哮喘；同时痰瘀互结，肺络不通是哮喘的主要病理机制。依据"急则治其标，缓则治其本""发作时治肺，缓解期治脾肾"的原则，用祛风通络、宣肺化痰平喘之法，自拟宣肺通络平喘汤治疗。

宣肺通络平喘汤是在定喘汤（《摄生众妙方》）基础上去除白果、桑白皮，加紫菀、百部、蝉蜕、僵蚕、地龙、苍耳子、辛夷等药。具体由黄芩、炙麻黄、麻黄根、款冬花、杏仁、苏子、半夏、甘草、紫菀、炙百部、蝉蜕、僵蚕、地龙、苍耳子、辛夷组成。主治风寒外束，痰热内蕴之咳喘。

方中麻黄、杏仁宣肺平喘、降气止咳。现代药理研究表明，麻黄中的主要成分麻黄碱能有效缓解支气管痉挛而起到平喘止咳的作用。款冬温润以止咳化痰，苏子降肺气，黄芩清膈热，半夏化痰浊，相佐为理以成疏壅平逆之功。王师根据多年临床经验，结合现代儿科特点，认为桑白皮泻肺热，白果收敛且有小毒，风寒束肺，痰热内壅之哮喘初起时，急宜宣肺豁痰为要，不宜泻敛过早，故去之。

加用紫菀、百部止咳化痰，另用僵蚕、地龙通络化痰、解痉平喘，引诸药直达病所。哮喘患者多伴发过敏性鼻炎、过敏性结膜炎而出现目痒、鼻痒、多嚏等症，故王师在哮喘急性发作期加用辛夷、苍耳子、蝉蜕等药祛风通窍，以缓解鼻塞、流涕、喷嚏等症。现代药理分析显示许多中药如麻黄、黄芩、蝉蜕、地龙等能抑制炎性介质的释放、抗变态反应，从而控制炎症反应，缓解症状表现。

宣肺通络平喘汤在宣透达邪、清化痰热的同时，加强祛风通络解痉，从而能迅速止咳平喘，控制临床症状，疗效颇佳。

笔者为方便临证运用，编织口诀如下：王氏通络平喘汤，定喘去桑白果量，菀部蝉僵地龙用，苍耳辛夷用之彰；风寒外束痰热蕴，祛风化痰通络良。

健脾益肺法治疗慢性咳喘

江某，女，53岁，退休，重庆市渝北区人。2016年9月13日初诊。

主诉：间断咳嗽咳痰气促4年余。2013年初春，患者因受凉后出现咳嗽，咳痰，鼻塞，流涕，经口服"感康"症状缓解，但是此后只要受凉、劳累均出现咳嗽，咳痰，气促反复。曾在多家医院检查，均诊断为"慢性支气管炎，肺气肿"，颇为痛苦。听闻我科运用中药治疗慢性咳嗽，疗效显著，故从重庆渝北区来我院就诊。刻诊：咳嗽，痰液黄稠，咽痒，时有胸闷，口苦，心烦，晨起明显，自汗怕风，容易感冒，纳食较差，夜间休息差，夜间需要在床旁放置垃圾桶，以便吐痰，大小便正常。舌质淡，苔薄黄，脉细。

西医诊断：慢性支气管炎。中医诊断：咳嗽。辨证：肺脾两虚，湿郁化热。治法：健脾益肺，清热化痰。主方：玉屏风散合六君子汤、温胆汤、小陷胸汤。处方：

金荞麦30g，鱼腥草30g，藿香10g，瓜蒌皮18g，黄芩15g，桔梗9g，地龙12g，僵蚕12g，蝉蜕12g，枳壳12g，竹茹10g，法半夏9g，陈皮12g，茯苓18g，太子参30g，防风15g，白术18g，黄芪40g，甘草6g。5剂，每日1剂，水煎分3次口服。

2016年9月25日二诊：诉口服药物后，整体症状缓解60%，原来每晚必须将垃圾桶放于床旁，以便吐痰，现完全向愈，夜间基本不咳痰，自汗怕风较前缓解，感冒未再发生，未再出现心烦。舌质淡，苔薄黄，脉细。前方已经显效，患者症状缓解，但是基本病机未变，调整主方为玉屏风散合六君子汤、温胆汤。处方：

黄芪 30g，白术 18g，防风 15g，党参 18g，茯苓 18g，陈皮 12g，法半夏 9g，竹茹 10g，枳壳 12g，黄芩 15g，瓜蒌皮 18g，金荞麦 30g，鱼腥草 30g，地龙 12g，僵蚕 12g，蝉蜕 12g，浙贝母 18g，桔梗 9g，甘草 6g。5剂，每日1剂，水煎分3次口服。

2016年10月8日三诊：诉多年病痛得以解决，从未如此轻松，要求中药丸剂巩固。考虑基本病理变化不会速变，故继续遵前法治疗。主方选用参蛤散合六君子汤合玉屏风散。处方：

太子参 30g，蛤蚧 2 对，白术 18g，茯苓 18g，陈皮 12g，法半夏 9g，厚朴 15g，苦杏仁 15g，百部 18g，桑白皮 18g，紫菀 18g，五味子 9g，生地黄 18g，黄芪 30g，紫石英 30g，补骨脂 18g，防风 15g，桔梗 9g，甘草 6g。5剂，为水丸，每次口服 8g，每日 3 次。

2017年6月19日患者介绍他人到我处就诊，诉至今未发，几年来首次轻松度过冬天。告愈。

按语：本例患者，年过七七，阳气渐衰，又脾胃不佳，运化不及，肺气虚弱，抗邪无力，日久肺脾两虚，迁延不愈。故首诊以玉屏风散合六君子汤健脾益肺，因兼有口苦，心烦，故合用温胆汤，兼有痰液黄稠，咽痒，时有胸闷等，故合用小陷胸汤。后以此为基础方随症加减，病情方愈。

慢性咳喘是指以反复发作的咳嗽、咳痰、气喘为主要临床表现的一组症候群，随病程延长可出现气急喘促，难以平卧等，严重时出现呼吸困难、鼻翼扇动、甚至张口抬肩等症状。可见于现代医学的呼吸道感染、慢性支气管炎、支气管哮喘缓解期、肺纤维化、阻塞性肺气肿以及肺源性心脏病等疾病中。由于病程漫长，反复发作，迁延不愈，给患者带来极大的痛苦。通过大量临床病例观察，我发现本病的发生有其病机关键，即肺脾两虚，运用健脾益肺为基本治则，常获得满意疗效。

1. 肺脾两虚是慢性咳喘的基本病因病机

关于慢性咳喘的病机，大多数医家认为本病主要由脏腑精气虚衰引起的，或致痰浊内生、或致津液亏少、或致气机失常等病理生理功能失衡；合参脏腑辨证主要责之肺、脾、肾三脏；本病病程冗长，病情反复，久病必虚，气血内耗，以本虚标实为病机。临床实践中，我们发现慢性咳喘，多属于内伤，按照常规思路，使得辨证更加复杂，不利于临床处方用药。通过数十年的临床实践，我发现虽然慢性咳喘日久，病情复杂，脏腑涉及肺、脾、肾，但是"肺脾两虚"是慢性咳喘的基本病因病机。

《素问·经脉别论》云："饮入于胃，游溢精气，上输于脾，脾气散精，上归于肺，下输膀胱，水精四布，五经并行。"可见在津液的代谢过程中，肺、脾、肾三脏均起着至关重要的作用。如果肺、脾、肾三脏中有一脏或多脏器出现功能障碍，均可引起津液的生成、输布和蒸化失常，进而生成病理产物"痰"，而出现咳喘诸症。

肺主气，司呼吸，主治节，若肺气虚弱，呼吸无力，治节失司，则气不足以吸，而发咳喘；若肺气虚弱，卫阳不固，一则营卫失调，易于汗出，二则不耐寒热，腠理空虚，外邪易于入侵而出现感冒诸症。脾胃为后天之本，气血生化之源，若脾气、脾阳不足，不能运化水谷精微，不能上奉于肺，反而生痰生湿，脾为生痰之源，肺为贮痰之器，从而影响肺的生理功能，日久后天之基动摇，出现久病难复。肾为先天之本，源于父母，肾主水，主纳气，肾气、肾阳虚损，命门火衰，阴寒内生，生湿生痰；肾气不足，呼多吸少，摄纳无权，气不归元，而致喘逆。我们认为，一旦受邪，肺脾首当其冲，病程迁延累及于肾，而肺、脾、肾三脏常互相影响，互为因果，肺、脾两虚在发病过程中更显重要。

2. 健脾益肺是慢性咳喘的基本治则

在治疗上，慢性咳喘急性加重时以祛邪为主，辅以扶正，使邪去正安；缓解期要以扶正为主，培本固元，减少急性发作的次数及程度。但是无论是在急性期还是在缓解期，基于对本病基本病因病机的认识，提出健脾益肺是慢性咳喘的基本治则，临证中常选用健脾益肺合剂（实为六君子汤合玉屏风散、桂枝加厚朴杏仁汤合方）进行治疗。

如在急性期，除主症外，兼有咳嗽痰多，色白等，合用导痰汤；如果出现口苦，心烦，失眠等，合用黄连温胆汤；如果出现咳嗽痰黄，胸闷等，常合用小陷胸汤。

缓解期，除主症外，兼有面色黄㿠白，常合用补肺汤；兼有咳喘气促，声音低弱者，常合用参蛤散；兼有腰困腿软，小便清长，常选用金匮肾气丸长期缓图疗效。以上举例，实为临证常用之法，但是临证运用时，均需要在辨证论治的前提下，加以运用，颇为有效。

临证时，需强调认清病理实质，找准病机关键，简化烦琐分型，结合患者实际，从辨证论治出发，往往能获得满意疗效，值得借鉴。

清嗓频频颇苦恼，小柴升降愈久疾

邓某，男，15 岁，学生，垫江县桂溪镇人。

2017 年 7 月 27 日首诊：咽部不适伴频繁清嗓半年。半年前，患者出现咽干咽痒，偶有咳嗽，伴频繁清嗓。某院诊断"慢性咽炎"，给予清咽糖浆等口服，症状缓解，但是停药则又恢复既往状态，颇为烦恼。追问病史，患者喜吃辛辣，喜欢吃冰凉东西，大便稍干。舌质淡红，舌尖红，苔薄白，脉细。

西医诊断：慢性咽炎。中医诊断：喉痹。辨证：毒克咽喉，升降失常。治法：解毒利咽，升清降浊。主方：小柴胡汤合升降散合桔梗甘草汤。处方：

柴胡 18g，黄芩 15g，太子参 30g，法半夏 9g，蝉蜕 12g，僵蚕 12g，姜黄 15g，酒大黄 6g，桔梗 15g，甘草 6g。3 剂，水煎服。

2017 年 7 月 31 日二诊：清嗓动作明显减少，自觉症状缓解明显，要求继续口服中药巩固。舌脉同前。主方：小柴胡汤合升降散合桔梗甘草汤。处方：

柴胡 18g，黄芩 15g，太子参 30g，法半夏 9g，蝉蜕 12g，僵蚕 12g，姜黄 15g，酒大黄 6g，桔梗 15g，天花粉 18g，木蝴蝶 15g，甘草 6g。3 剂，水煎服。

2017 年 9 月 25 日三诊：自诉口服药物后症状消失。告愈。

辨证思路与心悟：慢性咽炎是耳鼻咽喉科常见病之一，为咽部黏膜、黏膜下及淋巴组织的慢性炎症，属中医"慢喉痹""虚火喉痹"

范围。多数患者有咽部不适感，刺激性咳嗽，甚至恶心，近年来发病率逐年升高，影响患者的生活质量。

本病多因风热邪毒侵犯咽喉，或因脾胃蕴热，肝经郁热，热毒上攻咽喉，以致气血瘀滞，脉络痹阻所致，治疗应以疏风清热，利咽解毒为主。

小柴胡汤出自《伤寒论》，依据经文"伤寒中风，有柴胡证，但见一证便是，不必悉具"的精神，对临床上不具有柴胡主证的病证，只要其病机是枢机不利，阳郁阴滞，气结血瘀，即可运用小柴胡汤。本案则选此方调和枢机。

升降散由蝉蜕、僵蚕、片姜黄、大黄组成。其中僵蚕轻浮而升，散风除湿，清热利咽；蝉蜕祛风胜湿，清热解毒；片姜黄行气散结，消肿止痛；大黄上下通行，荡涤胃肠实热，釜底抽薪，令郁火得降。全方可调理三焦，疏利气机，升清降浊，宣散郁火，解毒祛邪，活血通络。

笔者将小柴胡汤、升降散合用，治疗慢性咽炎，疗效显著。此外，根据辨证，笔者还将该合方运用于慢性咳嗽、发热、慢性肝病中，同样获得满意疗效。

体虚外感莫蹉跎，参苏屏风慢调理

李某，男，65岁，退休，垫江县周家镇人。

2015年10月25日首诊：间断咳嗽1月。患者素体虚弱，容易汗出，经常感冒咳嗽，自认为是体虚感冒，曾输注免疫球蛋白等，无明显改善。1月前，患者身热恶寒，头额胀痛，鼻流清涕，咳嗽有痰，倦怠无力，胸脘痞闷呕恶，腹痛作胀，不思饮食，输液治疗后，身热恶寒及头额胀痛消失，但仍咳嗽，痰白呈泡沫状，鼻流清涕，胸脘痞闷，倦怠乏力，动则汗出，大便偏稀，小便黄。舌质淡红，苔白根腻，脉细弦。

西医诊断：慢性支气管炎。中医诊断：体虚外感。辨证：素体虚弱，表里同病。治法：益气宣肺，清表和里。主方：参苏饮。处方：

太子参30g，苏叶12g，陈皮12g，法半夏9g，茯苓18g，桔梗10g，前胡15g，枳壳12g，木香6g，葛根18g，麦芽18g，山楂18g，白茅根30g，甘草6g。6剂，水煎服。

2015年10月25日二诊：服药后自觉诸症减轻，唯体倦乏力，纳食差，动则汗出依旧。苔脉同前。辨证：肺脾两虚，卫外不固。治法：健脾益肺，固表止汗。主方：玉屏风散合六君子汤。处方：

黄芪30g，仙鹤草30g，太子参30g，白术18g，茯苓18g，陈皮12g，法半夏9g，荆芥15g，防风15g，甘草6g。6剂，水煎服。

3月后患者带病友来我处就诊，诉口服药物自觉效果好，连服

12剂，至今未再复发。

辨治思路与心悟：《内经》曰："风雨寒热不得虚，邪不能独伤人。卒然逢疾风暴雨而不病者，盖无虚，故邪不能独伤人。"又提出："正气存内，邪不可干。""邪之所凑，其气必虚。"肺为娇脏，为华盖，主一身之气，主宣发和肃降。无论是外感还是内伤咳嗽，最终的病机均为肺气宣发肃降的功能失常，故治疗上以宣发肺气为主，并根据兼夹调整治法。

本案首诊病机为脾失健运，痰郁于肺，肺失宣降，久咳致虚。参苏饮见于《太平惠民和剂局方》，具有益气解表，宣肺化痰之功，主治虚人外感风寒，内伤痰饮，以及表虚夹湿感冒，微有寒热，咳嗽，胸闷，气逆，舌白苔腻，脉浮弱者。方中紫苏叶、干葛，发散风寒，解肌透邪；前胡、半夏、桔梗止咳化痰，宣降肺气；陈皮、枳壳理气宽胸；人参益气，扶正托邪；茯苓健脾，渗湿消痰；木香行气，醒脾畅中；生姜温肺止咳；甘草补气安中，调和诸药。此外，增麦芽、山楂消食，白茅根清热利尿。二诊时虚象尽显，故选玉屏风散益卫固表，六君子汤培补后天。

凡是遇到肺系疾病见肺气虚或者肺脾两虚者，或者经治疗虚象显露者，笔者常先选用参苏饮，待邪祛后选用六君子汤培土生金，合玉屏风散益卫固表祛风，常常获得满意疗效，尤其能减少复发，在缓解痛苦症状方面，效果明显。

杨某，女，23岁，护士，垫江县桂溪镇人。

2017年11月2日首诊：患者既往体重偏胖，但是体质较差，反复感冒，现发病于10天前，经口服西药，症状改善不明显。刻诊：怕风，容易感冒，口苦，咽喉隐痛不适，夜间休息差，大便干结，小便正常。舌质淡，苔白腻，脉弦细。

西医诊断：急性上呼吸道感染。中医诊断：感冒。辨证：正虚外感，邪克咽喉。治法：益气解表，驱邪利咽。主方：参苏饮合小柴胡汤合升降散。处方：

柴胡 18g，黄芩 15g，太子参 30g，法半夏 9g，蝉蜕 12g，僵蚕 12g，姜黄 15g，大黄 3g，火麻仁 30g，厚朴 20g，牡蛎 30g，紫苏梗 15g，桔梗 9g，浙贝母 18g，葛根 18g，木香 6g，前胡 12g，陈皮 12g，甘草 3g。3 剂，水煎服。

2017 年 11 月 10 日二诊：诉服用上方 3 剂即愈，现为调理月经来就诊。

辨治思路与心悟：本例患者其基础病机为正虚外感，但是治疗不当，出现复合病机。临证时，选用参苏饮益气解表，选小柴胡汤调和枢机，选升降散升清降浊，和解表里，全方照顾全面，故收效明显。

笔者临证所见，单一的病机，比如单一的正虚外感其实临床并不多见，往往兼夹有其他病机，只是有主次罢了，此时用药时不可偏颇，需要权衡后整体照顾，方可保证疗效！

此外，小柴胡汤能和解表里，调和枢机，如果临证时思路断续，可予以小柴胡汤做先锋，开路在前，随后根据用药反应调整。

老年患者须周全，序贯治疗很重要

黄某，男，78 岁，退休，垫江县桂溪镇人。

2017 年 5 月 9 日首诊：主诉反复咳嗽、咳痰、气喘 25 年，加重 1 月。25 年前，患者出现咳嗽、咯痰，伴喘息，经治疗症状缓解。之后患者上述症状反复出现，且逐渐加重，出现活动后喘累，双下肢凹陷性水肿，曾多次住院，诊断为"慢性阻塞性肺疾病急性加重，慢性肺源性心脏病"。1 月前，患者再次咳嗽，咳白色黏液痰、量多、不易咳出，稍微活动则心累、气促明显，伴阵发性心悸，多方治疗效果不佳，故要求中医介入治疗。既往诊断"高血压病"，冠脉造影提示"冠状动脉粥样硬化性心脏病"。刻诊：频繁胸闷心悸，活动后明显，咳嗽痰黄，汗出明显，纳食较差，夜间休息差，大便偏干，小便黄。舌质淡，苔黄腻，脉弦涩。

西医诊断：慢性阻塞性肺病伴急性加重；慢性肺源性心脏病；冠状动脉粥样硬化性心脏病；高血压 3 级，极高危；前列腺增生。中医诊断：胸痹。辨证：气阴两虚，血脉瘀滞，兼痰热内蕴。治法：益气养阴，活血化瘀，佐以清热化痰。主方：葛红汤。处方：

葛根 20g，红花 10g，当归 15g，川芎 12g，赤芍 9g，丹参 20g，羌活 12g，杭菊花 18g，太子参 30g，麦冬 18g，五味子 9g，石斛 15g，鱼腥草 30g，金荞麦 30g，黄芩 15g，浙贝母 18g，山楂 18g。3 剂，水煎服。

2017 年 5 月 14 日二诊：患者心悸、胸痹改善，但是仍咳嗽，纳食较差，夜间休息差，大便稀，有灼热感，小便黄。舌质淡，苔黄腻，脉弦滑。辨证：脾胃虚弱，心血瘀阻，肺气宣降失常兼肠道湿热。治法：清心泄热，健脾补肺，活血化瘀。主方：导赤散合葛根黄芩黄连汤合四君子汤合四逆散。处方：

太子参40g，白术18g，茯苓18g，麦冬18g，五味子9g，柴胡18g，赤芍12g，枳壳12g，桔梗12g，葛根18g，黄连8g，木香6g，酸枣仁24g，龙骨30g，牡蛎30g，瓜蒌皮18g，薤白10g，红花9g，淡竹叶12g，木通10g，生地黄18g，山楂18g，甘草6g。3剂，水煎服。

2017年5月18日三诊：诉近日口腔多处溃疡，疼痛难忍，影响进食及饮水，咳嗽，痰少色白，喘息，活动后稍气促，时有心慌心悸，纳食差，夜间休息差，不能平卧，小便频多，大便结燥。舌质淡，苔浊腻，脉小滑。其基本病机未变，合并心经热盛。

治法：调肝健脾，清心导赤，活血化瘀。主方：四逆散合异功散合导赤散。处方：

柴胡18g，白芍18g，枳壳12g，太子参30g，白术18g，茯苓18g，陈皮12g，麦冬18g，五味子9g，瓜蒌皮18g，桔梗15g，葛根20g，红花12g，黄芪30g，当归15g，丹参20g，石斛15g，淡竹叶15g，木通12g，生地黄18g，川贝母6g，益智12g，甘草6g。3剂，水煎服。

2017年5月22日四诊：诉偶有咳嗽，能平步行走，未见明显喘促，时有心慌心悸，上腹部隐痛、反酸，纳食较差，夜间休息可，大小便正常。舌质淡，苔浊腻，脉弦涩。

治法：健脾益气，养血活络，宣肺平喘。主方：六君子汤、四逆散、生脉散、葛红汤、补肺汤、参蛤散。处方：

太子参30g，白术18g，茯神30g，陈皮12g，法半夏8g，海螵蛸18g，浙贝母18g，蒲公英30g，柴胡18g，白芍18g，枳壳12g，延胡索15g，紫苏梗15g，麦冬18g，五味子9g，葛根20g，丹参20g，赤芍9g，红花12g，川芎15g，白及8g，瓜蒌皮18g，黄芩15g，酸枣仁20g，三七10g，黄芪30g，生地黄18g，紫菀18g，桑白皮18g，知母10g，麻黄绒10g，苦杏仁15g，蛤蚧1对，莪术10g，川贝母10g，桔梗8g，甘草3g。8剂。

另外：核桃仁250g，蜂蜜250g，冰糖250g，芝麻250g。制成膏方，每日口服2次，每次1勺。

2017年12月12日五诊：口服药物后病情逐步改善，现心慌心悸改善，能缓慢平路行走，记忆力差，夜间休息差（入睡困难，入睡后梦多），纳食欠佳，大小便正常。舌质淡，苔白，脉弦细。

辨证：肺心脾虚，肾气不足，络脉瘀滞。治法：健脾养心，宣肺平喘，养血活络。主方：六君子汤、四逆散、生脉散、葛红汤、龟鹿二仙汤、补肺汤。处方：

太子参30g，白术18g，茯神30g，陈皮12g，法半夏8g，柴胡18g，白芍18g，枳壳12g，延胡索15g，紫苏梗15g，麦冬18g，五味子9g，葛根20g，丹参20g，赤芍9g，红花12g，当归15g，川芎15g，瓜蒌皮18g，薤白10g，黄芩15g，酸枣仁20g，三七10g，黄芪30g，生地黄18g，紫菀18g，桑白皮18g，知母10g，麻黄绒10g，苦杏仁15g，蛤蚧2对，补骨脂18g，鹿角胶18g，龟甲18g，枸杞子18g，山楂18g，首乌藤30g，鸡血藤30g，川贝母6g，桔梗8g，甘草3g。8剂。

另外：核桃仁250g，蜂蜜250g，冰糖250g，芝麻250g。制成膏方，每日口服2次，每次1勺。

2018 年 3 月、2018 年 11 月患者两次来我处随诊，病情平稳，感冒少有。

辨治思路与心悟：老年患者，由于脏腑功能衰退，各种疾病均可随之而来，治疗上也常常棘手。遇到此类患者，笔者的体会是全面考虑，照顾周全，标本同治，序贯巩固。

如本案，西医诊断一系列疾病，治疗较为棘手，中医则认为与心、肺、肾关系密切，但是又不局限三脏。故首诊时选用祝谌予老中医的葛红汤益气养阴，活血化瘀，佐以"治肺三板斧（黄芩、鱼腥草、金荞麦）"清热化痰。二诊时遵"先治卒病，后治故疾"，选用葛根黄芩黄连汤清热利湿，导赤散清心泄热，合四君子汤培补后天，四逆散调畅气机。四诊、五诊则侧重于膏方缓图治本。本案治疗从整体上把握，标本同治，序贯巩固，故而收效满意。

笔者临证体悟到，老年患者往往多病共存，起病缓慢，病程缠绵，表现不典型、无症状（亚临床型）多，若疾病发展到一定阶段，病情变化又非常迅速，甚至危及生命。因此，在疾病诊断方面，需要注重辨病和辨证结合、动态联系和综合的思维模式；在治疗方面，重视体质因素，明辨虚实主次，注重扶正祛邪，重视脏腑之间的联系，具体而言，肝常有余，病及多脏，须调肝解郁，综合调理；脾弱肾虚，虚多实少，虚实兼夹，须重视健脾，勿忘益肾；阴阳失调，残阴暮阳，须滋阴补阳，但勿损阴阳；久病多瘀多虚，须活血益损；痰湿胶着，易成湿瘀，须祛湿化瘀，缓图取效。

哮病虽属慢疾患，调肝理肺很重要

李某，女，48 岁，农民，垫江县高安镇人。

2017 年 5 月 16 日首诊：主诉发作性喘息、咳嗽 10 年。10 年前，患者开始出现喘息、气急、咳嗽，并于某军区医院诊断为"支气管哮喘急性发作"，经中西医多方治疗，症状控制不佳，喘息、咳嗽依旧。刻诊：表情抑郁，时常不自主哭泣，咳嗽，咽痒，头胀，阵发性喘息，昨日咯鲜红色血液 1 次，纳食欠佳，夜间休息差，甚至彻夜不寐。舌质淡红，两侧边沿散在泡沫，舌苔薄白，脉弦细。

西医诊断：支气管哮喘急性发作；焦虑状态。中医诊断：哮病。辨证：肝郁肺弱，宣降失常。治法：疏肝解郁，宣肺止咳。主方：柴胡白芍龙骨牡蛎茯苓玉竹甘草汤合宣肺宁嗽汤。处方：

柴胡 18g，白芍 18g，龙骨 30g，牡蛎 30g，茯苓 18g，玉竹 15g，姜半夏 9g，厚朴 15g，紫苏梗 12g，桑叶 18g，杭菊花 18g，钩藤 30g，前胡 15g，白前 15g，苦杏仁 15g，桑白皮 18g，紫菀 18g，款冬花 18g，桔梗 15g，白及 6g，甘草 6g。3 剂，水煎服。

2017 年 5 月 20 日二诊：咳嗽次数明显减少，现咽痒则咳，未再出现独处及不自主哭泣，夜间能熟睡 5 小时左右。舌质淡红，仍两侧边沿散在泡沫，舌苔薄白，脉弦细。处方：

柴胡 18g，白芍 18g，龙骨 30g，牡蛎 30g，茯苓 18g，玉竹 15g，地龙 12g，蝉蜕 12g，紫苏梗 12g，桑叶 18g，杭菊花 18g，钩藤 30g，前胡 15g，白前 15g，苦杏仁 15g，桑白皮 18g，紫菀 18g，

款冬花 18g，桔梗 15g，甘草 6g。3 剂，水煎服。

2017 年 5 月 20 日三诊：现咳嗽、气促少有发作，自诉从未如此轻松。因纳食差，容易汗出，导致感冒而诱发疾病反复加重，寄希望于中药丸剂调理。查舌质淡红，舌苔薄白，脉弦细。

主方：柴胡白芍龙骨牡蛎茯苓玉竹甘草汤合六君子汤、玉屏风散。处方：

柴胡 18g，白芍 18g，龙骨 30g，牡蛎 30g，茯苓 18g，玉竹 15g，地龙 12g，蝉蜕 12g，僵蚕 12g，蜈蚣 2 条，太子参 30g，白术 18g，陈皮 12g，法半夏 9g，黄芪 30g，防风 15g，荆芥 15g，桃仁 12g，杏仁 12g，补骨脂 18g，紫河车 10g，甘草 6g。4 剂，为水丸，每次口服 6g，每日 3 次。

2018 年 3 月 13 日四诊：口服丸剂结束后，病情平稳，一直未复发，考虑到春季易反复，故再次索方巩固。查舌质淡红，舌苔薄微黄，脉弦数。于三诊方中去荆芥，加入黄芩 9g，4 剂，为水丸，用法同前。

2018 年 11 月 6 日微信随访，病情稳定，未复发。

辨治思路与心悟：我们知道，哮病的病位在肺，其病机为肺、脾、肾虚，风痰交结，藏伏于内，遇感引动，阻于气道，宣肃失常。但是笔者临证体悟到，特别是久病者，"肝"的功能失常在其发病中尤其重要，即《读医随笔》所说："医者善于调肝，乃善治百病。"调肝理肺法是治疗哮病的重要法则。

肝与肺关系密切。首先，生理上肝肺相关，即共司气机升降，共主气血调畅，共主卫表而御邪，相克互制，经络相联；其次，病理上肝肺相因，即枢机不利，木叩金鸣，郁痰犯肺；木火刑金，风摇钟鸣，虚火灼金。忧、思、郁、怒，或者疾病日久，均可致肝失调达，肝气郁结，肝肺气机升降失调而喘。其症见喘息发作或加重，每与情志因素有关，女子多与月经周期或者情志密切相关，可见呛咳少痰，胸胁胀痛，舌两侧边沿散在泡沫附着，舌苔薄白或薄黄、脉弦。治疗上，调肝可选用四逆散、小柴胡汤、逍遥散、柴胡疏肝散、柴胡白芍龙骨牡蛎茯苓玉竹甘草汤之属；理肺则可根据辨证选用补肺汤、桑菊饮、宣肺宁嗽汤、六君子汤、玉屏风散、麦味地黄汤之类，选用恰当，常获良效。

本例患者，就诊时见肝郁之象，故选用柴芍龙牡茯苓玉竹甘草汤调肝（解郁），合宣肺宁嗽汤宣肺止咳；症状改善后，选六君子汤培土生金，玉屏风散益卫固表，终获佳效。

喉病咳嗽频繁犯，喉科六味可首选

王某，男，75 岁，农民，垫江县黄沙乡人。

2018 年 3 月 6 日首诊：咽痒咳嗽 20 天。20 天前受凉出现喉痒呛咳，越咳越痒，越痒越咳，痰少色白难咯。鼻咽喉镜检查示慢性喉炎。舌质淡少津，苔薄黄，脉弦数。

西医诊断：慢性喉炎。中医诊断：咳嗽。辨证：风燥伤津，咽喉失濡。治法：祛风润燥，宣肺止咳。主方：加味喉科六味汤合玄麦甘桔汤。处方：

荆芥 15g，防风 15g，桔梗 15g，甘草 6g，僵蚕 12g，木蝴蝶 15g，蝉蜕 12g，紫苏子 10g，地龙 12g，玄参 18g，麦冬 18g，白芍 18g，五味子 9g，薄荷 12g，浙贝母 18g，全蝎 3g，白术 18g。2 剂，水煎服。

2018 年 3 月 8 日二诊：口服中药后咳嗽次数较前明显减少，咽痒程度较前缓解，其余同前。主方：加味喉科六味汤合玄麦甘桔汤。处方：

荆芥 15g，防风 15g，桔梗 15g，甘草 6g，僵蚕 12g，木蝴蝶 15g，蝉蜕 12g，紫苏子 10g，地龙 12g，玄参 18g，麦冬 18g，白芍 18g，五味子 9g，薄荷 12g，浙贝母 18g，全蝎 3g，白术 18g。2 剂，水煎服。

2018 年 3 月 10 日三诊：诉仍咽痒，但是咳嗽次数较前减少，余治疗同前。处方：

荆芥 15g，防风 15g，桔梗 15g，甘草 6g，僵蚕 12g，木蝴蝶 15g，蝉蜕 12g，紫苏子 10g，地龙 12g，玄参 18g，麦冬 18g，白芍 18g，五味子 9g，薄荷 12g，浙贝母 18g，全蝎 3g，白术 18g，黄芪 30g。2 剂，水煎服。

辨治思路与心悟：咳嗽一症，常见于肺系疾病，然临证日久，发现咽喉疾病也是其发生的重要原因，起初遇到咳嗽，干咳频繁者，常考虑到风邪为患，选用简氏痉咳方（白芍、五味子、玄参、麦冬、牡蛎、贯众、蝉蜕、僵蚕、地龙、蜈蚣、甘草）等治疗，多数有效，少数患者仍不能改善，故逐步总结，借鉴他人经验，发现《喉科指掌》中的喉科六味汤治疗这类患者效果颇佳。

本方被称为"咽喉七十二症总方""治一切咽喉无论红白，初起之时，漱 / 服可愈"。诸多咽喉疾病，均可以本方为基本方。方中荆芥辛微温，祛风邪，清头目，利咽喉，消疮毒，有止咳祛痰、缓解支气管平滑肌痉挛等作用；防风辛甘微温，祛风解表解痉，与荆芥相须为用，增强祛风解表止咳之力；桔梗辛、苦、平，行表达窍，开提气血，能载诸药上浮，协助荆防解表宣肺，增强利咽之力；生甘草甘平，祛痰止咳，缓急止痛，清热解毒，调和诸药；桔梗合甘草即桔梗汤之意，具有利咽止痛之功；僵蚕咸辛平，解表止痉，化痰散结；薄荷辛凉，疏散风热。全方共奏疏风解表、宣肺利咽、化痰散结之功。对于咳嗽不止，晨起较重，甚者为阵发性呛咳，干咳无痰或少痰者，效果尤佳。

如果患者鼻咽喉镜检查明确诊断咽喉炎，并有相应症状者，笔者径直选用本方为主治疗，无不获效！

发热多为急性病，三根柴葛多取效

张某，男，15 岁，垫江县高安镇人。

2017 年 10 月 23 日首诊：感冒后发热、咽痛 1 天。1 天前，患者因受凉后出现发热，最高体温 38℃，现皮肤温度高，伴咽痛，纳呆。舌质淡，苔白腻，脉弦。

西医诊断：急性上呼吸道感染。中医诊断：感冒。辨证：少阳不和，邪客咽喉。治法：和解少阳，宣窍退热。主方：柴葛蝉银汤合小柴胡汤、苍耳子散、玄麦甘桔汤。处方：

柴胡 20g，葛根 18g，蝉蜕 12g，金银花 20g，连翘 20g，黄芩18g，太子参 30g，法半夏 9g，玄参 18g，麦冬 18g，桔梗 12g，芦根30g，白茅根 30g，辛夷 9g，苍耳子 12g，马勃 12g，甘草 6g。2 剂，水煎服。

2017 年 10 月 26 日二诊：诉口服 2 剂后，症状消失。

辨治思路与心悟：发热一症，笔者初始临证时常常瞻前顾后，有无可用药之感，导致效果不佳。后借鉴祝谌予老中医三根汤（芦根、白茅根、葛根）治疗，常能收效；后跟师于杨廉方老中医，发现恩师予以柴葛蝉银汤治疗，发热多能消退。笔者遂依葫芦卖瓢，在辨证的基础上，合并上方，也常能收效。

本例患者，选用柴葛蝉银汤退热，小柴胡汤和调枢机，苍耳子散宣通鼻窍，玄麦甘桔汤清利咽喉，组方照顾周全，故而获效速捷。

瘙痒本属寻常病，治法灵活多取效

董某，女，30岁，医师，垫江县桂溪镇人。

2017年9月16日首诊：反复全身皮损伴瘙痒3月。患者既往对多种事物过敏，3月前无明显诱因出现皮肤团块状皮损，色红，能自行消退，伴剧烈瘙痒，自行在本院治疗，诊断为"荨麻疹"，给予抗过敏、止痒药物口服、外敷后，症状有所减轻，发生次数减少，但是仍时常发作。故来我处就诊。舌质淡红，苔薄白，脉弦细。

西医诊断：荨麻疹。中医诊断：瘾疹。辨证：血热内蕴，风湿热克于肌肤。治法：清热凉血，祛风除湿。主方：犀角地黄汤合消风散、当归饮子、过敏煎。处方：

牡丹皮10g，赤芍12g，生地黄18g，水牛角30g，防风15g，荆芥15g，柴胡18g，五味子9g，乌梅18g，当归15g，知母10g，苦参18g，蝉蜕12g，紫草9g，川芎12g，地肤子15g，白鲜皮18g，甘草10g。3剂，水煎服。

2017年10月13日二诊：诉口服上述中药后，症状大为缓解，道听途说取某草药口服，症状反复，又因月经量少取"阿胶膏"口服，症状明显加重。刻诊：腰背部皮肤瘙痒，呈团块状。舌质淡，边有齿痕，苔薄白，脉细。处方：

防风15g，荆芥15g，白芍30g，川芎10g，当归15g，赤芍12g，水牛角30g，生地黄18g，牡丹皮10g，乌梅18g，五味子9g，柴胡18g，通草10g，知母12g，苦参18g，火麻仁18g，蝉蜕12g，甘草 6g。3 剂，水煎服。

2017 年 10 月 17 日三诊：诉服药后腹泻，荨麻疹发作次数较前减少，但是发作时仍皮肤红，呈团块状。舌质淡边有齿痕，苔薄白，脉细。

主方：犀角地黄汤合荆防四物汤。处方：

牡丹皮 10g，生地黄 18g，水牛角 30g，赤芍 12g，防风 15g，银柴胡 18g，五味子 9g，乌梅 18g，荆芥 15g，白芍 30g，川芎 10g，当归 12g，蝉蜕 12g，金银花 18g，白鲜皮 18g，地肤子 18g，薄荷 10g，甘草 10g。3 剂，水煎服。

辨治思路与心悟：瘙痒一病，虽说需要辨证施治，但是整体来说，不离湿、热、瘀、虚，且彼此之间并无绝对区分，故当一方一法奏效时，则需要调整治法。至于选方用法，湿热兼夹多用消风散，血热选用犀角地黄汤，气血虚弱选用当归饮子、荆防四物汤，风邪克表则用过敏煎。本例患者，一诊时辨证为血热内蕴，风湿热克于肌肤，故选用犀角地黄汤清热凉血，消风散祛风除湿、清热止痒，当归饮子养血止痒，过敏煎祛风止痒；后诊则用荆防四物汤养血祛风止痒。

慢性鼻炎缓慢调，扶正利窍治法妙

蔡某，女，27岁，垫江县桂溪镇。

2018年2月22日首诊：患者既往气候变化时或者冬春季节即鼻塞、流清鼻涕明显，曾在重庆某医院就诊，诊断为"过敏性鼻炎"，用药治疗一段时间，自觉无效就没有再坚持。1月前，患者生产一女婴，之后自觉鼻塞、流清鼻涕加重，晨起明显；2天前受凉，又出现咳嗽，头胀，流清水样鼻涕，难以控制。舌质淡，苔薄白，脉浮。

西医诊断：过敏性鼻炎。中医诊断：鼻渊。辨证：风热克肺，寒克肺窍。治法：辛凉解表止咳，宣通鼻窍。主方：桑菊饮苍耳子散。处方：

桑叶18g，菊花18g，桔梗12g，杏仁15g，芦根18g，苍耳子10g，辛夷10g，白芷12g，薄荷12g，防风15g，甘草6g。3剂，水煎服。

辨治思路与心悟：肺主皮毛，开窍于鼻。若风热邪毒袭表犯肺，或风寒侵袭，郁而化热，风热壅阻肺经，肺失清肃，致使邪毒循经上犯，结滞鼻窍而成鼻渊。故肺经风热型鼻渊可拟用疏风清热，芳香通窍为治法。方中以桑叶、菊花、芦根、薄荷疏风清热；以苍耳子、辛夷、防风芳香通窍，祛风止痛，除湿止涕；以白芷、桔梗宣肺祛风，排脓止痛；杏仁、开宣肺气，以利肺之宣降。

2018年11月8日二诊：患者自诉服用上方后咳嗽止，只要不受凉受风，清鼻涕就不再出现，后自取上方连续服10余剂，症状控制尚可。最近气候突变，鼻塞、流清鼻涕又再次频繁出现，受风受凉时明显。舌质淡，苔薄白，脉细。

主方：玉屏风散合苍耳子散、桂枝汤。处方：

黄芪30g，白术18g，防风15g，苍耳子10g，辛夷10g，白芷12g，薄荷12g，杏仁9g，桂枝9g，白芍18g，甘草6g，大枣4枚，生姜3片。3剂，水煎服。

辨治思路与心悟：祝谌予有"冷气过敏请勿怪，桂枝白芍生姜请"之说，针对的是过敏性疾病，对冷空气过敏者，选用过敏煎合桂枝汤治疗。本例患者以正气内虚为主，复感风寒，"阳气者卫外而为固也"，营卫一旦失和，则易发病。治疗以调和营卫为主，益气固表为辅，佐以宣通鼻窍。桂枝汤为调和营卫的经典方，方中桂枝辛温发散以调卫，芍药酸苦微寒以和营，二药配伍，既可调和营卫，又可散中有敛，使汗出不伤正，收敛不碍邪；配生姜、大枣以增强桂枝、芍药调和营卫的作用，甘草调和诸药，共奏解表祛邪，调和营卫之功。玉屏风散益气固表，方中黄芪益气健脾，白术健脾益气，防风祛风邪，三药合用使腠理得密，卫表得固，邪不得入。苍耳子散出自《济生方·卷五》，是鼻科临床常用方，能够疏风止痛、通利鼻窍，主治鼻渊，鼻流浊涕不止，用于急慢性鼻炎、鼻窦炎及过敏性鼻炎等病属风邪上扰者。方中苍耳子味苦甘、性温，入肺、肝经，具有祛风、通窍、散结之功，为历代医家常用的鼻科要药。《本草》记载此药有"蒸脑止涕"的功效；《神农本草经》云："久服益气，耳目聪明，强志轻身。"辛夷、白芷性辛温，主入肺经，辛可散风，温能散寒；薄荷芳香走窜，其性升浮，引药上行。

中医治疗心律失常大有作为

心律失常根据患者表现的不同可归属于中医的"心悸""胸痹"范畴。早在《伤寒论》中就有运用炙甘草汤治疗"心动悸、脉结代"的记载。现代不少人在没有明确诊断之前，都不敢用中医药治疗心律失常，这是错误的。曾有一个主任中医师与我争论，说西医研究本病较为透彻，遵照"谁获益，谁优先"的原则，就应该选择现代医学。可是一段时间过去了，就有患者找到我说，按照现代医学的标准自己的病应该已经控制得非常好了，但是啊，心悸等自觉症状仍很明显，非常苦恼，后来家人也不理解自己了。在没有办法的情况下，他选择来尝试一下中药调理。记得当时我选用的是祝谌予老中医的抗心律失常方（生脉散加柏子仁、黄芪、桂枝、甘草）加味。出乎意料，3剂就解决了患者心悸症状，6剂改善了患者睡眠。患者以前比较排斥中医，自此以后，那真的是比我们很多中医人还热爱中医。这个例子，至少说明中药在改善患者症状方面，是很有效果的！

这样的例子还有很多。记得我们医院一个杨姓护士，20岁左右出现阵发性心动过速，发作时非常痛苦，曾在重庆医科大学附属第一医院检查，教授告知她心脏存在器质性病变，但是目前还没有达到手术治疗的地步，建议她定期随访，如果病情进一步进展，达到手术标准，就行手术治疗。话虽容易，操作起来却很有难度，因为难受只有她自己知道。在没有办法的情况下，她选择中医调理。

她当时的主症，一是，阵发性心慌心悸，心前区憋闷感，汗出明显；二是纳食差，痰特别多，按照她的说法就是自己都不好意思跟朋友一起出去耍，原因在于一会一口痰、一会一口痰；三是睡眠质量差，容易惊醒。舌质淡，有明显齿痕，苔薄白；脉细数。当时辨证是心脾两虚，治法是调养心脾，选用生脉散合六君子汤、枳实薤白桂枝汤治疗。处方：

太子参30g，麦冬18g，五味子9g，白术18g，茯苓18g，陈皮12g，法半夏9g，瓜蒌皮18g，枳壳12g，桔梗12g，薤白10g，桂枝3g，龙骨30g，牡蛎30g，苦参20g，甘草6g。3剂，水煎服。

患者服用3剂后，自诉心悸基本消失，睡眠改善，痰量明显减少，自行将处方按照原方再取3剂以巩固疗效。1月后，患者因便秘来我处就诊，查看舌质淡，仍有齿痕，脉仍细数。考虑到存在气血不足，肠道失养的因素，故遵照效不更方的原则，于上方合用当归补血汤。处方：

太子参30g，麦冬18g，五味子9g，白术18g，茯苓18g，陈皮12g，法半夏9g，苦参18g，瓜蒌实18g，薤白10g，枳壳12g，黄芪30g，当归15g，火麻仁30g，甘草6g。3剂，水煎服。

后患者坚持在我处运用中药调理一段时间，症状控制，且复查相应指标均较前有所改善，病情平稳。

其实，本例的治疗思路，来源于杨廉方老中医经验。杨老指出：临床中心脾两虚型心悸很常见，只是典型的症候群很少，一般教科书推荐的是归脾汤，但是考虑到部分药物比较"燥"，故选用生脉散益气养阴生脉，四君子汤健脾益气，培补后天之本，一样能获得满意疗效。一般我根据实际情况，选择合用瓜蒌薤白白酒汤、枳实薤白桂枝汤、桂枝甘草汤等，获效更佳！以上案例，均说明中医治疗心律失常是大有作为的！

　　此外，针对心动过缓患者，笔者曾治疗数例，在缓解症状方面，证实中医有较好优势，为患者避免了手术之苦。笔者认为，心动过缓，为阳气虚衰所致，故选麻黄附子细辛汤佐桂枝甘草汤加三仙汤（仙茅、仙灵脾、仙鹤草）等，用大队温阳升散之品以助阳升发，升高血压，增加脉速；选保元煎培补元气，鼓舞生机，统运血脉；合生脉散益气养阴，以防升散太过。又因本病多表现气虚血瘀，心脉痹阻，故以当归、丹参养心通脉。数方数法合用，故而收效较佳。

遵循中医辨证论治，乃疑难杂症金钥匙

搞中医的人都知道，辨证论治是中医的一大优势，如果能把它用好，那很有可能这就是解决疑难杂症的一把金钥匙！我从自己的一个病历来对此进行讲解吧！

方某，女，46 岁，职员，重庆市巴南区人。2017 年 5 月初诊。

主诉：舌麻舌痛半年。半年前，患者出现舌麻、舌痛，进食火锅或者辛辣的食物后明显，先后在北京大学附属深圳医院、西南医院就诊，诊断为"口腔黏膜苔藓样病变"，给予口服药物 3 个月，症状缓解不明显，甚至出现加重，故来就诊。询问得知其小便黄，无明显心烦，查舌质淡红，舌中部约 3cm×3cm 大小光滑无苔，根部苔白厚微黄，脉细。

得知患者在各大型医院就诊过，而且效果不佳，且这病名说实话也没有听过，于是我愣住，考虑一番，如何处理啊？经过一番斗争，决定还是遵循中医的基本思维方式进行治疗。中医诊断：口糜；辨证：心热日久伤阴，湿热胶着；治法：清心泄热，养阴除湿；主方：导赤散合甘露饮。处方：

淡竹叶 10g，木通 12g，生地黄 18g，甘草 6g，金银花 18g，连翘 18g，土茯苓 30g，麦冬 18g，天冬 15g，黄芩 15g，枇杷叶 18g，茵陈 30g，石斛 15g，牡丹皮 10g，车前子 18g。3 剂，水煎服，分 3 次服。

这种自己拿不准的患者，我一般都没想过会来复诊。为啥啊？

效果不好患者肯定不来了啊！但是这个患者给我印象非常深。大概10余天后，她跑来了，告诉我口服中药后症状明显改善，期间为验证还可不可以吃火锅，曾进食火锅一次，1天后病情反复，出现舌麻、舌痛，小便仍黄。查舌质淡红，已经无裂纹，苔根部黄，脉细。考虑前方原本是有效的，目前患者仍存在湿热邪气，调整主方为甘露饮合银花土茯汤。处方：

淡竹叶12g，木通15g，生地黄18g，甘草6g，麦冬18g，天冬15g，黄芩15g，枇杷叶18g，枳壳12g，石斛15g，茵陈30g，玄参18g，丹皮10g，连翘18g，车前子30g，金银花18g，土茯苓30g。3剂，水煎服，分3次服。

后在上方基础上进行调整，虽然病变范围似乎没有明显缩小，但是患者症状基本消失，而且可少量进食火锅或者辛辣之品。

可能在同行看来，这样的病例并不成功，但是对于患者，能够改善症状，提高生活质量，他们就认为这是有效的。有的疾病，现代医学能够诊断，但是没有办法治疗，中医则有希望解决患者的症状，提高患者生存质量！对于这类疾病，中医似乎也没有什么可借鉴的经验，这时我们还是要回归到中医学本质，进行辨证论治，尤其对于疑难病，往往能够获得比较满意的疗效。

不寐虽为慢性疾，养血镇静安神疗

白某，女，41岁，职员，垫江县桂溪镇人。

2017年10月28日首诊：诉长期睡眠质量差，容易惊醒，夜间双足发热，得凉快则舒服，心烦，大小便正常。曾口服"安定"等药物，症状有所改善，但是停药又反复。查舌质淡，舌尖红，苔薄白，脉弦细。

西医诊断：睡眠障碍。中医诊断：不寐。辨证：肝血不足，神失所养。治法：养肝血，安神明。主方：酸枣仁汤合二至丸、导赤散、枕中丹。处方：

川芎12g，茯神30g，地骨皮18g，知母10g，酸枣仁18g，旱莲草30g，女贞子18g，首乌藤30g，牡蛎30g，龙骨30g，远志6g，龟甲18g，珍珠母30g，生地黄18g，木通10g，甘草6g，淡竹叶10g，栀子10g。3剂，水煎服。

辨治思路及体悟：《血证论》曰"肝藏魂，人寤则魂游于目，寐则魂返于肝"。本例患者首诊时其主症一则睡眠质量差，容易惊醒，脉弦细；二则夜间双足发热，得凉快则舒服；三则心烦。其不寐，考虑为肝血不足，血不养心所致，故选用酸枣仁汤养肝血、安心神，枕中丹滋阴安神；夜间发热，考虑为肝肾不足，阴虚发热，选用二至丸滋补肝肾，清虚热；心烦，考虑心失所养，心经有热，选用导赤散加栀子清心热，加首乌藤、珍珠母增强养心重镇安神之力。

酸枣仁汤方中酸枣仁味酸，补肝之阴血；知母味苦入肺、胃、肾经，性寒滋阴清虚热，从而清心除烦安神；茯苓、甘草味甘淡归脾，培补中焦；川芎入肝经通畅气血。可见，此方不仅调肝，而且心、肝、脾、肾同治。

孔圣枕中丹中龟板滋养肾阴，填精补髓；龙骨平肝潜阳，镇静安神；远志安神益智，交通心肾；菖蒲开窍醒神，宁神益智。四药共奏补肾宁心、益智安神之效。

交泰丸以黄连、肉桂组方，方中黄连大苦大寒，主入心经，清心降火除烦，使心阴免受煎灼，得以下润于肾；肉桂辛甘大热，主入肾经，性主下行，引火归原，能助肾中阳气，益命门之火，蒸肾中之阴得以化而上奉心阳，二药相伍，一清一温，以清为主，使心肾相交，水火既济，则心神得安，不寐自除。

2017 年 11 月 15 日二诊：服药后睡眠明显改善，未再出现夜间发热，无心烦。近日又因琐事出现症状反复，故来复诊。查舌质淡，苔薄白，脉弦细。

主方：酸枣仁汤合二至丸合枕中丹。处方：

川芎 12g，茯神 30g，知母 10g，酸枣仁 18g，旱莲草 30g，女贞子 18g，首乌藤 30g，牡蛎 30g，龙骨 30g，远志 6g，龟甲 18g，珍珠母 30g，生地黄 18g，半夏 9g，夏枯草 30g，甘草 6g。3 剂，水煎服。

辨治思路及体悟：患者症状改善，说明药中病机，故守前方。不寐，加半夏配夏枯草，交通阴阳以安神。

胸部憋胀非"胸痹"，调肝理气是关键

卢某，男，59岁，农民，垫江县沙坪镇人。

2018年8月5日首诊：主诉间断胸部憋闷胀满半年。患者平素性格急躁，近半年来出现胸部憋闷胀满，异常难受，在多家医院按照"冠心病"诊治，均未改善。后经病友介绍到我处就诊。刻诊：胸部憋闷胀满，异常难受，生气或者做事不顺心时非常明显，剑突下胀满，口苦，纳食差，大小便正常。舌质淡，苔白腻，脉弦。

中医诊断：胸痹。辨证：肝脾不和，胸阳不振。治法：疏肝健脾，宽胸理气。主方：四逆散合六君子汤合瓜蒌薤白半夏汤。处方：

柴胡18g，白芍18g，枳壳15g，桔梗12g，太子参30g，白术18g，茯苓18g，陈皮12g，法半夏9g，延胡索15g，紫苏梗15g，藿香10g，黄连6g，木香8g，砂仁6g，海螵蛸18g，瓜蒌皮18g，薤白12g，麦芽18g，建曲18g，甘草6g。3剂，水煎服。

2018年8月20日二诊：自诉连续服上述药物6剂后，症状缓解至少60%。现活动后仍觉胸部憋闷胀满，无口苦，进食较前增加。舌质淡，苔白腻而干，脉弦。

主方：逍遥散合四君子汤、四逆散、瓜蒌薤白白酒汤。处方：

柴胡18g，白芍18g，白术18g，茯苓18g，当归15g，瓜蒌皮18g，太子参30g，枳壳12g，香附12g，佛手15g，郁金15g，藿香10g，天花粉18g，薤白12g，甘草6g。2剂，水煎服。

2018年9月2日三诊：自诉劳累后隐隐约约有胸部胀满感，口干，时有腰痛，希望继续中药调理，避免复发。舌质淡，苔白腻，脉弦细数。

主方：丹栀逍遥散合金铃子散、瓜蒌薤白白酒汤。处方：

丹皮10g，栀子10g，柴胡18g，白芍18g，炒白术18g，茯苓18g，当归15g，香附15g，延胡索15g，川楝子6g，瓜蒌皮18g，薤白10g，薏苡仁30g，天花粉18g，藿香10g，桑寄生18g，杜仲15g，续断15g，甘草6g。2剂，水煎服。

辨治思路及体悟：临证中，患者以"胸部憋胀"为主诉的患者不少，医师往往首先考虑为冠心病所致，并按冠心病辨治，有的有效，有的无效，而无效的患者中，如果详细追问病史，其胸部憋闷胀满往往在生气或者做事不顺心时明显，由此确定其发病与"气机不调"密切相关，而调肝理气就成关键。

本例患者，四诊合参，辨证为肝脾不和，胸阳不振，选用瓜蒌薤白半夏汤宽胸理气，四逆散疏肝理气，六君子汤健脾益气；枳壳与桔梗相配，升降协调，气机顺畅，合延胡索、苏梗理气止痛，藿香、黄连燥湿醒脾，木香、砂仁醒脾理气，海螵蛸制酸止痛，麦芽、建曲消食。后调整为以逍遥散为主方加减治疗而愈。

脾胃升降必遵守，健脾调气最为用

治疗脾胃病，必须遵循脾胃升降的基本规律，拟定以健脾调气为基本治疗方法，方可获效速捷。但是说时简单用时难，下面就来谈谈我十年来的临证心悟吧！

脾胃升降理论奠定于《黄帝内经》，如在《素问·阴阳应象大论》中"清气在下，则生飧泄；浊气在上，则生膜胀"的记载，将气机升降失常与脾胃病理相联系，为脾胃升降理论的形成奠定了基础。

《伤寒杂病论》也十分重视脾胃升降功能，其中的理中汤、半夏泻心汤、旋覆代赭汤等诸多经典方剂均以调理脾胃气机之升降为主。

《脾胃论》云："盖胃为水谷之海，饮食入胃，而精气先输脾归肺，上行春夏之令，以滋养周身，乃清气为天者也。升已而下输膀胱，行秋冬之令，为传化糟粕转味而出，乃浊阴为地者也。""地气者，人之脾胃也，脾主五脏之气，肾主五脏之精，皆上奉于天，二者俱主生化，以奉升浮，是知春生夏长，皆从胃中出也。"指出脾胃将水谷之精气布散五脏，滋养周身，升清降浊，完成对饮食的吸收与转运；若脾胃气机升降失司，则可导致"清气不升，浊气不降，清浊相干，乱于胸中，使周身气血逆行而乱"，阐述脾胃为人体气机升降之枢纽。

叶天士在《脾胃论》的基础上，指出："纳食主胃，运化主脾，脾宜升则健，胃宜降为和。"明确提出"脾升胃降"理论。

现代名老中医董建华提出"通降论"，对中医治疗脾胃病有较大的影响。其认为脾胃互为表里，胃病可以及脾，脾病亦可传胃，胃气郁滞，通降失常，日久便会影响脾的功能异常，出现脾气不升或不升反降的情况，其既主张"脾胃合治"，亦主张"脾胃分治"，善用"通"法，调畅气机，恢复脾胃升降功能。

笔者根据脾胃的生理及病机特点，通过临床实践，发现脾胃病多为本虚标实，以脾失健运，升降失常为常见病机，常由虚致实，虚实夹杂，提出了以运为健，以运为补，以运助调的治疗思路，遵循健脾先运脾、运脾必调气的原则，其运脾常以四君子汤、异功散、六君子汤为基础，调气以四逆散为基础，运用得当，效果明显。当然，合方运用中需要注意以下几点，方可更好发挥疗效！

1. 常在方中加桔梗，组成枳壳汤（只有枳壳、桔梗两味药），调畅气机，更符合临床。

2. 合方中其实包含枳术丸，四逆散方中枳实为调气运脾、和胃消痞的关键药物，与白术合用，一升一降，一消一补，共奏和胃消痞之功。

3. 如果合并肠道传导失常，加大枳实、白术用量，依据便秘程度来决定白术的药量，轻度用量 18～30g，中度用量 30～60g，重度用量至 90g。

陈某，女，50岁，农民，垫江县新民镇人。

2017年9月15日首诊：主诉间断胃脘部胀满不适3月。3月前，患者出现上腹部痞满，进食后明显，但是少吃则饥饿感明显，颇为痛苦，在某院行胃镜检查提示"慢性非萎缩性胃炎"。患者道听途说有发展为肿瘤可能，心情更加焦虑，经某医生介绍到我处就诊。刻诊：胃脘部胀满不适，进食时尤显，但少吃则感饥饿，时有心烦，夜间休息差，大小便正常。舌质淡，苔白腻而厚，脉细。

西医诊断：慢性胃炎。中医诊断：痞满。辨证：肝脾不和，气机失调。治法：健脾疏肝理气，气机气机升降。主方：四逆散合四君子汤、百合知母汤、甘麦大枣汤。处方：

柴胡18g，白芍18g，枳壳12g，桔梗9g，太子参30g，白术18g，茯苓18g，陈皮12g，紫苏梗15g，延胡索15g，木香8g，砂仁6g，藿香10g，百合30g，知母10g，浮小麦30g，酸枣仁18g，麦芽18g，建曲18g，桂枝8g，牡蛎30g，龙骨30g，佛手15g，甘草6g。4剂，水煎服，每日3次。

2017年9月26日二诊：3天前患者发微信告知，之前服40剂中药，舌苔均白腻而厚，没有消退。此次服药2剂后，舌苔恢复正常，已能适当进食，右侧肋部稍有胀满，夜间休息可，心烦消，昨日感冒，头胀，咳嗽，大小便正常。舌质淡，苔白腻，脉细。

主方：四逆散合四君子汤、玉屏风散、小柴胡汤。处方：

桑叶18g，杭菊花18g，柴胡18g，白芍18g，枳壳15g，桔梗12g，太子参30g，白术18g，茯苓18g，延胡索18g，紫苏梗12g，木香8g，砂仁6g，黄连10g，藿香10g，黄芩12g，百合30g，知母12g，甘草6g，浮小麦30g，黄芪30g，防风15g，麦芽18g，建曲18g。3剂，水煎服，每日3次。

2017年10月2日三诊：诉症状缓解之际又出现感冒，舌苔又转厚，咳嗽，咽痒，自汗怕风，平素容易感冒，右侧肋部稍有隐痛，夜间休息可，大小便正常。舌质淡，苔白腻，脉细。

主方：玉屏风散合异功散、四逆散合香连丸。处方：

黄芪30g，白术18g，防风15g，党参18g，茯苓18g，陈皮12g，柴胡18g，白芍18g，枳壳12g，桔梗9g，延胡索12g，紫苏梗

12g，藿香 10g，黄连 10g，木香 8g，砂仁 6g，白前 12g，前胡 12g，龙骨 18g，牡蛎 18g，黄芩 9g，杭菊花 18g，蝉蜕 6g，甘草 6g。3 剂，水煎服，每日 3 次。

2017 年 10 月 18 日四诊：诉时常不自主抑郁，目前自觉腹部胀满，稍多食则加重，夜寐差，多梦，头昏头胀，大便黏滞，怕风。舌质淡，苔白腻，脉细。

主方：异功散合四逆散、香连丸、桂枝汤、甘麦大枣汤。处方：

太子参 30g，白术 18g，茯苓 18g，陈皮 12g，柴胡 18g，白芍 12g，枳壳 12g，甘草 6g，木香 8g，砂仁 6g，延胡索 15g，紫苏梗 12g，藿香 10g，黄连 3g，龙骨 30g，牡蛎 30g，桂枝 9g，薏苡仁 30g，麦芽 18g，浮小麦 30g，百合 30g，香附 12g。3 剂，水煎服，每日 3 次。

2017 年 10 月 23 日五诊：诉服药后，胃脘部症状减轻，但是出现大便后腹部隐痛、肛门有灼热感。舌质淡，苔白腻，脉弦细。

主方：四逆散合四君子汤、葛根黄芩黄连汤。处方：

柴胡 18g，白芍 18g，枳壳 12g，甘草 6g，太子参 30g，白术 18g，茯苓 18g，延胡索 15g，紫苏梗 15g，木香 6g，砂仁 5g，葛根 30g，黄芩 15g，黄连 10g，藿香 10g，槐花 12g，地榆 12g，赤小豆 30g。3 剂，水煎服，每日 3 次。

2017 年 11 月 21 日六诊：诉近来整体症状改善，近 1 周来出现大便秘结，排出不畅快，肛门灼热感，且长期喜热饮。舌质淡，苔薄黄，脉弦细。

主方：四君子汤合润肠丸。处方：

太子参 30g，白术 30g，茯苓 18g，当归 15g，生地黄 18g，枳实 15g，厚朴 20g，苦杏仁 15g，火麻仁 30g，干姜 9g，槐花 12g，赤小豆 30g，玄参 18g，天花粉 18g。2 剂，水煎服，每日 3 次。

2017 年 11 月 24 日七诊：诉服药后大便通畅，但是仍上腹部胀满，偶有打嗝，口淡。舌质淡，苔薄白，脉弦细。

主方：四君子汤合四逆散。处方：

甘草 3g，麦芽 18g，防风 12g，黄芪 30g，火麻仁 30g，槟榔 15g，砂仁 6g，木香 8g，紫苏梗 12g，延胡索 15g，桔梗 9g，枳壳 15g，白芍 18g，柴胡 18g，黄连 6g，藿香 10g，陈皮 12g，茯苓 18g，白术 18g，太子参 30g。3 剂，水煎服，每日 3 次。

2018 年 1 月患者介绍另一患者来我处就诊，诉服药后症状消失，至今未再反复。

呕吐本属寻常病，抓住病机最关键

岳某，男，68岁，农民，垫江县周嘉镇人。

2017年07月29日首诊：反复恶心呕吐，上腹部隐痛20天。20天前，患者出现上腹部隐痛，恶心呕吐，呕吐物为胃内容物，在某院住院治疗，症状缓解而出院，但是出院后又恶心呕吐，非常痛苦。刻诊：上腹部隐痛，恶心呕吐，呕吐物为胃内容物，或者清水痰涎，口苦，纳食差。舌质淡，苔白腻，脉弦细。

西医诊断：慢性胃炎。中医诊断：呕吐。辨证：脾虚肝胃不和。治法：健脾益气，疏肝降逆。主方：四逆散合四君子汤、旋覆代赭汤。处方：

柴胡18g，白芍30g，枳实15g，生甘草6g，党参18g，炒白术18g，茯苓18g，旋覆花15g，代赭石30g，苏梗15g，姜半夏9g，槟榔15g，厚朴15g。2剂，水煎服。

2017年8月3日二诊：诉服1剂药后，呕吐症状就消失，但时有反胃，进食差，上腹部隐痛，伴有咳喘。舌质淡，苔白腻，脉弦细。

治法：健脾益气，疏肝降逆，宣降肺气。主方：四逆散合四君子汤。处方：

党参18g，炒白术18g，茯苓18g，柴胡18g，白芍30g，枳实15g，旋覆花15g，代赭石30g，焦山楂18g，炒麦芽18g，生甘草6g，苏梗15g，姜半夏9g，槟榔15g，姜厚朴15g，桑白皮18g，桔梗 15g。3 剂，水煎服。

2017 年 08 月 9 日三诊：诉进食量较前增加，未再出现反胃，偶有上腹部隐痛，仍咳喘。舌质淡，苔白腻，脉弦细。

治法：健脾益气，疏肝降逆，宣降肺气。主方：四逆散合四君子汤。处方：

桔梗 15g，桑白皮 18g，姜厚朴 15g，槟榔 15g，姜半夏 9g，苏梗 15g，陈皮 12g，葶苈子 10g，茯苓 18g，炒白术 18g，党参 18g，生甘草 6g，枳实 15g，白芍 18g，北柴胡 18g，炒麦芽 18g，焦山楂 18g，延胡索 15g。3 剂，水煎服。

半年后随访，病情稳定，未再反复。

辨治思路与心悟：呕吐病因多样，但其病位主要在胃，与肝密切相关，肝胃不和是本病的常见证型。临证时，抓住胃、肝这一病机关键，对于非外感所致呕吐，多能奏效。肝胆互为表里，胆腑附于肝脏，胆藏之精汁"受水谷而行化物"，肝失疏泄，胃失和降，多以胸胁胀满疼痛、嗳气呃逆、嘈杂吞酸、烦躁易怒、口苦为其主症。治疗时，需要在培补后天之本的基础上（四君子汤），加以疏肝（四逆散）、理气（连苏饮）、和胃（小半夏汤）、降逆（旋覆代赭汤），效果显著。

本例患者，首诊时辨证为脾虚肝胃不和，选用四逆散疏肝，四君子汤健脾，旋覆代赭汤降逆止吐，加苏梗理气宽中、姜半夏和胃降逆止呕、槟榔去积推陈、厚朴降气除满，方药对应，一剂而效。二诊、三诊时考虑到母病及子，出现咳喘，故继续选用四逆散疏肝，四君子汤健脾，加焦山楂、炒麦芽开胃，桑白皮、桔梗等理气宣肺平喘。

便秘一症莫轻视，顾全整体最重要

代某，女，36岁，工人，垫江县桂溪镇人。

2017年6月24日首诊：反复便秘、口臭4年，失眠、月经量少2年。4年前，患者出现便秘反复发作，开始口服泻下药物能使大便通畅，但日久则效果变差，伴口臭，多次在外治疗，症状缓解不明显。2年前患者出现失眠，夜间多梦，月经量少，同时面部散在出现黄褐斑。纳食较差，小便正常。舌质淡，有齿痕，脉细。

西医诊断：顽固性便秘。中医诊断：便秘。辨证：气虚脾弱，肠道失养。治法：健脾益气，养血润肠通便。主方：四君子汤、润肠丸、枕中丹。处方：

太子参30g，白术30g，茯苓18g，当归15g，生地黄18g，枳壳12g，厚朴20g，火麻仁30g，桃仁12g，龟甲18g，远志9g，龙齿18g，石菖蒲15g，龙骨30g，牡蛎30g，黄连10g，藿香10g，竹茹10g，甘草3g。3剂，水煎服。

2017年7月10日二诊：服用上述药物后，无任何改善，仍便秘，口臭，面部散在黄褐斑，多梦。舌质淡，有齿痕，脉细。1周左右月经来潮。

主方：逍遥散、小承气汤、枕中丹。处方：

柴胡18g，白术50g，白芍18g，茯神30g，当归15g，丹参18g，鸡血藤30g，厚朴20g，生大黄3g，枳实15g，龟甲18g，远志9g，龙骨30g，牡蛎30g，石菖蒲15g，藿香15g，甘草6g。3剂，水煎服。

2017 年 7 月 17 日三诊：服药第 1 天月经来潮，量少，有血块，无疼痛；服药后大便通畅，每日 1 次，偏稀，但是停药后则 3 日 1 次大便，夜寐差，无眼睑干涩，纳呆。舌脉同前。

主方：逍遥散合交泰丸。处方：

柴胡 18g，白芍 18g，白术 60g，茯神 30g，当归 15g，龙骨 30g，牡蛎 30g，珍珠母 30g，酸枣仁 18g，柏子仁 15g，黄连 6g，肉桂 3g，厚朴 20g，甘草 3g。3 剂，水煎服。

2017 年 8 月 9 日四诊：诉一周后月经来潮，既往月经周期正常，量少，有血块，无疼痛；大便秘结，夜间休息差，睡眠深度不够，多梦，口干。舌质淡，苔薄白，脉弦细。

主方：养血调经汤。处方：

丹参 18g，鸡血藤 30g，生地黄 18g，当归 15g，川芎 15g，白芍 18g，杜仲 15g，续断 15g，益母草 18g，厚朴 20g，白术 30g，麦芽 18g，建曲 18g，龙骨 30g，牡蛎 30g，酸枣仁 18g，茯神 30g，珍珠母 30g，甘草 6g。5 剂，水煎服。

后以上方为基础，间断调理 4 个月，月经及睡眠正常，但是便秘停药则复发。后随访，患者在便秘严重时临时运用开塞露或者泡番泻叶等对症处理。

辨治思路与心悟：本例患者，以四君子汤健脾益气，以助运化；润肠丸加厚朴下气养血润肠，以通利大便；孔圣枕中丹滋补心肾，镇静安神，宁心益智，补肾健脑，同时加龙齿、牡蛎增强安神之力；藿香、黄连、竹茹除湿和胃止臭。以上药物运用，共达健脾益气安神、养血润肠通便之功。二诊时遵"女子以肝为先天，以血为本"之旨，调整思路从肝论治，选用逍遥散养血疏肝健脾，小承气汤通便。后以国医大师班秀文的养血调经汤养血调经，润肠通便。但其因停药后症状反复，患者未坚持而作罢！

几点心悟：

1. 便秘虽属于常见病，但其病因繁多，治疗可能棘手，不要认为病症简单而盲目自信。

2. 孔圣枕中丹出自《千金要方》，由石菖蒲、远志、龟板、龙骨组成，具有滋补心肾、镇静安神、宁心益智、补肾健脑之功效。除治疗不寐以外，如加丹参、决明子可治疗老年性眩晕（决明子滋肾平肝、丹参活血通络）；加菟丝子、白芍可治疗更年期综合征（菟丝子、白芍增强滋肾柔肝功效）；加覆盆子、桑螵蛸治疗小儿遗尿症（覆盆子、桑螵蛸助其益肾缩尿之功）等。

3. 慢性便秘尤以气虚证多见，除表现为胃肠道气机不畅外，还常伴一些脾气虚象——临厕无力努挣，挣则汗出气短，面色㿠白，神疲气怯，舌淡，苔薄白，脉弱。气虚导致脾胃气机升降失常，治疗应以补气健脾、升清降浊、理气通腑为法，笔者以大剂量生白术治疗慢性便秘正符合上述治法。

湿热口臭颇常见，芳香辟浊法用良

廖某，男，61岁，退休，重庆市渝北区人。

2018年2月8日首诊：主诉口臭异常半年。患者半年来出现异常口臭，近距离接触则味道很大，颇为尴尬，多方治疗均效果不佳，后经人介绍到我处就诊。刻诊：口臭，无明显口苦，时有口干，但是饮水后不解渴，余无明显不适。舌质淡，苔白腻微黄，脉弦滑。

中医诊断：口臭。辨证：脾胃湿热蕴结，气机升降失调，浊气不降。治法：芳香辟秽，燥湿化浊。主方：雷氏芳香化浊方。处方：

藿香10g，佩兰15g，陈皮12g，法半夏9g，茯苓18g，厚朴12g，连翘18g，薄荷12g，白芷12g，荷叶18g。5剂，水煎服。

2018年4月8日二诊：电话告知服5剂药后，非常神奇，口臭基本消失，已经能近距离与人交流，非常高兴，欲介绍其他患者来我处就诊。

辨治思路与心悟：关于口臭，《诸病源候论》曰："口臭，五脏六腑不调，气上胸膈。然脏腑气臊腐不同，蕴积胸膈之间，而生于热，冲发于口，故令臭也。"其病位主在脾胃，病机多为脾胃郁热，浊气上蒸。既往治疗，多从湿热论治，但是选方往往迷茫，导致效果不佳。后借鉴湖北老中医成肇仁经验，选用清代温病名家雷少逸之雷氏芳香化浊法加减治疗，临证运用，多能应手取效。方中藿香、佩兰、白芷其性辛温，其味芳香，为芳香辟秽、芳化湿浊之要药，辛能散风，温能燥湿化浊；法半夏、陈皮、茯苓、厚朴辛温苦降，行气化浊，燥湿化痰，通降胃气；连翘、薄荷清宣中焦郁热；荷叶苦平，功专清暑化湿，升清降浊。诸药合用共奏芳香辟秽、燥湿化浊之功。

笔者将其编写为口诀：湿热口臭雷氏方，芳香辟浊用之良，藿佩二陈厚朴入，翘芷薄荷荷叶襄！

眩晕证治体悟

王某，男，52 岁，农民，垫江县桂溪镇人。2016 年 6 月 12 日初诊。

主诉：反复头昏头胀 1 年，加重 6 天。患者平素嗜好饮酒，1 年前，无明显诱因出现头昏，头胀，昏则视物旋转，天昏地暗，然后则大汗淋漓，持续数天方能减轻，多方治疗，效果不显，非常痛苦。6 天前，患者上述症状反复出现，伴纳差，心烦，大便偏干。舌质淡，苔黄腻，脉弦细。

西医诊断：脑动脉供血不足。中医诊断：眩晕。辨证：脾虚痰湿内蕴，清窍失养。治法：健脾燥湿化痰。主方：祛痰泄浊止晕方合生脉散。处方：

太子参 30g，白术 18g，茯苓 18g，麦冬 18g，五味子 9g，天麻 18g，钩藤 30g，菊花 18g，陈皮 12g，法半夏 9g，枳实 15g，竹茹 10g，甘草 6g。3 剂，水煎服。

另外，天麻蜜环菌片 2 片，每日 3 次口服。

2016 年 6 月 20 日二诊：诉服药后，整体症状缓解约 80%，现头昏、目眩次数减少，偶有头胀，汗出，纳食较差，大小便正常。舌质淡，苔白腻，脉弦细。继续原治法，选用主方祛痰泄浊止晕方治疗。处方：

天麻 18g，钩藤 30g，太子参 30g，白术 18g，茯苓 18g，陈皮 12g，葛根 18g，丹参 18g，法半夏 9g，枳壳 12g，竹茹 12g，藿香

10g，黄连 10g，龙骨 30g，牡蛎 30g，麦冬 18g，五味子 9g。3 剂，水煎服。另外天麻蜜环菌片 2 片，每日 3 次口服。

2016 年 9 月 30 日三诊：诉昨日出现头晕 1 次，伴视物旋转，恶心，持续半小时缓解，为避免加重，来我处就诊。伴纳食差，乏力，夜间休息差。舌苔白腻，脉弦细。主方：祛痰泄浊止晕方合十味温胆汤。处方：

野天麻 18g，钩藤 30g，太子参 30g，白术 18g，茯苓 18g，陈皮 12g，法半夏 9g，枳壳 12g，竹茹 10g，酸枣仁 18g，五味子 9g，远志 9g，龙骨 18g，牡蛎 18g，葛根 18g，丹参 18g，三七 10g，藿香 10g，黄连 10g，山楂 15g，建曲 12g，甘草 6g。3 剂，为丸剂，每次 6g，每日 3 次。

电话随访至今，未再反复。

辨治思路与心悟：患者平素嗜好饮酒，一则脾胃虚损，脾胃虚弱，精微运化失常，逐步生湿生痰，痰湿中阻，浊阴上扰，蒙蔽清窍，发为眩晕；二则酒生痰湿，导致中焦升降失常，湿阻气机，郁久化火，灼津为痰，痰夹浊气上扰清窍，发为眩晕，而痰浊中阻是关键，故选用祛痰泄浊止晕方为主方治疗，随证加减，用药上环环相扣，故收效颇佳。

眩晕是指清窍失养而出现头昏、眼花为主症的一类病症，常见于现代医学的脑动脉供血不足、梅尼埃病、高血压、脑动脉硬化等疾病。笔者治疗本病，开始完全依照教材辨证用方，但是效果不佳。后跟随恩师王焕生老中医、全国名老中医杨廉方后，积极总结，同时又参考借鉴其他好的经验，治疗效果明显提高。现将临证体会总结如下：

1. 无痰不作眩，治疗应着力祛痰

《素问·经脉别论》云："饮入于胃，游溢精气，上输于脾，脾气散精，上归于肺，通调水道，下输膀胱，水精四布，五经并行。"指出精微乃脾之所化，依赖肺之宣发，肾之气化，借以三焦为通道运行周身，从而发挥其濡养脏腑、四肢百骸的作用。若饮食不节，嗜酒肥甘，饥饱劳倦，伤于脾胃，导致脾胃虚弱，精微运化失常，进而聚变生湿生痰，痰湿中阻，浊阴上扰，蒙蔽清窍，发为眩晕；或素体脾虚湿盛，中焦升降失常，湿阻气机，郁久化火，灼津为痰，痰夹浊气上扰清窍，发为眩晕。其临床表现为头昏，头重，或伴视物旋转，如坐舟车，甚至不能站立，恶心呕吐，晨起尤甚，胸闷恶心不欲食，或伴口苦，大便黏腻，小便正常或黄，舌苔白厚或黄腻，脉弦或滑数。本证型发病虽与脾关系密切，但痰湿为病理产物，治疗应以祛除痰湿为主，这与部分学者提出的痰为眩晕发病的核心病理因素的观点相一致。

如辨证偏于痰浊中阻，则选用半夏白术天麻汤合四君子汤治疗，具体选用天麻 18g，钩藤 30g，太子参 30g，白术 18g，茯苓或土茯苓 18g，陈皮 12g，法半夏 8g，泽泻 10g，山楂 18g，草决明 18g，麦芽 15g，甘草 6g 等药物；或借鉴恩师高新彦的经验，选用补中益气汤合半夏白术天麻汤治疗，具体选用生黄芪 30g，党参 15g，法半夏 12g，白术 20g，天麻 15g，当归 15g，葛根 18g，陈皮 12g，茯苓 18g，升麻 8g，柴胡 6g，三七 3g，炙甘草 6g 等；或借鉴江西老中医蔡敬友的眩晕方（蔡氏眩晕方，半术天麻藏，钩藤决明伍，泽泻量大良）治疗，具体选用法半夏 9g，白术 18g，天麻 18g，茯苓 18g，陈皮 12g，钩藤 30g，石决明 30g，泽泻 24g 等药物。

如辨证偏于痰湿化热，症见头痛、目胀、眩时欲吐、胸闷、脘痞、口干苦、心烦失眠、舌暗红苔薄黄（或黄腻），脉弦滑数等。证属痰热上扰，清窍被蒙，阻滞脑络者，则选用黄连温胆汤治疗，具体选用天麻 18g，钩藤 30g，黄连 10g，陈皮 12g，法半夏 8g，白术 18g，茯苓 18g，枳壳 12g，竹茹 10g，薏苡仁 30g，冬瓜子 30g，甘草 6g 等药物；或者选用湖北老中医成肇仁的止眩汤治疗，药用法半夏 10g，茯苓 15g，竹茹 12g，陈皮 10g，枳壳 15g，黄连 6g，炒白术 12g，泽泻 15g，天麻 10g，当归 12g，川芎 10g，炙甘草 6g，以清热化痰（饮），和胃通络，止眩。

针对痰浊中阻型眩晕，其治疗关键是祛痰泄浊止晕，在这一观点的指导下，笔者创制了经验方祛痰泄浊止晕方，应用于临床，疗效显著。该方由四君子汤、泽泻汤合半夏白术天麻汤加活血化瘀之品组成，具体药物：太子参 30g，白术 18g，茯苓 18g，陈皮 12g，法半夏 9g，天麻 18g，石决明 30g，泽泻 10g，枳壳 12g，竹茹 10g，山楂 18g（或者加水蛭 6g，三七 10g，葛根 18g，丹参 18g），甘草 6g。方中太子参甘平，补脾胃，健中气，化精微，生阴血；茯苓健脾补中，宁心安神，利水渗湿；白术补气健脾，燥湿利水，善补后天之本，为补气健脾之要药，对人体有强壮作用；炙甘草温而补中，益气健脾；陈皮理气健脾，燥湿化痰；法半夏燥湿化痰和胃。《金匮要略》云："心下有支饮，其人苦冒眩，泽泻汤主之。"《神农本草经》谓泽泻主"风寒湿痹，养五脏，益气力，肥健，乳难，消水"，泽泻、白术为治疗痰浊中阻而致眩晕的常用药对。合枳壳、竹茹理气清心除烦止呕，且气行则湿化。天麻甘平柔润，善平肝息风而止头眩，配伍石决明，息风而止眩之力尤强。同时，考究本证型多反复出现，病程较长，遵"久病多虚多瘀"之旨，加山楂既能活血，又能健脾祛湿，如果瘀象明显，可再合水蛭、三七、葛根、丹参等。诸药合用，共奏祛痰泄浊止晕之功。

痰浊中阻型眩晕患者，有如下特点：体质偏胖；消化功能不好；自觉身体困重，周身乏力，无精神；大便黏滞，不易冲走；舌质淡，苔白腻或者黄腻而厚。符合以上征象者，多可选用上方治疗。此外，仙鹤草对眩晕疗效显著，笔者体会其运用指针是无明显阳性征象者（如阴虚阳亢、肝阳上亢等）均可。

加减：若兼有肝阳上亢之征，加钩藤、牡蛎、龙骨，同时去法半夏；如痰浊中阻化热征象明显，合用十味温胆汤；如出现气血两虚，则加当归、黄芪、仙鹤草等补气养血；兼有血瘀情况，或者病程日久，则加入桃仁、红花、鸡血藤等活血祛瘀；湿阻气机者，加木香、砂仁、豆蔻；湿困中焦者，加藿香、佩兰、冬瓜子祛湿和中焦；胆热内扰者，合用柴胆牡蛎汤（柴胡 18g，龙胆草 6～9g，牡蛎 30g）。

2. 无风不作眩，治疗平肝息风

肝为风木之脏，内寄相火，体阴而用阳，主升主动，若忧郁或恼怒太过，肝失疏泄，郁结化火，肝阴耗伤，肝风内动，上扰头目，而致眩晕。本型临床表现多为头昏，甚至昏眩，或头胀痛，口苦，面红，性情急躁易怒，失眠多梦，大便干结，小便黄，舌红苔黄，脉弦数。此时应以平肝潜阳、清热息风为治法，选用天麻钩藤饮或者建瓴汤治疗，药用天麻 18g，钩藤 30g，石决明 30g，栀子 10g，柴胡 18g，白芍 18g，黄芩 10g，茯神 30g，怀牛膝 15g，夏枯草 30g，菊花 15g，杜仲 15g，续断 15g，甘草 6g 等。

3. 无虚不作眩，补虚安中制眩

①心脾两虚致眩，调养心脾止眩。《灵枢·口问》指出："上气不足，脑为之不满，耳为之苦鸣，头为之苦倾，目为之眩。"《脾胃论·脾胃虚实传变论》云："脾胃一伤，五乱互作……头痛目眩。"患者或因脾胃虚弱，饮食不节，或因久病体虚，气血不足，或因思虑劳心，耗伤心血，导致心脾气血亏virtual，脑失所养，发为眩晕。其临床表现为头晕，甚至视物模糊，劳累后诱发或加重，面色萎黄，乏力懒言，或伴心慌，夜寐差而多梦，纳食差，大便稀溏，小便正常。舌淡苔白，脉细无力。据此，拟定调养心脾、养血止眩之法，随证而治。

如果偏于心脾两虚，则用生脉散合四君子汤，药用天麻 18g，钩藤 30g，黄芪 30g，太子参 30g，白术 18g，茯苓 18g，当归 15g，麦冬 18g，五味子 8g，甘草 6g 等，疗效显著；如果偏于血虚，则养血止眩，选用四物汤合半夏白术天麻汤（王焕生父亲方）治疗，药用党参、半夏、川芎、山茱萸、天麻、当归各 9g，白芍、白术、熟地黄各 10g，陈皮 3g 等。王正宇老先生指出，本方益气养血，滋肾平肝，燥湿祛痰，和胃降逆，治疗眩晕，尤其是气血不足，脑失所养及脾胃不足，痰湿阻滞伴有恶心呕吐者。

②肝肾不足致眩，滋补肝肾为要。生理上，肝主血，主疏泄，肾藏精，主骨生髓，通于脑，两者正常，则髓海充足。若年老肾亏，或房劳过度、体弱多病，导致肾精不足，髓海空虚，脑失其养，发为眩晕。《灵枢·海论》曰："髓海不足，则脑转耳鸣，胫酸眩冒，目

无所见，懈怠安卧。"《医学从众录·眩晕》："肾主藏精，精虚者脑海空而头重……乙癸同源，治肾之所以治肝，治肝及所以息风……"其临床表现多为眩晕，病程较长，反复发作，腰膝酸软，多梦健忘，或伴耳鸣，遗精，女子月经不调，或颧红咽干，五心烦热，舌红苔少，脉细数。此时应滋补肝肾，濡养止眩，选杞菊地黄汤治疗，药用天麻18g，钩藤30g，枸杞子18g，菊花15g，熟地黄15g，山茱萸15g，山药18g，茯苓18g，泽泻10g，牡丹皮10g，甘草6g等。

4. 无瘀不作眩，化瘀通络止眩

气虚、气滞、外伤等因素均可导致血行不畅，出现瘀血内阻，血行不畅，瘀阻脑府，使清窍被蒙，或瘀血内阻，气血无法上注于头，脑失所养，发为眩晕。心主神明，若血瘀气逆，并走于上，扰乱心神亦可致眩晕。《仁斋直指方》首先提出："瘀滞不行，皆能眩晕。"《医家必读》亦云："瘀血停蓄，上冲作逆，亦作眩晕。"《医林改错》指出："元气既虚，必不能达于血管，血管无气，必停留而瘀。"其表现为头昏，头痛，失眠健忘，面唇发绀，舌质黯，有瘀斑，脉弦涩。治法活血通络，化瘀止眩，选用血府逐瘀汤。药用天麻18g，钩藤30g，白芍30g，桃仁10g，红花8g，当归15g，生地黄18g，川芎15g，怀牛膝15g，柴胡18g，枳壳12g，甘草6g等。

如果上述治疗无效，或者效果不佳，笔者还有一门绝杀，那就是用四川名老中医江尔逊先生的柴陈泽泻汤。此方即小柴胡汤、二陈汤、泽泻汤合方，另加天麻、钩藤、菊花而成。药用：柴胡10g，黄芩6～10g，法半夏10g，党参12～15g，甘草3～5g，大枣10～12g，生姜6～10g，陈皮10g，茯苓15g，白术10～15g，泽泻 10～15g，天麻 10g，钩藤 12g，菊花 10g。其中小柴胡汤旋转少阳枢机，透达郁火，升清降浊；二陈汤化痰降逆；泽泻汤涤饮利水。方中尚寓有小半夏茯苓汤，可降逆化痰，涤饮止呕；又寓有六君子汤，运脾和胃以治其本。加天麻、钩藤、菊花者，旨在柔润以息肝风。以上诸药虽平淡，而实具卓效。临证运用，凡眩晕之发作者，以此为基础，随证化裁，服 2～4 剂，多能迅速息止之，屡用不爽。待眩晕息止之后，再详察五脏气血阴阳之虚而培补其本，以收远期之疗效。

头痛肝郁血瘀多，芎芍镇痛方可瘥

王某，女，40岁，职员，垫江县桂阳街道人。

2018年3月23日首诊：反复两侧头部胀痛2年。患者反复出现头部疼痛，已经2年，曾诊断"高血压病""血管性头痛"，多方治疗，效果不佳，经人介绍来我处就诊。刻诊：头部胀痛，两侧明显，疼痛剧烈时如刀割。舌质淡，苔黄，脉弦。患者平素情绪急躁，生气时头痛明显。

西医诊断：高血压病，血管性头痛。中医诊断：头痛。辨证：肝郁气滞血瘀。治法：祛风镇痛，平肝潜阳。主方：芎芍镇痛汤。处方：

川芎18g，白芍30g，柴胡18g，赤芍12g，醋香附12g，羌活9g，白芷12g，钩藤30g，珍珠母30g，丹参18g，葛根18g，蜈蚣3g，全蝎3g，生甘草6g。3剂，水煎服。

2018年3月29日二诊：头部胀痛缓解，自觉身困，纳食欠佳。舌质淡，苔白腻微黄，脉弦细。处方：

川芎30g，白芍30g，柴胡18g，赤芍12g，醋香附15g，羌活9g，白芷12g，钩藤30g，珍珠母30g，丹参18g，葛根18g，蜈蚣3g，全蝎3g，白扁豆18g，薏苡仁30g，生甘草10g。5剂，水煎服。

3个月后，电话随访，头痛未再复发，颇为感激。

辨治思路与心悟：头痛虽然可分数个证型，但是临证发现，肝郁气滞血瘀型头痛最为多见，笔者曾一度选用天麻钩藤饮加减，但是疗效不尽如人意。后阅读前人蔡友敬老中医经验，选用芎芍镇痛汤治疗（川芎30g，白芍15g，白芷10g，羌活10g，柴胡10g，香附10g，钩藤15g，珍珠母30g，生甘草3g），疗效显著。该方由散偏汤和川芎茶调散加减而成，是蔡氏得心应手的效方，具有祛风镇痛、平肝潜阳之功。

血管性头痛属于慢性头痛，主要因风邪内侵，上扰清空，经脉阻滞，血行受阻，或情志抑郁，肝阳偏亢，气机失调，只升不降所致。

方中川芎入肝经为治疗头痛之要药，具有祛风止痛、活血行气之功效，对于气血阻滞之头痛有独特的疗效。但用量要大，一般以30g为宜，少则效差。白芍具有养血敛阴、平肝止痛的作用，对头痛既可以平抑肝阳，用于肝阳亢盛的头痛，又可抑制川芎之辛燥，协同共奏镇痛的作用。白芷祛风胜湿，活血止痛，痛在阳明经者必用；羌活祛风镇痛，痛在太阳经者必用；柴胡疏肝解郁，升举阳气，痛在少阳经者宜之。钩藤、珍珠母平肝息风，香附开郁散滞，理气舒肝，以加强上药之效应。

疼痛剧烈者加全蝎4只，蜈蚣2条；偏热者加黄芩10g，菊花10g；偏湿者加薏苡仁30g，扁豆30g；偏寒者加细辛3g；偏风者加僵蚕10g；夹瘀者加丹参15g，赤芍10g。笔者临证灵活运用，疗效显著。

为方便记忆及应用，笔者将其编写口诀如下：

蔡氏芎芍镇痛汤，柴附羌芷双钩襄。珍珠甘草两存伍，祛风潜阳头痛芪。

痛剧全蝎蜈蚣选，偏热黄芩菊花拈。偏湿扁豆苡仁用，偏寒细辛偏风蚕。

夹瘀赤芍丹参入，加减头痛诸痛康。

当然，如果头痛属风热者，用芎芷石膏汤；属气虚头痛者，用顺气和中汤；眉棱骨痛者，用选奇汤。

水肿顽固不消退，勿忘活血加利水

陈某，女，69岁，农民，垫江县杠家镇人。

2017年5月15日首诊：间断双下肢重度水肿3年。患者既往咳嗽、咳痰、气促多年，曾明确诊断"支气管扩张伴感染，阻塞性肺气肿，冠状动脉粥样硬化性心脏病，左房扩大，心力衰竭，心功能Ⅲ级"，多方治疗，咳喘缓解，但是双下肢间断重度水肿，予以托拉塞米10mg，每日2次利尿，效果也不明显。刻诊：咳嗽，咳白色黏痰，气促，动则明显，休息后缓解，夜间平卧困难；眼睑水肿，口唇发绀，双下肢指凹性水肿明显，纳食差，大便未解，小便量少。舌淡，苔白，脉弦滑。

西医诊断：支气管扩张伴感染，阻塞性肺气肿，冠状动脉粥样硬化性心脏病，左房扩大，心力衰竭，心功能Ⅲ级。中医诊断：水肿。治法：化痰降气，健脾益肺利水。主方：防己黄芪汤合苓桂术甘汤。处方：

黄芪40g，防己15g，白术18g，茯苓30g，桂枝10g，草薢15g，石韦15g，车前草30g，旱莲草30g，甘草6g，太子参30g，麦芽18g，浙贝母18g，泽泻15g，猪苓15g，白附片3g（先煎），白茅根30g。3剂，水煎服。

另予以中药浴足：桑枝30g，桂枝20g，透骨草30g，花椒15g，伸筋草30g，艾叶15g，红花15g，木瓜15g，白附片12g，怀牛膝18g。2剂，水煎，泡脚。

2017年5月19日二诊：双下肢水肿较前减轻，已经出现皱褶，咳嗽、咳白色黏痰，喘息较前缓解，能适当活动。进食较差，夜寐差，大便正常，小便量较前增加。舌淡，苔白，脉弦滑。余未诉其他不适。

辨证：痰浊壅肺，水湿停滞。治法：化痰降气，健脾益肺利水。主方：活化汤合五苓散。处方：

桃仁12g，红花12g，丹参18g，当归15g，鸡血藤30g，地龙12g，土鳖虫10g，水蛭6g，黄芪30g，桂枝10g，泽兰12g，茯苓30g，泽泻10g，白术18g，桑白皮18g，山楂18g，桔梗15g，甘草6g。3剂，水煎服。

继续予以上述中药方足浴。

2017年5月22日三诊：现偶有咳嗽，喘息较前缓解，能适当活动，进食较差，夜寐一般；双下肢水肿减轻，已经出现大量皱褶；大便正常，小便量较前增加。舌淡，苔白，脉弦滑。处方：

甘草6g，桔梗15g，山楂18g，桑白皮18g，白术18g，泽泻10g，茯苓30g，泽兰12g，桂枝10g，黄芪30g，水蛭6g，土鳖虫10g，地龙12g，鸡血藤30g，当归15g，丹参18g，红花12g，桃仁12g。5剂，水煎服。

中药足浴方如下：木瓜30g，怀牛膝36g，白附片24g，花椒30g，红花30g，艾叶30g，伸筋草60g，透骨草60g，桂枝40g，桑枝60g，桃仁24g，当归30g，川芎30g。4剂，水煎，每日浴足3次。

辨治思路与心悟：水肿一病，常与肺失宣降、脾失健运、肾失开阖关系密切，故治法多从以上三方面入手，该病例一诊即是，选用的是祝谌予老中医经验方退肿汤（退肿汤用芪参术，苓桂草薢石韦图，车前旱莲二草入，温补脾肾利水都），温补脾肾，利水消肿。加太子参与上药合用构成四君子汤，以健脾助运水湿；加麦芽醒脾消食，浙贝母化痰，白茅根、泽泻、猪苓利湿，白附片温阳利水。另配合中药浴足，加强利水消肿之力。

然而，二诊时并未收到预期效果。突思"久病多瘀""血不利则为水"，本患者反复双下肢水肿3年，虽无明显血瘀征象，但是血瘀之实必然存在，故调整思路从血论治，选用山西名医门纯德经验方活化汤（门氏验方活化汤，桃仁丹参当归襄，血藤地龙山甲用，土元水蛭芪桂彰）活血化瘀通络，合五苓散温阳化气利水，加桑白皮泄肺清平喘，利水消肿，加山楂活血祛湿，加桔梗、甘草宣肺，寓为提壶揭盖之意。三诊收效明显，后以此为基础调整而愈。

此外，气属阳而主动，血属阴而主静，血不能自行而赖于气之推动，气虚血行无力停而成瘀，致瘀血内阻而可能发为水肿。《血证论·吐血》曰："瘀血化水，亦发水肿，是血病而兼水也。"《内经》曰："疏其气血，令其调达，而至和平。"故配合中药浴足治疗，一方面取其温热效应的刺激，使局部毛细血管扩张，促进局部血液循环；另一方面，浴足方可奏温经散寒、活络通经之功。

后凡是遇到水肿患者，经常法治疗效果不佳者，笔者径直更换为活血利水法，多能取得良好疗效。

当然，引起水肿的原因很多。如为肾病综合征所致水肿，需借鉴《闻过喜医辑》相关经验，尤其是表现面浮肢肿，面色萎黄或泛白，少气乏力，纳呆食少，腰膝酸软或足跟痛，形寒肢冷，性欲低下，月经失调，易感冒，舌质淡、边有齿痕，脉沉细或沉细无力，辨证属脾肾两虚者，选用补中益气汤加减。具体用黄芪30g，党参15g，白术15g，升麻3g，柴胡5g，当归10g，仙茅10g，仙灵脾10g，山药15g，山楂15g，丹参20g，芡实15g，凤尾草10g，甘草5g。记忆口诀：肾综脾肾两虚多，补中益气去陈廉，二仙山药楂芡实，丹参凤尾草同煎。

结石一病辨阴阳，各有偏重疗效彰

胡某，男，47岁，农民，重庆市武隆县人。

2017年10月27日首诊：4天前，患者出现右胁部隐痛，时常胀痛，伴口苦，小便黄，影响休息，大小便正常，前往某医院就诊，诊断为"左肾结石"，予以打针、口服药物，症状缓解不明显，并出现疼痛进行性加重。舌质淡，苔黄腻，脉弦数。腹部彩超提示：双肾结石，其中左肾结石约4.0cm×3.2cm，脂肪肝。

西医诊断：双肾结石，脂肪肝。中医诊断：胁痛。辨证：肝郁脾湿，化热炼液成石。治法：疏肝祛湿去石。主方：四逆散合五金汤、柔肝降脂汤、芍药甘草汤。处方：

柴胡18g，白芍60g，枳实15g，甘草6g，山楂18g，泽泻10g，丹参18g，决明子18g，金钱草30g，海金沙18g，鸡内金15g，郁金12g，川楝子12g，车前草30g，白茅根30g，怀牛膝15g，延胡索15g。3剂，水煎服。

2017年10月30日二诊：诉疼痛完全消失，要求中药巩固疗效。舌质淡，苔白腻，脉弦。

主方：四逆散合五金汤合柔肝降脂汤。处方：

白茅根30g，车前草20g，怀牛膝15g，延胡索15g，决明子18g，丹参18g，泽泻10g，山楂18g，川楝子12g，郁金15g，鸡内金12g，海金沙30g，金钱草30g，枳壳15g，白芍30g，柴胡18g，甘草10g。5剂，水煎服。

半年后电话随访，服中药后一直未再出现疼痛，未复查腹部彩超。

辨治思路与心悟：结石一病分阴阳，即借鉴郭子光教授以"脏为阴，腑为阳"学说为指导，其结石在肾者，在脏属于阴，多为阴寒凝聚冰结而成；结石在输尿管、膀胱、胆囊者，在腑属于阳，多为热灼津液，煎熬而成。具体而言，肾结石以廖蒉阶老中医的强肾消石汤治疗（强肾消石廖氏方，六味去皮枸菟藏，附桂杜续骨脂伍，牛膝灵脾用之强）；输尿管、膀胱结石以时振声老中医的二金石韦汤为主治疗（时氏二金石韦汤，金钱海金石韦襄，二至瞿麦牛膝留，车前冬葵泽兰康）；胆囊结石以高新彦教授的柴牡五金汤为主治疗。当然，临证时，需要在辨证的基础上运用上述代表方，同时圆机活法，加减恰当。

本例患者，现代医学明确诊断为双肾结石，予以对症治疗，效果不显。来诊时，辨证为肝郁脾湿，化热炼液成石，选用四逆散疏肝理气，调和肝脾；五金汤清肝胆湿热，理气健脾；芍药甘草汤缓急止痛，柔肝降脂汤祛湿降脂；加车前草、白茅根利尿利湿，怀牛膝活血化瘀，延胡索理气止痛。二诊以上述方为基础而获佳效。

牙痛虽属常见疾，阳虚牙痛需注意

雷某，男，83岁，退休，垫江县杠家镇人。

2017年11月5日首诊：患者既往安置人工假牙，最近出现牙龈疼痛明显。查看疼痛部位，未见明显红肿，但是疼痛影响进食及休息，颇为痛苦。舌质淡，苔白腻，脉弦细。

中医诊断：牙痛。辨证：阳虚牙痛。治法：引火归原，兼以止痛。主方：虚火牙痛方合芍药甘草汤。

处方：熟地黄15g，生地黄18g，附片6g，肉桂3g，白芷12g，怀牛膝15g，白芍30g，甘草6g。2剂，水煎服。

2017年11月21日二诊：诉症状完全消失，近日纳食差，乏力。舌质淡，苔白腻，脉弦细。

主方：理中汤合六君子汤

处方：太子参30g，白术18g，茯苓18g，陈皮12g，法半夏9g，木香6g，砂仁5g，干姜10g，甘草6g。3剂，水煎服。

3月后患者因冠心病心悸、心前区闷胀，来我处中药调理。诉未再出现牙痛。

辨治思路与心悟：牙痛一症，常法选用玉女煎、清胃散治疗，多能获效，但是如果3剂后症状缓解不明显，则需要审视辨证用药情况。阳虚牙痛，笔者最开始接触到此证型为《王正宇医疗经验存真》载治虚火牙痛方（二地黄桂附牛）。后临证发现，此证型并不少见。辨证恰当，牙痛很快缓解。

　　本例患者，牙龈疼痛明显，但是未见明显红肿，考虑为阳虚牙痛，给予虚火压痛方引火归原，芍药甘草汤缓急止痛，药证对应，牙痛消失。后因脾虚选用理中汤合六君子汤健脾益气和中。

瘿病治法各不同，疏肝清热为入手

陈某，女，23岁，护士，垫江县桂溪镇人。

2018年8月20日首诊：失眠多梦、烦躁易怒半年，面部散在粉刺2月。半年前，患者因失眠多梦、烦躁易怒曾在某院诊断为"甲状腺功能亢进"，予以碘131放射等治疗，各指标有所改善，但是症状仍然无缓解，且近2月面色差，出现散在粉刺。舌质红，苔薄黄，脉弦数。

西医诊断：甲状腺功能亢进。中医诊断：瘿病。辨证：肝郁化热。治法：疏肝清热。主方：丹栀逍遥安神汤。处方：

丹皮10g，栀子10g，柴胡18g，白芍18g，白术18g，茯苓18g，当归15g，佛手15g，合欢花15g，首乌藤30g，龙骨30g，牡蛎30g，桑白皮18g，太子参30g，山楂18g，酸枣仁18g，麦芽18g，甘草6g。3剂，水煎服。

辨治思路及心悟：《外科正宗·瘿瘤论》提到："夫人生瘿瘤之症……乃五脏瘀血、浊气、痰滞而成。"指出瘿病的病机主要是瘀血、痰浊、气滞。

从经络循行来看，肝经起于足大趾……循喉咙后，连接目系，上入甲状腺（也就是颃颡，位于颈部甲状软骨前）。甲亢常见颈前瘿肿、眼球凸出，而颈前（即颃颡）和眼部都是肝经循行部位。

甲亢常见有心慌、手抖、多汗、乏力、失眠、性急易怒、多食易饥、大便溏稀等症状。肝在志为怒，肝火亢盛，故常见性急易怒；

肝火上扰于心，则见心慌；肝火上扰神明故有失眠；火热迫津外泄则多汗；壮火食气，则见乏力；热为火之渐，火为热之极，热极生风，则见手指颤抖；火热加速消耗水谷精微则多食易饥；肝木乘脾土，则见大便溏稀。由上可见甲亢诸症都与肝有着密切的联系。

逍遥散出自《太平惠民和剂局方》，由柴胡、白芍、当归、白术、茯苓、炙甘草组成，若加牡丹皮、栀子，名丹栀逍遥散或八味逍遥散，治疗怒气伤肝、血虚目昏、头痛目赤、小便涩痛等症。原方为粗末，近代多以此作为汤剂服用。

针对本病，源于上述病机认识，用丹栀逍遥散治疗本病。方中用柴胡、薄荷疏肝解郁，行气散结；当归、白芍滋阴养血调肝；白术、茯苓、甘草健脾益气，杜其生痰之源；丹皮、栀子清解郁火。全方使肝气调畅，脾得健运，阴液得复，郁火得以清泻，则诸症可解。

若心悸失眠较甚者加酸枣仁、麦冬养心安神；痰气郁结、瘿肿明显者加香附、海浮石、大贝母行气化痰消肿；阴虚火旺者加玄参滋阴降火；手指颤抖者加生决明、钩藤、白蒺藜平肝息风。

本例患者，就诊时以失眠多梦、烦躁易怒、面部散在粉刺为主要症状，考虑为肝郁日久化火，郁而不畅所致，故选用丹栀逍遥散疏肝健脾清热。加佛手、合欢花增强疏肝解郁之力，合酸枣仁、首乌藤养血安神；选龙骨、牡蛎相配，龙骨善于镇静安神，牡蛎长于软坚散结，二药配伍使用既能改善患者睡眠情况，又能治疗痰涎瘰疬，缓解患者颈前瘿肿。此外，桑白皮清泄肺热，山楂祛湿通络，太子参健脾益气，麦芽疏肝消食，甘草调和诸药。

2018年8月25日二诊：诉口服药物后睡眠较前改善，面部粉刺减少。舌质红，苔薄黄，脉弦数。处方：

丹皮 10g，栀子 10g，柴胡 18g，白芍 18g，炒白术 18g，茯神 18g，当归 15g，夏枯草 30g，龙骨 30g，牡蛎 30g，枇杷叶 18g，郁金 15g，山楂 18g，姜半夏 6g，五味子 6g，甘草 6g。3 剂，水煎服。

辨治思路及心悟：药中病机，症已缓解，加郁金，与柴胡相配，柴胡引药入肝经，郁金理气解郁，二药配伍加强疏肝解郁之功效，使肝气条达，肝血得充，药物直达病所。增夏枯草清肝泄热，同时有软坚散结之效，与半夏合用，交通阴阳以安神；枇杷叶清肺热，五味子安神敛阴。

2018 年 9 月 3 日三诊：目前患者睡眠和自觉发热感均改善，但是仍自觉心跳快。舌质红，苔薄黄，脉弦数。主方：丹栀逍遥安神汤合生脉散。处方：

丹皮 10g，栀子 10g，柴胡 18g，白芍 18g，炒白术 18g，茯神 18g，当归 15g，夏枯草 30g，龙骨 30g，牡蛎 30g，首乌藤 30g，姜半夏 6g，太子参 30g，麦冬 18g，苦参 18g，五味子 6g，甘草 6g。3 剂，水煎服。

上方继续加减一段时间后复查甲功指标恢复正常，各项症状基本消失。

辨治思路及心悟：自觉心跳快，考虑为肝郁化火，伤及心阴，心失所养所致，合生脉散益气养阴生脉，苦参有良好的抗心律失常作用，故选用。

苦参，味苦性寒，归心、肝、胃、大肠、膀胱经，功能清热燥湿，祛风杀虫，利尿。现代运用及研究表明：①现今临床应用苦参时有心律失常症状的患者往往得以好转，说明苦参有一定的抗心律失常作用，而早在《本草经百种录》中就记载苦参"专治心经之火"。②苦参是心律失常"广谱药"，无性别、年龄、病程差别，因其味极苦，对胃肠道有刺激，故应用时多加温阳健脾药，用量最大为60g，儿童以 15g 为宜。③苦参其有效成分是生物碱、黄酮类化合物，而以总碱、总黄酮效果为佳。④苦参抗心律失常似"奎尼丁样作用"，无奎尼丁的副作用。

面瘫临证一得

面瘫，即特发性面神经麻痹，指茎乳孔内面神经非特异性炎症所导致的面瘫，临床上多见发病突然，病前多有面部受凉、吹风或外感史，往往在晨起洗漱时发现口角漏水，或进食时食物存积于齿龈间，或因说话不便、闭目不全被他人发现患病。部分患者有耳后、耳内、乳突区或（和）面部轻度疼痛或（和）麻木感及汗出减少。可归属于中医学"僻""卒口僻""口㖞"等范畴。面瘫的发生与正气的强弱关系密切，正气虚弱，风邪乘虚而入，又风常与痰湿相合，阻碍经络，碍阻血行而发病。病发日久，正气更虚，邪气缠绵，更难治愈，故容易反复。

面瘫的治疗，一般情况下，针灸即能获得好的疗效，但对于难治性面瘫，则需要立足治本，兼顾局部，综合治疗，才可获得满意效果。凡面瘫经积极治疗，症状缓解不明显者，需要考虑运用益气祛风通络之法，并根据辨证，照顾大局，方能取得理想疗效，常选用补阳还五汤合牵正散、止痉散治疗，具体药物：黄芪 60g，当归 15g，地龙 12g，川芎 15g，桃仁 12g，红花 9g，白芍 30g，赤芍 9g，僵蚕 12g，全蝎 3g，蜈蚣 1 条，丹参 18g，（或加水蛭 6g），白附子 9g，甘草 10g。

如果还是改善不明显，可选用名老中医焦树德的正颜汤以散风活络，化痰解痉。具体药物：荆芥、防风各 9g，全蝎 6 ~ 9g，白僵蚕 10g，白附子 6g，蜈蚣 2 ~ 3g，白芷 10g，钩藤 20 ~ 30g，葛根

12g，桃仁、红花各 10g，炙山甲 6g 等。记忆歌诀：正颜汤内有荆防，牵正白芷钩藤襄；桃红葛根山甲用，散风活络息风帮；中风中络口眼歪，颜面麻痹此方当!

"大便黏滞不爽"诊治心得

　　曾经一段时间，遇到大便黏滞不爽的患者，特别是主诉为大便稀不成形，但解不痛快，解了还想解，或者大便黏滞，粘在便池中，水都冲不走的，笔者总是犯难，原因在于，虽然知道是湿热为患，但选方用药往往不知所措，所处方药，有的有效，有的没效，感到颇为棘手。某日翻阅《吴鞠通医学全书》，发现有"三焦湿郁，升降失司，脘连腹胀，大便不爽，一加减正气散主之"的记载。本方由藿香梗、厚朴、杏仁、茵陈、茯苓皮各二钱，陈皮、大腹皮各一钱，神曲、麦芽各一钱五分组成；功能芳香化湿，理气和中；治三焦湿郁，升降失司，脘连腹胀，大便不爽。其中的"大便不爽""湿郁"似乎正是笔者遇到的难题。于是就记下这张方子，遇到合适的患者，就试用，患者复诊时我着重询问其大便不爽的改善情况。耶！大有改观！笔者慢慢发现本方针对大便不爽，确有疗效。以后治疗此证，再无疑虑。举 2 个病例。

　　刘某，男，63 岁，退休，垫江县长龙镇人。2017 年 6 月 13 日初诊。

　　主诉：反复舌苔厚腻、口干口苦、周身乏力 20 余年。20 余年来，患者反复出现舌苔厚腻，或黄或白，周身乏力，四肢无力，不欲做事，口干口苦，纳食不佳。大便黏滞，不易冲走，小便正常。舌质淡，苔白腻、中间厚腻，脉濡。

　　中医诊断：湿阻。辨证：湿热阻滞三焦。治法：和解少阳，宣畅气机。主方：小柴胡汤合三仁汤、正气散。处方：

柴胡 18g，黄芩 15g，太子参 30g，法半夏 9g，杏仁 15g，薏苡仁 30g，冬瓜子 30g，厚朴 12g，淡竹叶 12g，通草 12g，滑石 30g，甘草 6g，藿香 10g，陈皮 12g，茯苓皮 18g，砂仁 6g。4 剂。

制作成散剂，每次口服 6g，每日 3 次。半年后患者因咳嗽来我处就诊，诉服上药后症状明显改善，大便畅快。

谭某，男，55 岁，工人，重庆市渝北区人。

2018 年 12 月 3 日首诊：主诉胃脘部胀满伴口苦、肩背部酸痛 2年。2 年前，患者因饮酒后出现胃脘部胀满，进食后明显，伴口苦，未引起重视，后逐步出现肩背部酸痛，曾多次在重庆市某名中医处就诊，效果欠佳。刻诊：口苦，胃脘部胀满，进食后明显，伴肩背部酸痛，周身困重，大便黏滞，舌质淡，苔黄厚腻，脉濡。

中医诊断：湿阻。辨证：肝胃不和，湿阻中焦。治法：疏肝和胃，祛湿和中。主方：柴平汤合一加减正气散、补血汤、桂枝汤、六一散、枳壳汤。处方：

柴胡 18g，黄芩 15g，太子参 30g，法半夏 9g，苍术 15g，厚朴 12g，陈皮 12g，藿香 10g，茯苓 18g，茵陈 30g，杏仁 9g，山楂 18g，黄芪 30g，当归 15g，桂枝 6g，白芍 30g，滑石 30g，甘草 6g，枳壳 12g，桔梗 9g。3 剂，水煎服。

辨治思路与心悟：本例患者来诊时，伸出双手，要求诊脉知病，笔者欣然接受挑战。诊脉发现脉濡，考虑为湿邪为患，但是不敢肯定，在查及舌质淡，苔黄厚腻，便确定为湿邪所致，告知患者，同时继续询问。此时患者不住地点头称奇。问及主症有三：一则，口苦，胃脘部胀满；二则，肩背部酸痛；三则，周身困重，大便黏滞。笔者用三法治之，一则，遵师训"口苦胃胀，柴平汤主之"，选用柴平汤疏肝平胃，合枳壳汤调畅气机；二则，湿阻气机，气血运行失常，肩背部失养，故酸痛，选用补血汤益气养血，桂枝汤调和营卫，疏通气血，且小剂量桂枝有化气行水化湿作用；三则，周身困重，大便黏滞乃湿为患，选用一加减正气散、六一散化湿渗湿，并加茵陈清热利湿，杏仁开宣肺气，山楂消食降脂。

2018年12月9日二诊：患者口服中药后，口苦减轻，胃脘部胀满缓解，肩背部酸痛及周身困重减轻，大便黏滞，舌质淡，苔黄腻，脉濡。

主方：柴平汤合一加减正气散、补血汤、桂枝汤、六一散、枳壳汤。处方：

柴胡18g，黄芩15g，太子参30g，法半夏9g，苍术15g，厚朴12g，陈皮12g，藿香10g，茯苓18g，茵陈30g，杏仁15g，山楂18g，木瓜15g，黄芪30g，当归15g，桂枝6g，白芍30g，滑石30g，甘草6g，枳壳12g，桔梗9g，鸡血藤30g。3剂，水煎服。

辨治思路与心悟：药已中病，效果已显，加木瓜舒筋活络，和胃化湿；鸡血藤养血活血通络。

2018年12月16日三诊：患者自觉症状十去其六，现一身清爽，偶有打嗝，食后腹胀，大便正常。舌质淡，苔黄微腻，脉弦细。

主方：柴平汤合一加减正气散、补血汤、六一散。处方：

柴胡18g，黄芩15g，太子参30g，法半夏9g，苍术15g，厚朴12g，陈皮12g，藿香10g，佩兰15g，茯苓18g，茵陈30g，杏仁15g，薏苡仁30g，冬瓜子30g，山楂18g，滑石30g，甘草6g，黄芪30g，当归15g，枳壳12g。4剂，水煎服。

临证时间长了，笔者也逐步摸索出一些规律。细细分析此类患者，大致有以下几个特点：①大便排出困难，排便不爽，甚至黏滞于肛门；②便质一般不干硬，多为细软、稀散，甚或溏泻如水样便；③多见脘腹胀满或痞闷感；④舌苔多厚腻，大多不黄燥，或仅微黄，脉濡；⑤常见于体肥多脂之人，面色黄而带滞，食后脘腹胀满或加重，头身困重，口渴不欲饮，部分体瘦患者也可见。

一加减正气散中藿香梗芳化湿浊；苦杏仁、陈皮、厚朴、大腹皮相配，苦温与辛温合用，辛开苦降，以燥湿除满消胀，调畅上中下三焦气机；茯苓皮与茵陈合用，渗利湿浊，兼清郁热；神曲、麦芽醒胃消食，以助脾胃之升降。诸药配伍，具有祛除湿浊、调畅气机，恢复脾胃气机升降之功，正可除"大便黏滞不爽"！

通脉四逆汤治四肢厥冷

熊某，男，45 岁，职工，重庆市北碚区人。

2018 年 10 月 27 日首诊：间断四肢怕冷、麻木 3 年。患者素来怕冷，3 年前开始出现秋冬季节四肢异常怕冷，麻木，甚至影响活动。查舌质淡，苔薄白，脉弦细。

中医诊断：厥证。辨证：营血虚弱，寒凝经脉。治法：温经散寒，养血通脉。主方：通脉四逆汤。处方：

赤芍 12g，白芍 18g，通草 15g，大枣 18g，甘草 6g，桂枝 10g，细辛 9g，黄芪 30g，当归 15g。5 剂，水煎服。

2018 年 10 月 31 日二诊：服药后自觉怕冷较前改善，故来我处巩固。伴脱发，无头油。查舌质淡，苔薄白，脉弦细。处方：

何首乌 18g，侧柏叶 18g，细辛 9g，当归 15g，桂枝 10g，赤芍 12g，白芍 18g，生甘草 6g，大枣 18g，通草 15g。5 剂，水煎服。

辨治思路与心悟：当归四逆汤出自张仲景《伤寒论》厥阴病篇第 350 条："手足厥寒，脉细欲绝者，当归四逆汤主之。"本方为治疗营血虚弱、寒凝经脉所致的手足厥寒而设，具有温经散寒、养血通脉等功效。笔者在临床上每遇辨证为血虚寒厥，出现手足冷凉、脉沉微细症状者，辄选用之，取得满意疗效。此方现代临床应用甚广，如血管性头痛、偏头痛、坐骨神经痛、血栓闭塞性脉管炎、肩周炎、雷诺病等。临床应用时，要谨守病机，凡属素体血虚、阳气不足、寒邪凝滞、气血运行不畅之证，不必拘泥于疾病本身，均可以本方为主化裁应用，能达到异病同治的效果。

细辛为马兜铃科植物北细辛、汉城细辛或华细辛的干燥根和根茎，其最早记载见于《神农本草经》，具有祛风散寒、通窍止痛、温肺化饮之功效，多被用于治疗风寒感冒、头痛、牙痛、鼻渊、风寒痹痛、痰饮咳喘等症，是临床常用药物之一。"细辛不过钱，过钱命相连"，但细辛入汤剂，可以不必拘泥于此，应根据证候适当加大用量（一般6g起步，逐步增加剂量）。需特别提示细辛煎煮时间在30分钟以上，以避免其毒性和不良反应，并使有效成分发挥最大作用。

自拟麻疾康方治麻木

麻木是一个症状，可单独出现，亦可见于其他疾病之中，究其病因不外虚实两种：实是由于风、寒、湿、热、郁、痰、瘀等邪侵袭机体，闭阻经络，使气血流通不畅，导致肢体失于濡养或经脉郁滞，肢体不通或不荣而致；虚则是由于气血不足，筋脉失荣而发。

当然，历代名家结合自身实践，也有不同阐述。如李东垣主张内伤脾胃，气血不足，麻木乃生，治当补气为先；刘完素阐论火热致病，喜用寒凉之品治疗热痹；沈金鳌总结麻木治法为补助气血，不可专用消散；傅山注重调理气血，攻补并行等。

至于选方，有选用黄芪桂枝五物汤益气温经，和血通痹；有选用补阳还五汤以补气活血通络；有选用独活寄生汤祛风湿，止痹痛，益肝肾，补气血；有选用当归四逆汤以充阴血，振阳气；有选用五逐瘀汤以活化祛瘀；有选用阳和汤以温阳补血，散寒通滞；也有选四物汤以补血调血。

笔者通过临床实践，借鉴名医经验，提出健脾益气养血、化痰祛瘀通络是治疗麻木的重要法则，并应根据患者具体情况有所侧重。自拟麻疾康一方，应用尚且应手。本方具体药物：黄芪 30g，太子参 30g，白术 18g，茯苓 18g，当归 15g，鸡血藤 30g，威灵仙 15g，秦艽 15g，桂枝 9g，全蝎 6g，蜈蚣 1 条，白芍 30 ～ 60g，甘草 10g。

上肢麻木，或有清冷者加桑枝 30g，姜黄 15g，羌活 15g，细辛 3 g；下肢麻木，加独活 18g，牛膝 15g；颈僵不和，加葛根 30g，片姜黄 10g，木瓜 12g；头面麻木，加白附子 9g，僵蚕 12g；伴肿胀疼痛者，加防己 18g，首乌藤 30g；伴有腰酸腿软，加桑寄生 18g，杜仲、续断各 15g；伴腰痛者，加土鳖虫 9g。

此外，不论原因如何，只要有麻木症状，均配伍使用威灵仙，常能收到满意的疗效。

如上肢麻木，用威灵仙配桂枝；麻木而有发热者，可加桑枝、金银藤。对于下肢麻木，如因寒湿而致者，则用威灵仙配附子；肿胀明显者，可配川牛膝、木瓜、防己等祛湿之品；如麻木为湿热所致，患处有明显灼热感时，可配炒知母、黄柏，以清热燥湿。而对于气血亏虚经脉失养的麻木，则宜用生黄芪、当归、鸡血藤、赤芍等药，补气血通经络以治本，此时用威灵仙既能疏通经络以治标，又可将补气血之药带入五脏六腑、四肢百骸，使其充分发挥疗效。

益腰汤治腰痛

腰痛既是中医的一个病证，也是常见的一个症状，凡临床上遇见腰痛为主要表现时，就可按腰痛来辨治。

又因"腰为肾之府"，腰痛以肾虚为本，风、寒、湿、热、气滞、血瘀为之标，所以，治疗腰痛，当顾及肾，既治其标，又兼治本，对病初实证的腰痛，在经治症状缓解之后，可考虑增加补肾之品，对巩固疗效是有益的。

此外，腰痛还要着眼于"痛"字，"不通则痛，不荣则痛"，而痛则必然气机阻滞，血脉运行不畅，故临床中很多患者，均存在"肾虚血瘀"的情况。

笔者自拟的益腰汤，就是在这样的认识下完成的。凡是腰肌劳损、腰椎间盘突出、腰椎退行性病变以及男性前列腺增生、女性老年性尿道炎等病症出现腰痛（以酸困、疼痛为主），喜按喜揉，腿膝无力，遇劳则甚，卧则减轻，反复发作，舌淡，脉沉细或沉涩者，辨证属肾虚血瘀者，均可以益腰汤为主治疗。

本方具体由熟地黄 18g，山茱萸 15g，山药 18g，茯苓 18g，泽泻 10g，牡丹皮 10g，土鳖虫 12g，丹参 18g，当归 15g，三七 10g，杜仲 15g，续断 15g，桑寄生 18g，淫羊藿 30g，怀牛膝 15g，威灵仙 15g，秦艽 15g，白芍 30～60g，甘草 10g 组成，具有补肾活血止痛、柔筋强筋健骨之功效。

本方实际是由六味地黄汤合芍药甘草汤加味而成。六味地黄汤是平补肾阴的经典方，加入淫羊藿温肾壮阳、强壮筋骨；杜仲、续断、桑寄生、威灵仙、秦艽补肝肾、强筋骨；丹参、三七、土鳖虫活血化瘀、通络定痛；当归活血行血；牛膝活血通经，补益肝肾，利尿通淋，白芍柔肝缓急止痛，甘草调和药性，与白芍有协同功效。本方适当混合白酒或者黄酒，效果更佳。

曾在《中医杂志》（1965 年某期）上看见一篇文章，题名叫"土鳖虫治愈腰痛"。文中介绍采用土鳖虫一味，焙黄为酥为度，研面，白开水（黄酒更佳）送服，每晚一次，每次服 3 个（最好用大的），治疗外伤性或肾虚性腰痛（孕妇忌服），疗效显著，有疏通气血、活血化瘀止痛之功。但对骨折或腰椎间盘突出引起的腰痛，则无效。

《长春中医学院学报》（1995 年某期）有一篇"痛证运用芍药甘草汤治验"的文章，论述芍药甘草汤二药配伍，虚者可补，瘀者可散，急者可缓，痛者可止。《医学心悟》谓此方"止痛效如神"。临床适当加大二药用量，随证加味治疗各种痛症，常获良效。笔者在临床借鉴其经验，确有佳效。

当然，临床应用要想得心应手，取得好的疗效，还必须随证加减。腰痛偏于寒湿，加用肾着汤；偏于湿热，加用四妙丸；偏于风寒，加独活、细辛；失眠多梦，加首乌藤。

曹某，男，56 岁，居民，重庆市渝北区人。

2018 年 10 月 26 日首诊：间断颈部不适伴头胀半年。患者半年前开始出现颈部僵硬感，活动不利，严重时引起肩胛区不适，于某院检查，诊断为"脑梗死"，予以口服药物治疗，症状并没有改善，非常苦恼。刻诊：颈部僵硬感，活动不利，伴肩胛区活动不舒服，上肢活动受限，头部胀满，易于汗出。舌质淡，苔白，脉弦细。

西医诊断：脑梗死，肩关节周围炎，高脂血症。中医诊断：颈痹，肩痹。辨证：营卫不和，经络失养。治法：调和营卫，养血通络。主方：桂枝加葛根汤合当归补血汤、芍药甘草汤。处方：

桂枝10g，白芍30g，赤芍12g，葛根30g，丹参20g，黄芪30g，当归15g，威灵仙15g，秦艽15g，水蛭6g，鸡血藤30g，川芎15g，山楂18g，桑枝30g，蔓荆子18g，杭菊花18g，甘草10g。3剂，水煎服。

辨治思路及心悟：本例患者主症为颈部僵硬感，活动不利，伴肩胛区活动不舒服，上肢活动受限，头部胀满，易于汗出，考虑为营卫不和，经络失养所致，选用桂枝加葛根汤去姜枣解肌舒筋；芍药甘草汤柔肝舒筋，缓急止痛；当归补血汤益气养血；加水蛭、丹参、鸡血藤、川芎养血通络；桑枝、威灵仙、秦艽祛风湿，通经络；山楂祛湿浊，通血瘀；蔓荆子、菊花清利头目。

2018年10月29日二诊：患者服药后自觉整体症状缓解20%以上，现颈部僵硬感减轻，肩胛区不适缓解，上肢活动受限，易于汗出。舌质淡，苔白，脉弦细。（前两日改善有限，第三天改善最明显）

主方：桂枝加葛根汤合当归补血汤、四物汤、芍药甘草汤。处方：

土鳖虫10g，狗脊15g，蔓荆子18g，杭菊花18g，姜黄15g，丹参18g，黄芪30g，鸡血藤30g，赤芍12g，川芎15g，当归15g，桑枝30g，秦艽15g，威灵仙15g，大枣18g，甘草10g，葛根40g，白芍30g，桂枝10g，山楂18g。5剂，水煎服。

辨治思路及心悟：药中病机，诸多症状均明显改善，再合四物汤养血活血，土鳖虫活血续骨，狗脊补肝肾以增强疗效。

土鳖虫性寒、味咸、归肝经，有小毒，具有破血逐瘀、续筋接骨之功效，用于跌打损伤、筋伤骨折、癥瘕痞块、血瘀经闭、产后瘀阻腹痛等。现代研究表明，土鳖虫具有溶解血栓、抗凝血、抗肿瘤、促进骨折愈合、调节血脂、耐缺氧等十分广泛的药理作用。目前，土鳖虫在外科、妇科、心脑血管等疾病的临床应用日益广泛。笔者将此药运用于脑血管疾病（如活络复遂汤治疗中风后遗症）、腰痛等，疗效显著，常用量一般为12g。

需要注意的是，虫类药以祛邪为主，《神农本草经》多将其列为下品，故不宜久服，中病即止，体虚慎用；又虫类药富含异体蛋白，过敏体质者和孕妇忌用；另外，土鳖虫有毒性，故应严格控制用量，并注意炮制方法和服用方法，以免中毒。

2018年11月21日三诊：自诉服药后上述症状消失，疗效非常满意，但是3天前出现胸腰部胀痛，平卧时明显，起床受限制。胸腰椎MRI示胸腰椎多处突出，且有神经压迫之象，建议手术治疗，患者为求保守治疗来我处。查舌质淡，苔白，脉弦细。

主方：益腰汤。处方：

生地18g，山茱萸15g，山药18g，茯苓18g，泽泻10g，牡丹皮10g，土鳖虫12g，丹参18g，淫羊藿18g，杜仲15g，续断15g，桑寄生18g，怀牛膝15g，当归15g，三七10g，白芍30g，赤芍12g，葛根20g，威灵仙15g，秦艽18g，甘草10g。5剂，水煎服。

2018年12月26日患者因家属生病陪同来我处就诊，诉服药第3天症状即缓解大半，自行取药20剂煎服，未再出现疼痛反复。

辨治思路及心悟：用药后症状缓解，药中病机，但是症状突转，出现胸腰椎胀痛，起床受限制，遵循"方随法立，法随证转"之旨，改从胸腰椎痛论治，选用益腰汤补肝肾，活经络，缓急止痛。

益腰汤中含有芍药、甘草，而芍药甘草汤出自《伤寒论》，为误汗伤阴，筋脉挛急而设。肝主筋，喜疏散而恶敛，故以辛为补，以酸为泻。白芍甘苦酸，性微寒，入厥阴肝经，酸能敛阴柔肝，甘能补血养阴，酸寒之性，抑肝扶土，和血调营；甘草甘缓，通行十二经脉，性平和，能和逆气而补脾土，二药合用，酸甘化阴，具有缓肝和脾、益血养阴、缓急止痛之功。对因肝血不足，筋脉失养，或拘挛抽搐，筋骨疼痛等症，用芍药甘草汤可起到解痉镇痛的功效。

乳汁排出异常疾，中医中药效堪夸

临床上，常常遇到哺乳期患者因为乳汁排出异常前来就诊，或乳汁排出不畅，多方治疗（通乳师通乳、经络疏通）效果不佳者，或者乳汁自出。刚开始笔者对治疗此病也没有十足的把握，随着诊疗实践的增加，逐步加深了对此病的认识，疗效也大大提高。现结合典型案例谈谈经验体会。

垫江某医院院长之妻，女，41岁，工人。2017年7月18日以"足月剖宫产后乳汁稀少10余天"就诊。

患者自诉15天前，在某院行剖宫产术，喜获千金，术后伤口恢复良好，但是母乳稀少、淡而清晰，运用多种方法，效果寸无，颇为痛苦。刻诊：乳汁稀少，色淡而清晰，双侧乳房胀硬疼痛，面色不华，纳食差，夜间休息可，大小便正常，舌质淡，舌边有齿痕，脉弦细。追问病史，患者平素性情急躁，既往有"乳腺增生"病史多年，头胎乳汁也少，靠奶粉哺育。

中医诊断：产后缺乳。辨证：肝气郁结，气血不足，乳络不通。治法：疏肝理气，养血活血，散结通络。主方：下乳涌泉散。处方：

穿山甲9g，路路通15g，夏枯草30g，当归15g，熟地黄15g，川芎10g，白芍18g，白芷6g，柴胡18g，青皮10g，通草12g，桔梗3g，王不留行12g，甘草6g。2剂，每日1剂，水煎600mL，分3次口服。

2017年7月26日二诊：诉服药后乳汁较前增多，但是仍然不能满足婴儿需要，纳食可，夜间休息一般，大小便正常。舌质淡，舌边有齿痕，脉细。方证对应，已经显效，上方合用滋乳汤。具体方药如下：

黄芪30g，当归15g，知母10g，玄参18g，穿山甲9g，路路通15g，王不留行15g，丝瓜络15g，熟地15g，川芎10g，白芍18g，白芷12g，通草12g，漏芦15g，桔梗3g，柴胡18g，青皮10g，甘草3g。5剂。

每日1剂，水煎600mL，分3次口服。同时嘱咐患者在服药时适当补充豆类、鸡、鱼等营养物质，注意培养、锻炼婴儿吸吮母乳的能力和习惯，采用正确的哺乳姿势。

2017年8月25日电话随访患者，诉奶水已经充足，完全能满足小儿需要，告愈。

辨治思路与心悟：本例患者，平素性情急躁，肝疏泄失常，乳络不通，故出现"乳腺增生"；产时手术及失血耗气，致使气血不足，乳汁生化乏源，加上乳络不畅，导致缺乳。肝失疏泄及气血虚弱均为重要病机，故一诊时辨证为肝气郁结，气血不足，乳络不通，拟定疏肝理气、养血活血、散结通络之治法，选用下乳涌泉散治疗。方中四物汤滋养气血；麦冬养血滋阴，专补血以生乳汁，均为君药。妇人乳汁，乃冲任气血所化，上则为乳，下则为经，故加桔梗载药上行；白芷去湿祛痰；木通、路路通理气通脉，升中有降；夏枯草清肝散结；醋柴胡疏肝解郁、调达肝气，合青皮疏肝破气，消积化滞，共为臣药。佐药选用王不留行、穿山甲走窜通乳，俗语云"穿山甲、王不留，妇人食了乳长流"。甘草调和诸药。二诊患者乳汁明显增多，但血虚不能速生，故合用滋乳汤，以增强补气血、通乳汁之力。并嘱患者在服药的同时适当补充豆类、鸡、鱼等营养物质，注意培养、锻炼婴儿吸吮母乳的能力和习惯，采用正确的哺乳姿势，从而提高母乳喂养的成功率。

缺乳见于《济阴纲目·卷十三》，指产后乳汁甚少或全无，不能满足哺乳需求的病证，是妇科杂病中的常见病之一。本病虽可见于整个哺乳期，但以产后数天至半月发生者为多见。早期发现、及时治疗多能获得良好疗效，若失治、误治则可致无法哺乳，而乳运不畅者甚则可变生乳痈。

对于本病的治疗，西医目前尚缺乏有效的方法，而中医中药却疗效显著，也是中医优势病种之一。

本病多因产妇素体虚弱，或因产失血耗气，脾气更虚，致使气血津液生化不足，乳汁无源可化，或因产失血耗液，气随血耗，不能化生乳汁而致产后无乳可下或虽下而量亦少；或因产妇平素心情抑郁，加之产时失血致肝气更郁，或因产事不顺，抑郁恚怒伤肝，肝失调达不能行其疏泄之职，乳脉不通而无乳可下，或肝气郁滞，乳脉涩滞，乳汁运行不畅而所下甚少，甚或全无。本人临床根据兼证的不同，再兼顾患者的要求，灵活选择主方。

①中药炖猪蹄。选用王氏下奶仙方（黄芪 30g，当归 15g，白芷 6g，木通 3g，猪前蹄 1 对）以补气生血，通络下乳，或选用《医学衷中参西录》滋乳汤（黄芪 30g，当归 15g，知母 10g，玄参 18g，穿山甲 6g，路路通 15g，王不留行 12g，丝瓜络 15g，同时用猪前蹄 2 个煮汤）。

《医学衷中参西录》载滋乳汤：治少乳。其乳少由于气血虚或经络瘀者，服之皆有效验。生黄芪（一两），当归（五钱），知母（四钱），玄参（四钱），穿山甲（二钱，炒捣），路路通（大者三枚，捣），王不留行（四钱，炒）。用丝瓜络作引，无者不用亦可。若用猪前蹄两个煮汤，用以煎药更佳。

自编歌诀：

王氏下奶有仙方，芪归芷通猪蹄藏。

医衷验方滋乳汤，芪归知母玄参帮，

山甲路路通乳络，瓜络作引乳汁畅。

②单纯汤药调理。可根据辨证灵活选用，而不拘泥于一方一法。如果乳汁清稀，乳房柔软无胀感，面色无华，头晕目眩，心悸怔忡，倦怠乏力，饮食减少，大便溏泻，舌质淡，少苔，脉虚细，属气血虚弱者，治宜补气养血，通脉增乳，方选通乳丹（《傅青主女科》）或加味四物汤（黄芪30g，太子参30g，麦冬18g，当归15g，木通12g，桔梗9g）。

如果分娩一周后或哺乳期中，乳汁涩少或全无，乳汁浓稠，乳房胀硬或疼痛，胸胁胃脘胀满不舒，情志抑郁，食欲不振，或有微热，舌质正常，苔薄黄，脉弦或弦数，属肝郁气滞者，治宜疏肝解郁，通络下乳。方选《清太医院配方》之下乳涌泉散（当归15g，生地黄18g，川芎12g，白芍18g，穿山甲6g，王不留行12g，白芷10g，通草12g，木通9g，天花粉18g，漏芦15g，桔梗9g，柴胡18g，青皮9g）。临证体会，此方对气血虚弱及肝郁气滞型均有比较好的效果，尤其是肝郁气滞者，效果更佳。

如果辨证为痰湿阻滞者，选用二陈汤合漏芦散（陈皮 12g，法半夏 9g，白术 18g，茯苓 18g，漏芦 15g，瓜蒌 18g，黄芪 30g，当归 15g，路路通 12g，穿山甲 6g，甘草 3g）治疗，但是效果往往欠佳，值得进一步探讨。

自编歌诀：

通乳丹中用参芪，麦归木通桔梗宜，
若要乳汁如涌泉，诸药煎水加猪蹄。
下乳涌泉四物草，山甲留行芷通草，
木通花粉漏芦桔，柴胡青皮解郁好。

产后乳汁自出见《经效产宝》，是指产后或哺乳期中，乳汁不经婴儿吸吮而自然流出的病证。乳汁不经婴儿吸吮而自然流出亦可见于乳母身体盛壮，乳汁分泌过多而自出者；或已到授乳时间，未让婴儿吸吮而自出者；断乳之时，乳汁难断而自出三种情况。这三种均非病理所致，无须治疗。乳汁自出而伴有其他症状者则属本病范畴。本病多由产时失血耗气，或哺乳期中损伤脾胃，中气不足，胃气不固，摄纳无权，乳汁随化随出。《校注妇人良方》云："产后乳汁自出，乃胃气虚。"或由产后情志抑郁，郁久化热，或怒气伤肝，肝火亢盛，疏泄太过，迫乳外溢，如《胎产心法》云："肝经怒火上冲，乳胀而溢。"

笔者的临证心法是："产后乳汁自出来，气虚肝热自然拍，虚用补中益气血，热用丹栀逍遥安。"气血虚弱者，临证可见乳汁自出，质清稀，乳房柔软无胀感，面色苍白，精神疲倦，心悸气短，饮食减少，舌淡苔薄，脉细弱，治宜补气养血，固摄敛乳，方用补中益气汤加五味子、芡实等；肝经郁热，证见乳汁自出，量多质稠，乳房胀痛，情志抑郁，烦躁易怒，口苦咽干，心悸少寐，便秘，尿黄，舌质红，苔薄黄，脉弦数，治宜舒郁清肝敛乳，方用丹栀逍遥散。

乳腺增生的治疗心悟

姜某，女，42岁，农民，垫江县长龙镇人。2017年8月7日初诊。

主诉：反复双侧乳房胀痛3年。3年前，患者因生气后出现双侧乳腺胀痛，当时给予"红金消结片"口服治疗，症状缓解，此后双侧乳腺反复出现胀痛不适，并常常在生气、情绪激动时明显。半年前，患者在垫江县人民医院就诊，行乳腺彩超提示"双侧乳腺增生"，并行左侧乳腺结块切除，术后仍胀痛明显。今日患者因胀痛明显，来我院行乳腺彩超提示"双侧乳腺增生"，经某医生介绍来我处就诊。

刻诊：双侧乳腺胀痛，触痛明显；右侧肩关节部位酸软，稍微活动则明显加重；周身乏力，双下肢无力，夜寐差，多梦，无口苦，大便不成形，小便黄。舌质淡，苔薄白，脉弦细。既往有"慢性结肠炎"病史，口服"美沙拉秦"，大便成形，停用药物则大便不成形。有"肩关节炎"多年，常于发作时行理疗，效果欠佳。

西医诊断：乳腺增生，肩关节炎，慢性结肠炎。中医诊断：乳癖。辨证：肝脾不和，湿滞结痰，气血壅滞。治法：疏肝健脾，补气养血通络。主方：止痛消结汤合消瘰丸。处方：

柴胡18g，青皮10g，陈皮12g，郁金15g，川芎15g，当归15g，丹参18g，浙贝母18g，三棱10g，莪术10g，香附15g，肉苁蓉15g，乳香10g，没药10g，苍术15g，薏苡仁30g，车前草18g，麦芽18g，丝瓜络15g，白芍30g，牡蛎30g，甘草6g。7剂，每日1

剂，水煎服。

2017年8月24日二诊：诉口服药物后，症状明显缓解，未继续服药。1天前，患者因忧思而诱发双侧乳房隐痛，有牵扯性，触痛明显；腹部多发脂肪瘤，夜寐多梦，无口苦，小便黄。舌质淡，苔薄白，脉弦细。主方：止痛消结汤合消瘰丸、芍药甘草汤。处方：

柴胡18g，青皮10g，陈皮12g，郁金15g，川芎15g，当归15g，丹参18g，浙贝母18g，三棱10g，莪术10g，元胡15g，香附15g，肉苁蓉15g，忍冬藤30g，牡蛎30g，玄参18g，乳香10g，没药10g，白芍30g，赤芍12g，山楂12g，瓜蒌皮18g，夏枯草30g，甘草6g。5剂，每日1剂，水煎服。

2017年8月30日三诊：诉服药后，症状减少50%，颜面笑容，但双侧乳房仍有牵扯性隐痛，无口苦，腹部多发脂肪瘤，夜寐多梦，小便黄。舌质淡，苔薄白，脉弦细。主方：止痛消结汤合消瘰丸、芍药甘草汤。处方：

柴胡18g，青皮10g，陈皮12g，赤芍15g，白芍30g，乳香10g，没药10g，忍冬藤30g，瓜蒌皮18g，夏枯草30g，牡蛎30g，玄参18g，肉苁蓉15g，香附15g，元胡15g，莪术10g，三棱10g，浙贝母18g，丹参18g，当归15g，茯苓18g，川芎12g，郁金15g，麦芽18g，山楂18g，甘草6g。5剂，每日1剂，水煎服。

2017年9月15日四诊：诉服上述处方10余剂后，症状在上一次基础上再次缓解60%，已经无明显不适，夜寐差，噩梦多，全身多处脂肪瘤，大便稀，每日如厕多次。舌质淡，苔薄白，脉弦细。主方：止痛消结汤合消瘰丸、桂枝加龙骨牡蛎汤、痛泻要方、柔肝降脂汤。处方：

柴胡18g，青皮10g，陈皮12g，郁金12g，川芎12g，当归

15g，丹参 18g，浙贝母 18g，玄参 18g，牡蛎 30g，三棱 10g，莪术 10g，延胡索 15g，香附 15g，肉苁蓉 15g，桂枝 6g，龙骨 30g，白术 18g，防风 15g，决明子 10g，泽泻 10g，山楂 18g，荷叶 12g，白芍 30g，赤芍 15g，没药 10g，乳香 10g，忍冬藤 30g，鸡血藤 30g，鸡内金 6g，酸枣仁 18g，黄芪 30g，太子参 30g，麦芽 18g，茯苓 15g，瓜蒌皮 18g。3 剂，为水丸，每日 3 次，每次 6g。

电话随访 1 年，诉定期复查，病情稳定，无任何不适。

辨治思路与心悟：乳腺增生病属于中医的"乳癖"范畴，其发生与肝、肾、冲任关系最为密切，而肝肾二经与冲任二脉相关。肝郁气滞、情志内伤在乳癖的发病过程中有重要影响。平素情志抑郁，气滞不舒，气血周流失度，蕴结于乳房，乳络经脉阻塞不通；肝气横逆犯胃，脾失健运，痰浊内生，气滞血瘀夹痰结聚为核，循经留聚乳中，故乳中结块。肝肾不足，冲任失调也是引起乳癖的重要原因。肾为五脏之本，肾气化生天癸，天癸激发冲任，冲任下起胞宫，上连乳房，冲任之气血，上行为乳，下行为经。若肾气不足，冲任失调，气血瘀滞，积聚于乳房、胞宫，或乳房疼痛而结块，或月事紊乱失调。治疗应以疏肝解郁，调摄冲任为大法，同时配合活血化瘀。

具体治法用药则名医根据其经验各有不同。有的用逍遥散，如名老中医查玉明的乳腺平消汤即是逍遥散加王不留行、穿山甲、瓜蒌、海藻、牡蛎、仙灵脾、香附之属；有的用消瘰丸，有的用柴胡疏肝散，如老中医王幸福就用柴胡疏肝散合消瘰丸加大剂量皂角刺，再合平消片治疗。

笔者恩师马宽玉主任医师通过多年临床实践，认为肝肾不足，冲任失调是其发病之本，而肝气郁结，痰凝瘀滞则为其标，故采用疏肝理气、活血化瘀的治疗方法，同时补益肝肾，调摄冲任，方选止痛消结汤。药物组成：柴胡 10g，郁金 12g，川芎 12g，香附 12g，当归 12g，青陈皮各 10g，丹参 15g，元胡 15g，三棱 12g，莪术 12g，浙贝母 12g，肉苁蓉 15g，甘草 6g。运用于临床，疗效显著。如果是久治不愈，或者多方治疗效果均欠佳的患者，笔者常合用消瘰丸，并加大剂量皂角刺治疗，能快速缓解症状，逐步获愈。马老师将此方编成了歌诀：止痛消结柴青陈，郁芎当归丹参涂，浙贝棱莪元胡用，香附苁蓉乳疾除。

圣愈汤妇科治验

邓某，女，28岁，职员，重庆市渝中区人。

2017年6月13日首诊：产后月经量少伴周身乏力3年。患者既往月经正常。3年前顺产1女婴，产后出现月经量少、色黑，无痛经、乳房胀痛等不适，月经前周身乏力，没有精神，一点都不想动。平时夜寐梦多，大便偏干结，小便正常。舌质淡，苔薄白嫩，脉弦细。

中医诊断：月经过少。辨证：气血不足。治法：益气养血。主方：圣愈汤。处方：

黄芪30g，太子参30g，当归15g，生地18g，川芎12g，白芍18g，山楂18g，白茅根30g，甘草6g。5剂，水煎服。

嘱如果没有什么不舒服，则在每次来月经前5天服上方，连续服用3个周期后复诊。

2017年11月21日回访，诉月经完全正常，且乏力明显改善。

辨治思路与心悟：本例患者，除月经过少外，还有典型表现就是周身乏力，如果说月经过少为"血"不足所致，那么周身乏力则必有"气虚"。气血两虚，自然想到圣愈汤。方中熟地黄滋阴补血，填精益髓，当归养血调经，太子参、黄芪益气助生血、行血，白芍养血敛阴，川芎活血行气，甘草调和诸药。在此基础上，加山楂祛湿活血，避免留瘀，白茅根利湿通小便，此二药为恩师杨廉方经验所传。

圣愈汤出自《兰宝秘藏》，由当归、熟地、白芍、川芎、人参、黄芪组成，具有补血益气之功，是临床治疗血虚证的著名方剂。

方中重用熟地，既可补血滋阴，又能补肾填精，精充则能生血，为君药。当归辛甘性温，补血活血，为补血之良药，白芍养血敛阴益营，二药相配共助熟地补血养阴，为臣药。人参、黄芪能大补脾肺之气，补气以生血；川芎活血行气，调畅气血，既助当归以行血药之滞，又防血虚而致血瘀，三者共为佐药。全方补中有行，动静结合；温润并行，刚柔相济；气血兼顾，重在补血。

笔者运用本方除治疗月经过少、痛经、崩漏外，还用于治疗老年皮肤瘙痒症、女性黄褐斑等。老年人肾气亏虚，精血不足，肌肤失于濡养，血虚易生风致痒，而血气不足，又易感受风邪致痒；妇女黄褐斑，须根据妇女的生理特点来调理，重点在滋养肝肾，益气养血，活血祛斑。因两者均存在气血两虚，故均选用本方为主治疗。一般老年皮肤瘙痒症需要加荆芥、防风以祛风；女性黄褐斑则常去熟地，同时加入制首乌、菟丝子、泽泻。

月经量少颇苦恼，疏肝健脾调肾好

月经过少指月经周期基本正常，月经量明显减少（一般指少于30 mL），或行经时间不足 2 天，甚或点滴即净者。月经过少患者如不及时治疗可发展成闭经，未生育者可影响其怀孕，而对于没有生育要求的女性患者来说，月经量的减少往往又意味着卵巢储备功能不足甚至卵巢早衰，故及早治疗本病对维持女性正常的生理功能、保持生育能力、延缓衰老都有着积极的临床意义。但是由于本病治疗疗程较长，疗效有时也不尽满意，给患者带来不少苦恼，故总结为"月经量少颇苦恼"之说！

《中医妇科学》认为月经过少病机主要分虚、实两端，虚者有肾虚和血虚，实者有血瘀和痰湿，治疗时虚者重在补肾益精、养血调经，实者重在祛瘀化痰、活血通经，虚实夹杂者补虚泻实。笔者通过临证实践发现，单纯的虚证或实证很少见，而常常见到的是虚实夹杂者。

临床应当详审其病因、病机，方可治疗得当。至于选方，益肾的有五子衍宗丸、二仙汤、左右归丸（饮）、二至丸、定经汤及地黄汤类，疏肝的有四逆散、宣郁通经汤、（丹栀）逍遥散等，健脾的有四君子汤、异功散、六君子汤等。

笔者临证体会，实际治疗中，虽然疏肝、健脾、益肾可能各有侧重，但是均需兼顾，不可偏废。笔者拟定一方，名叫增源饮，结合青春期治肾、中年期治肝、老年期健脾的原则，适当加减，疗效可观。

增源饮由逍遥散、四君子汤合定经汤化裁而成，具体药物：柴胡18g，白芍18g，枳壳12g，太子参30g，白术18g，茯苓18g，黄芪30g，当归15g，生地18g，川芎9g，菟丝子30g，枸杞子18g，陈皮12g，甘草6g。

王某，女，28岁，护士，四川省绵阳市人。

2018年7月28日首诊：2年来，患者出现月经量少，经期还是正常的，每次经前2天和第一天肚子痛，经色比较暗，有血块。患者平时很注意保养，凉性的东西都不吃，还常用玫瑰、大枣、枸杞、黄芪、龙眼肉、菊花、红花等泡水喝，但效果不明显。伴寐差，经后腰困，纳食差，口干，乳房时有胀痛，妇科查激素泌乳素分泌稍高。舌质淡，苔薄白，脉弦细。

中医诊断：月经过少。辨证：肝郁脾虚，肾气不足。治法：疏肝健脾益肾。主方：增源饮。处方：

柴胡18g，白术18g，白芍18g，茯神30g，当归15g，鸡血藤30g，丹参18g，生地黄18g，川芎9g，续断15g，益母草18g，艾叶9g，香附15g，首乌藤30g，甘草6g。7剂，每次月经前一周开始服用。

2018年12月2日二诊：连续服用3个周期，月经恢复既往正常状态。现因乳腺增生就诊。

张锡纯三方治崩漏

崩漏发病之关键，在于冲脉损伤，气化不固，故养护冲脉，固摄气化尤其重要。笔者临床治疗崩漏多选用张锡纯《医学衷中参西录》中的三张方子，即安冲汤、固冲汤及附方。

安冲汤由白术（六钱，炒）、生黄芪（六钱）、生龙骨（六钱，捣细）、生牡蛎（六钱，捣细）、大生地（六钱）、生杭芍（三钱）、海螵蛸（四钱，捣细）、茜草（三钱）、川续断（四钱）组成，方中黄芪、白术补气提升，固冲摄血；生龙骨、生牡蛎、海螵蛸、续断固冲收敛止血；生地、芍药凉血敛阴；茜草根止血而不留瘀。全方共奏补气提升、固冲止血之效。主治妇女经水行时多而且久，过期不止或不时漏下，症见行经量多，色淡红，质清稀，可伴有神疲体倦，气短懒言，小腹空坠，面色㿠白，舌淡，舌薄，脉缓弱等。笔者主要用此方治崩漏日久，漏下不止者。笔者的记忆口诀是：安冲芪术生地芍，龙牡乌贼续茜草。

固冲汤由白术（一两，炒）、生地黄（六钱）、龙骨（八钱，捣细）、牡蛎（八钱，捣细）、萸肉（八钱，去净核）、生杭芍（四钱）、海螵蛸（四钱，捣细）、茜草（三钱）、棕边炭（二钱）、五倍子（五分，轧细药汁送服）组成，具有益气健脾、固冲摄血功效，主治脾气虚弱、肝肾亏虚、冲脉不固之血崩。

临床应用发现，安冲汤治漏下轻症可行，但是对于漏下日久，迁延1个月以上者，疗效较差；固冲汤治血崩疗效肯定，但病程长、反复大出血者，收效缓慢，两方均有各自的局限性。

固冲汤方有一首附方："《傅青主女科》有治老妇血崩方，试之甚效。其方用生黄芪一两，当归一两（酒洗），桑叶十四片，三七末三钱（药汁送服），水煎服，二剂血止，四剂不再发。若觉热者，服此方宜加生地两许。"又载："此方治少年妇女此病亦效。"傅氏指出，补血汤乃气血两补之神剂，三七根乃止血之圣药，加入桑叶者，所以滋肾之阴，又有收敛之妙耳。临床上如果应用安冲汤或者固冲汤效果不显著，而又不存在气滞血瘀征象者，尤其是反复崩漏者，在辨证基础上，加用本方，效果肯定。常用剂量：黄芪30g，当归30g（酒洗），桑叶18～30g，生地18g，三七末9g（冲服）。

临证体悟：遇到崩漏患者，需要关注病程长短，区分崩中与漏下，分别选用固冲汤或者安冲汤治疗，如果不效，尤其是出血时间长，出血量多，或夹有血块，但腹不痛，或仅微痛的虚性崩中者，加入"芪归桑地三"，多能获效。当然，辨证不属于上方使用范围者，则另当别论。

柴葛蝉银汤为主治疗小儿发热

笔者临证治疗小儿发热，常以柴葛蝉银汤为主，具体药物：柴胡 3～6g，葛根 6～10g，蝉蜕 3～6g，银花 6～10g。兼里热甚或暑热炽盛者，加石膏、黄芩；夹滞者，加焦三仙、苏梗；夹痰者，加地龙、前胡；夹惊者，加钩藤、龙齿。治疗小儿发热，如果不兼夹他症，可径直用原方；而治疗成人发热，则需要增加药物。临床体会，此方只要运用恰当，发热很快就会消退，且不会反复。

柴葛蝉银汤中葛根味辛能外透肌热，性凉能内清郁热；柴胡味辛性寒，既为"解肌要药"且有疏畅气机之功，又可助葛根外透郁热；蝉蜕甘寒清热，质轻而上浮，宣散透发，现代研究表明蝉蜕与连翘配伍在解热、抗炎等方面具有一定的协同增效作用，发挥解热、抗炎等作用，蝉蜕与连翘的最佳配伍比例是 1：1。

应用柴胡时，如是柴胡配黄芩，柴胡用量要大。柴胡大剂量 20～30g，和解少阳以退热；小剂量 3～5g，升阳举陷；中剂量 10～15g，疏肝解郁。

治疗发热疾患，需关注热邪耗液伤阴之虞，部分患者则表现出明显的口渴，喜凉饮，烦燥不安等，遇到此种情况，笔者常常选用芦根 30g、白茅根 30g、葛根 30g 合入主方中治疗，效果不错。白茅根性味甘寒，清血分之热；葛根味甘性辛平，有解肌退热生津之功；芦根味甘性寒，且清气分之热，亦可养阴除烦。从三焦来看，上焦肺用芦根，中焦脾胃用葛根，下焦膀胱、肾用白茅根，三药合用使三焦通利，气机通畅，邪出有路，邪去则正安。无论儿童还是成人，凡是出现发热，烦燥不安，口干喜饮，小便赤热灼痛者，均宜选用。

健脾益肺儿咳疗，六君屏风添虫药

冯某，男，8月龄。2018年3月11日初诊。

家长代诉：间断咳嗽1月余。患者出生后大便一直为稀便，2个月时出现面部湿疹，3个月时仍未纠正，故前往某院就诊，考虑为乳糖不耐受所致，遂停止母乳喂养，更换为奶粉，后大便较前有所改善，但是均偏稀。7个月时患者间断出现喉中痰鸣音，偶尔能咳嗽，而且时常有喘促样呼吸。在某院儿科查血常规及胸片，未见感染，予以对症治疗，症状改善，但是停药后又出现反复。考虑到患者既往有湿疹，担心引发哮喘，故家人尝试中药治疗。刻诊：时有喉中痰鸣音，偶尔能咳，偶尔有喘促样呼吸，大便偏稀，且存在完谷不化。

中医诊断：咳嗽。辨证：脾虚肺弱。治法：健脾益肺，止痉止咳。主方：六君子汤合玉屏风散。处方：

太子参12g，白术9g，茯苓9g，陈皮12g，法半夏6g，黄芪18g，防风9g，建曲9g，百部9g，紫菀9g，前胡9g，白前9g，桔梗6g，地龙3g，蝉蜕6g，甘草3g。1剂，水煎后浓缩分服。

2018年3月15日二诊：患儿母亲代诉，患儿先后口服3剂，目前未再出现喘促样呼吸，咳嗽次数较前明显减少，但是仍时常听见喉中痰鸣，大便逐步恢复正常，偶尔夹杂未消化食物。辨证：脾虚肺弱，痰滞咽喉。治法：健脾益肺，化痰止咳。主方：六君子汤。处方：

太子参 12g，白术 9g，茯苓 9g，陈皮 12g，法半夏 6g，麦芽12g，建曲 9g，百部 9g，紫菀 9g，前胡 9g，白前 9g，桔梗 6g，浙贝母 9g，甘草 3g。1 剂，水煎后浓缩分服。

2018 年 3 月 7 日三诊：患儿母亲代诉，咳嗽明显减少，未闻及明显痰鸣音，昨日进食从冰箱拿出来的葡萄后，出现腹泻，余症同前。处方：

太子参 12g，炒白术 9g，茯苓 9g，陈皮 12g，法半夏 6g，麦芽12g，建曲 9g，百部 9g，紫菀 9g，前胡 9g，白前 9g，桔梗 6g，浙贝母 9g，甘草 3g。1 剂，水煎后浓缩分服。

2 个月后电话随访患儿母亲，诉患儿咳嗽及喉中痰鸣音消失，大便恢复正常。

辨治思路与心悟：小儿咳嗽是再寻常不过的疾病了，也是严重困扰父母的常见疾病。笔者通过临床观察发现，小儿咳嗽，如果不伴有表证，则肺脾气虚型是常见证型之一。

本型咳嗽临床表现常为咳而无力，痰白清稀，面色苍白，气短懒言，语声低微，自汗畏寒，或消化功能不强等。如能查其舌苔往往见到舌质淡嫩，边有齿痕。脉细。此外，病程较长，咳嗽反复发作，食欲不振，大便不调也是关键着眼点。

关于治疗，笔者有一顺口溜，方便记忆：健脾益肺儿咳疗，六君屏风添虫药！"健脾益肺儿咳疗"，就是指肺脾气虚型咳嗽的治法，健脾笔者一般选择四君子汤、异功散、六君子汤、七味白术散等；益肺则常选用玉屏风散。

七味白术散出自钱乙的《小儿药证直诀》，由人参、白术、茯苓、甘草、藿香、木香、葛根组成。笔者记忆口诀：七味白术小儿良，四君葛根木藿香。方中人参甘温、益气补脾；白术甘苦温，健脾燥湿；茯苓，甘淡平，渗湿健脾；藿香芳香，和胃健脾；木香辛苦温，健脾行气；葛根辛凉，升发清阳，鼓舞脾胃之气上行；甘草调和诸药。本方是钱乙治疗小儿脾胃虚弱的代表方剂，只要辨证以脾虚胃弱为主的小儿疾病，均可放胆运用。笔者广泛运用于小儿厌食、小儿腹泻、小儿磨牙等，效果不错。

再说说玉屏风散吧！此方最早出自元·朱丹溪的《丹溪心法》，为中医经典名方，由白术、黄芪、防风三味药组成。方中黄芪能补肺气、益卫气、固表止汗；白术补气健脾；防风走表而散风邪，合黄芪、白术以益气祛邪。综上本方具有补肺益气、固表止汗之功效。

芪术合用，既可补脾胃而助运化，又能补肺气而实肌表，使营阴循其常道，如此则汗不外泄，邪亦不内侵。黄芪内补肺气，外可固表止汗；防风祛风散邪，两者相配益气固表止汗。

"六君屏风添虫药"，虽是主方的代表，但并不是说只有其中的几味药物！笔者通过临床摸索，也有自己的常用组合方，称为小儿益肺宁脾止咳汤，运用于临床，疗效良好。

本方具体药物及常用剂量：太子参30g，白术18g，茯苓18g，陈皮12g，法半夏9g，黄芪30g，防风15g，百部18g，紫菀18g，前胡15g，白前15g，桔梗9g，地龙12g，蝉蜕12g，僵蚕12g，甘草6g。根据小儿年龄及体重估算，选择一剂一日量、一剂两日量、一剂三日量等。如果为婴幼儿，需煎药后再次浓煎提纯后服用。

方中黄芪甘温，大补肺脾之气，兼能固表止汗；太子参甘平，补中益气，健脾益肺；白术苦温，健脾益气，三药合用，共奏补肺益脾之功，为健脾益气的常用组合。防风祛风散邪止咳，且有避免闭门流寇之嫌；陈皮理气健脾，燥湿化痰；半夏燥湿化痰，兼能和中；百部、紫菀润肺止咳；白前、前胡一升一散，调畅气机止咳；

蝉蜕、僵蚕、地龙解痉止咳；桔梗、甘草宣肺止咳，且甘草调和诸药。诸药合用，健脾益肺，止咳化痰。

　　加减：若伴有汗出甚者，加浮小麦、生龙骨、煅牡蛎等以敛汗；如伴有厌食、纳食差者，加焦三仙；若腹泻明显，白术则炒用。

验方玉龙六君汤治疗小儿支气管哮喘

　　笔者曾在重庆医科大学进修，当时遇见一名从江苏省中医院过来进修的西医大夫，由于既往听说江苏省中医院如何如何好，出于仰慕之心，便开始打听起江苏省中医院的真实实力。这位大夫就滔滔不绝地给我介绍起他们医院及中医名医大家。我插话问道：你马上就要升主任医师啦，从你西医的角度你觉得中医如何？他毫不迟疑地说：中医有中医的优势，比如系统性硬化症中医疗效肯定；又比如我的一个朋友是中山大学重症医学科的副主任医师，其小孩患支气管哮喘，经西医治疗3年余，没有治愈，当时我推荐他到省中医院找中医看看，可能出于偏见，没去。可小孩的病啊，也一直没有好。突然有一天，他又联系我，通过我找到本院一名叫黄馥华的儿科中医专家。结果，这位老中医运用纯中医把小孩的支气管哮喘给治愈了，而且这个治疗效果后来也在中山大学附属医院进行了评价。讲者无意，听者有心！下午笔者就在中国知网上搜索到这位老专家，果然还真有她的文章。她虽然文章不多，但都是实用性的。其中就有文章介绍她对小儿哮喘治疗的独到经验，提出"发作治肺，平时重脾，扶正祛邪，冬病夏治"的学术论点。我将其经验方玉龙六君汤编写成歌诀，并运用于临床，疗效显著，且拓宽应用范围，也用于成人支气管哮喘，在巩固疗效、避免复发方面，疗效斐然！

　　歌诀：小儿哮喘有验方，江苏黄氏玉龙彰，六君屏风桃杏仁，地龙止痉河车藏！

本方由玉屏风散、六君子汤化裁而成，具体药物：黄芪10g，党参10g，白术10g，防风5g，桃仁10g，杏仁10g，陈皮6g，半夏5g，茯苓10g，地龙10g，甘草5g，紫河车粉（另服）3g。具有益气健脾、化痰平喘功效。主治小儿哮喘缓解期（肺脾气虚，正虚邪恋）。方中黄芪、党参益气固表；白术、茯苓培土生金；防风走而祛邪，陈皮、半夏、杏仁化痰宣肺；甘草和中，调和诸药；桃仁活血化瘀；地龙镇痉平喘；紫河车积先天之灵气而补肾纳肺。全方共奏益气健脾、化痰平喘之功。

张某，女，4岁。2018年10月27日因"咳嗽3月"首诊。

其母代诉，3月前患者因受凉后出现咳嗽，咳痰色白，量多，不易咳出，伴鼻塞，多方治疗，效果不佳，故前往重庆儿童医院，经激发试验诊断为"支气管哮喘"，予以孟鲁斯特口服，开始觉得有效，症状有所缓解，后继续口服未见明显疗效，故抱着试一试的想法来我处就诊。刻诊：咳嗽，咳痰色白、量多、不易咳出；怕风，容易感冒。舌质淡，苔水滑，脉数。

西医诊断：支气管哮喘。中医诊断：哮病。辨证：肺脾两虚，肾气不足。治法：益气健脾，痰平喘。主方：玉龙六君子汤。处方：

黄芪30g，白术18g，防风15g，党参20g，茯苓18g，陈皮12g，法半夏9g，桃仁12g，杏仁15g，地龙12g，紫河车3g，蝉蜕12g，甘草6g。2剂，水煎服，做4天剂量。

2018年11月1日二诊：诉服药后咳嗽基本消失，未见咳痰，大便干结，鼻塞，时常流清鼻涕。舌质淡，苔薄白，脉数。处方：

黄芪30g，白术18g，防风15g，太子参30g，茯苓18g，陈皮12g，法半夏9g，桃仁12g，杏仁15g，地龙12g，紫河车3g，白芷10g，苍耳子10g，厚朴10g，甘草6g。3剂，水煎服，做6天剂量。

2018 年 11 月 8 日三诊：患者 2 日前因受凉后出现咳嗽，呈痉挛性阵咳，仍鼻塞，大便正常。舌质淡，苔薄白，脉数。

主方：玉屏风散合简氏痉咳方合三虫汤。处方：

黄芪 30g，白术 18g，防风 15g，白芍 18g，五味子 9g，玄参 18g，麦冬 18g，牡蛎 30g，贯众 18g，蝉蜕 12g，僵蚕 12g，地龙 12g，苍耳子 12g，辛夷 12g，浙贝母 18g，甘草 6g。3 剂，水煎服，做 6 日剂量。

2018 年 11 月 20 日四诊：患者母亲代诉，患儿服上述药物 2 剂后，咳嗽大减，遂自行改为一诊方口服至今。现晨起咳嗽，咳嗽剧烈时喘促，时有鼻塞，流黄鼻涕。舌质淡，苔薄白，脉弦数。处方：

太子参 30g，白术 18g，茯苓 18g，陈皮 12g，法半夏 9g，黄芪 30g，防风 15g，桃仁 12g，杏仁 15g，地龙 12g，蝉蜕 12g，僵蚕 12g，紫河车 6g，黄芩 6g，苍耳子 12g，辛夷 12g。3 剂，水煎服，做 2 日剂量。

后患者即使症状不明显也一直坚持在我处就诊，服中药调理。2019 年 1 月 12 日前往重庆儿童医院复查，告知支气管哮喘已痊愈。

疰夏一病症状多，辨病抓证是根本

陈某，女，39岁，职员，垫江县澄溪镇人。2017年7月20日诊。

自诉2年来，每年入夏后，均自觉周身乏力、少气疲倦明显，伴头晕、身热、汗出，余无明显不适。舌质淡，苔白，脉细。诊断：疰夏。辨证：肺脾两虚，气阴不足。治法：健脾益肺，益气养阴。主方：生脉散合异功散。处方：

太子参30g，麦冬18g，五味子9g，白术18g，茯苓18g，陈皮12g，甘草6g。3剂，水煎服。

2018年8月11日随访，患者服药后自觉症状明显改善，为应对今年夏日来临，于5月自行按照药方取药5剂，现未再出现去年不适症状。

疰夏是发生在夏季的时令病。患者多素体脾胃虚弱，中气不足，时值夏令，天阳下降，地湿上升，湿热之邪，乘虚而入，暑湿困脾，运化失司，而暑湿之邪，又易耗气，所以疰夏的主要病因是脾胃气虚。治法以益气健脾为主，常选用四君子汤，伍以芳香化湿、悦脾和中之品，补脾化湿，健运中州，使"真气从之，精神内守"。

此外，暑热之邪最易伤津，极易伤气，热伤津则口渴，热伤气则四肢无力，这恰好是生脉散暑热气阴两伤的适应证。方中用人参大补元气，生津止渴；麦冬养阴生津，清热止渴；五味子收敛阴津，益气止汗，三味药相互为用，治疗暑热气阴两伤证尤为妥当。笔者在临床治疗本病时，常常将两方合用，多能取得较好效果。如果无效，则可试用清暑益气汤治疗。

王师临床遇到此类疾病，似乎不辨证，径直选用清暑益气汤进行治疗，且疗效非常显著。东垣清暑益气汤是由补中益气汤和生脉散加味组成，是祛暑清热、益气养阴、燥湿健脾之好方剂，不仅对疰夏病用之有特效，且对夏季一些低血压、不明原因之低烧患者具有疰夏病的主要症状者用之亦有效。

传颂口诀：清暑益气参草芪，当归麦味青陈皮，曲柏葛根苍白术，升麻泽泻姜枣宜。核心药物与剂量：党参 20g，甘草 6g，生黄芪 30g，当归 15g，麦冬 15g，五味子 10g，青皮 10g，陈皮 12g，神曲 15g，黄柏 10g，葛根 15g，苍术 10g，炒白术 20g，升麻 6g，泽泻 15g。

若患者夏至后感周身乏力，精力差，下肢沉重，即可用本方，来年 6 月份服用 3 ～ 5 剂可以预防。

健脾开胃灵，小儿厌食康

厌食症是一种以长期食欲减退、食量减少或消失为特征的疾病，为消化系统常见疾病。患儿食量降低，日久可使小儿摄取各种营养物质不足，导致多种微量元素、维生素缺乏甚至出现贫血、营养不良、免疫力低下、佝偻病及反复感染等，严重影响小儿生长发育、身体健康。本病多见于 1～6 岁小儿。中医古籍无小儿厌食症的病名，但文献所载归属于"不思食""不嗜食""不饥不纳""恶食"等。随着人们物质生活的改善，小儿厌食症的发病率逐渐升高，越来越受到临床工作者的重视，中医药治疗本病具有较好的疗效。

1. 脾虚胃弱是主要病机

小儿的生理特点为"脾常不足"，脾胃功能易受损伤，《育婴家秘》中言"血气未充，肠胃脆弱，神气怯弱，脾不用事，其气尚弱，乳食易伤"，指出小儿出生时，体弱脏气不充，若后天喂养中违背"若要小儿安，三分饥与寒"的原则，出现喂养失当，也可损害脾胃，阻碍运化，导致脾胃虚弱，出现厌食。

我在临证中借鉴古籍经典文献，结合现代小儿喂养特点，认为本病病变脏腑在脾胃，发病机理为脾虚胃弱。

婴幼儿喂养不当，过食过饱，或饮食过于油腻，超越了脾胃转输运化之力，发生脾运失健、胃受纳过度而出现厌食，其病理因素多见于食滞、痰湿、虫积等，此型厌食病程多在 2～3 月，患儿体质较好，有过食病史，食欲不振，厌恶进食，食而乏味，食后腹胀，口臭，大便干结，面色正常，舌淡红苔白腻或黄腻等，指纹紫滞粗大。

或小儿因病或厌食、腹泻等日久，脾胃虚弱，脾因虚失运、胃受纳不及，脾胃虚弱，无力运化水谷精微，出现厌食，症见厌恶进食，或食欲明显减退，无饥饿感，不贪零食，食而乏味，口渴，大便不调，面色少华或萎黄，舌淡红，苔白或薄腻，指纹淡细。此型一般病程较长，多在半年以上。临证中发现，此型常伴有汗出明显，易于外感，可能与脾虚肺弱有关。

2. 健脾开胃为主要治则

笔者治疗小儿厌食，根据脾虚胃弱的主要病机，谨遵"脾宜升则健，胃宜降则和"经旨，强调不论何型，均以健脾开胃为主要治则，并通过实践筛选出以六神汤为主要成分的新方健脾开胃灵，以达到脾升胃降，脾运正常，胃纳有序。本方药物：太子参 12g，炒白术 9g（苍术 3g），茯苓 9g，陈皮 6g，白扁豆 15g，山药 15g，焦麦芽 15g，焦建曲 15g（焦山楂 15g），甘草 3g。

方中太子参性味平和，健脾益气、气阴双补，为君药；炒白术、茯苓、山药、山药为臣，其中炒白术健脾、醒脾燥湿；茯苓、山药、扁豆健脾除湿，醒脾开胃。如果脾虚苔白厚腻，则再加苍术，以重在运脾，理顺脾胃升降之机，使脾升胃健；焦麦芽、焦建曲、焦山楂三味醒脾悦脾功效显著，开胃消食力宏；陈皮理气健脾，燥湿化痰，一则增强他药运脾之力，二则防补药之滞，以上诸味，共为佐；

甘草甘缓补脾，调和药性，为使。全方健运兼顾，集健脾、开胃、消滞、化积、益气于一体，体现了健中寓消，消中寓健，健而不滞，消而不伤正。且本方焦、炒合用，气味香醇，易于小儿服用。

如伴有汗出明显，视情况可合用桂枝汤（桂枝 3g、白芍 9g）或者玉屏风散（黄芪 12g、防风 6g）；如合并头摇眼动，脾气急躁，常合用七味白术散加天麻、钩藤，症状能很快改善；如湿热明显，合用"三仁"（杏仁、薏苡仁、冬瓜仁）等。需要强调，在辨证的基础上，适当兼顾患儿其他症状，运用起来，整体症状改善明显，自然患儿家属的依从性也就提高。

3. 典型案例

杨某，男，1 岁 2 月，重庆市江北区人。2018 年 5 月 23 日初诊。

患者家长代诉，患儿出生 7 个月开始添加辅食，一直生长良好，体重增加较快，但是 3 个月前曾出现食积 1 次，此后进食大为下降，甚至不食，仅依靠强喂奶粉为进食来源，3 月来体重反而下降 1kg，家长非常着急，经人介绍驱车 2 小时来我处就诊。

刻诊：厌食，仅靠强喂奶粉为主，汗出明显，稍微活动则汗出湿衣，伴精神萎靡，不耐活动，面色萎黄，夜间易惊醒，余无不适。中医诊断为厌食症；辨证属脾虚胃弱，肺气不足；治以健脾开胃，益肺止汗；主方健脾开胃灵合桂枝汤。处方：

太子参 12g，炒白术 9g，苍术 3g，茯苓 9g，陈皮 6g，白扁豆 15g，山药 15g，焦麦芽 15g，焦建曲 15g，桂枝 3g，白芍 9g，甘草 3g，2 剂。

每日 1 剂，水煎 600mL，再将纯药液浓缩至 50 ~ 100mL，分多次少量频服。

2018 年 5 月 28 日二诊：患儿家长代诉，目前患儿进食量较前明显增加，已达到预期疗效，但是还存在夜间啼哭明显，询问是否继续服用药物巩固。嘱上方加蝉蜕 6g，继服 2 剂告愈。嘱喂养需得当，避免积食再发。

急性痒疹治疗心悟

痒疹是急性或慢性炎症性皮肤病的总称，其主要损害为风团样丘疹、结节和继发性皮疹，奇痒难忍，致病原因比较复杂。其包括的病种及分类至今尚无完全统一意见，患者常因瘙痒、皮肤损害等症状，生活质量受到一定影响。临床治疗痒疹主要采用抗组胺药、糖皮质激素、减充血剂的单独或联合使用，疗效不理想，且副作用大。笔者在借鉴恩师马宽玉、杨廉方经验的同时，积极探索总结，形成了急性痒疹的治疗思路。

1. 病因病机

笔者在传承基础上，结合自身实践，认为痒疹的发生，多因五脏六腑功能失调所致，尤其是急性期，多系素体血虚，或日久蕴成血热，加上风、湿、热三邪搏于肌肤，湿热内蕴，风邪外侵，克于皮肤，而发为本病。《诸病源候论·卷三十七》谓："风瘙痒者，是体虚受风，风入腠理，与血相搏，而俱往来于皮肤之间，邪气微不能冲击为痛，故但瘙痒也。"《素问吴注·卷二十二》云："热轻则痒，热甚则痛。"瘙痒的致病因素之一主要是风邪侵表，与血气相搏。风邪善行而数变，故其瘙痒常流窜不见，遍发全身，迅发速消，如急性皮炎。其次，引起瘙痒的致病因素还常因湿胜所致，故皮疹损害常伴糜烂、溃疡、脓水淋漓，如湿疹。素体血虚，日久蕴成血热，而成慢性瘙痒性皮肤病。

2.治则治法

以凉血养血润燥，祛风燥湿止痒为主要治则，临床选用经验方凉血养血止痒汤随症加减，疗效显著。本方药物组成：荆芥15g，防风15g，水牛角30g（先煎），牡丹皮10g，生地黄18g，当归15g，川芎12g，白芍30g，蝉蜕12g，全蝎3g（水洗），木通10g，甘草6g。记忆及运用口诀：凉血养血止痒汤，急性痒疹疗效彰；丹地水牛荆防用，归芍芎蝉蝎草襄。

本方实际是由犀角地黄汤、消风散、当归饮子、芍药甘草汤四方合方加减而成，其寓意在于单刀直入，各司其主，守病机而重治法，拟主方而贵圆通。方中荆芥、防风祛风透表，当归、生地黄、川芎、白芍养血活血、扶正固本，所谓治风先治血；生地、蝉蜕、牡丹皮、水牛角清热凉血止痒；全蝎辛平入肝经，走而不守，能息内外表里之风；木通清热祛湿止痒；甘草清热解毒，调和诸药。诸药合用，共奏养血凉血润燥、祛风除湿止痒之功，同时本方还能扶正以助祛邪，提高皮肤免疫功能，可改善皮肤微循环。

加减：荨麻疹所致皮肤瘙痒，加浮萍12g、蝉蜕12g、白蒺藜15g，现代药理研究表明，三药有抗过敏的作用；各种过敏性皮肤瘙痒，加过敏煎（防风15g，银柴胡18g，五味子9g，乌梅18g）或加徐长卿15g；血热明显，加丹参18g、紫草12g凉血和血；湿热明显，加苦参18g、土茯苓30g利湿清热解毒；热毒明显，加金银花18g，连翘18g；老年性皮肤瘙痒，加何首乌18g补血益精。

临床上，笔者治疗慢性痒疹，遵照"久病多虚，久病必瘀"的思路，根据情况选用当归饮子、荆防四物汤治疗，疗效也较为显著。

3.典型病例

刘某，女，27岁，公务员，重庆市梁平区人。2017年7月16日就诊。

主诉：小腿剧烈瘙痒5天。5天前，患者因公务下乡过程中突然出现小腿以下、手臂剧烈瘙痒，肤色淡红，在某院皮肤科就诊，给予外用药物及地氯雷他定口服，症状无明显缓解，反而瘙痒剧烈。经人介绍，来我处就诊。舌质淡，苔薄黄，脉细缓。

中医诊断：痒疹。辨证：热毒蕴肤。治法：清热凉血，养阴祛风。主方：凉血养血止痒汤。处方：

水牛角30g（先煎），牡丹皮12g，生地黄18g，赤芍15g，荆芥15g，防风15g，土茯苓30g，全蝎3g（水洗），百合18g，当归15g，白芍30g，甘草6g。1剂，水煎服。

2017年7月18日二诊：诉服药1剂后皮损就明显减轻，瘙痒消退80%。嘱原方继服4剂。告愈。

黄某，女，76岁，农民，垫江县永平镇人。2017年7月8日就诊。

自诉3天前外出劳作过程中晒太阳后出现皮肤剧烈瘙痒，呈块状，色红，风团块时消时止，在我院皮肤科就诊，给予抗过敏西药及止痒中药外洗后，症状没有丝毫改善，颇为痛苦，慕名来我处就诊。就诊时患者皮损主要集中在双下肢，呈块状，色红，剧烈瘙痒，小便黄。舌质红，苔薄黄，脉弦细。

中医诊断：痒疹。辨证：血热风湿内蕴。治法：清热祛风除湿。主方：凉血养血止痒汤。处方：

水牛角 30g（先煎），丹皮 10g，苦参 18g，蝉蜕 12g，荆芥 15g，防风 15g，全蝎 3g（水洗），赤芍 12g，生地黄 18g，白芍 30g，何首乌 15g，当归 15g，木通 10g，牛蒡子 10g，石膏 30g，知母 10g，甘草 6g。2 剂，水煎服。

2017 年 7 月 10 日二诊：诉服药后判若两人，症状完全消失，唯一不适就是小便黄。现要求巩固。调整主方犀角地黄汤合导赤散治疗。处方：

水牛角 30g（先煎），丹皮 10g，荆芥 15g，生地黄 18g，赤芍 12g，防风 15g，苦参 18g，淡竹叶 10g，木通 12g，当归 15g，甘草 6g，全蝎 6g（水洗）。2 剂，水煎服。

2017 年 7 月 15 日回访，患者症状全部恢复，无任何不适，也未再反复发作，嘱避免日晒。

口腔溃疡多苦恼，单一复合两端愈

口腔溃疡以唇、舌、两颊、软腭等口腔黏膜部位溃疡反复发作，进食刺激时出现疼痛为主要症状，以自限性、复发性、周期性发病为特点，典型病灶以"黄、红、凹、痛"为特征。由于溃疡局部疼痛明显，呈灼烧样，不仅影响患者说话和进食，还带来生活、工作及身心等方面的困扰，且相关的症状在短时间内难以消除，令人烦恼。结合其临床表现特点，大概归属于中医"口疮""口糜"等范畴。

笔者借鉴杨廉方、高新彦、马居里、王焕生等名医经验，先是依葫芦画瓢，后随着诊疗经验的积累，逐步形成自己的一些思路，提出单一型病机与复合型病机观点，并以此指导临床，疗效显著。

1. 脏腑失调、气血失和是发病主因

中医学认为，脾开窍于口，心开窍于舌，肾脉连咽系舌本，两颊与齿龈属胃与大肠，任脉、督脉均上络口腔唇舌，表明本病的发生与五脏关系密切。单一型病机则主要指上述某一脏腑失调，如心火偏盛、胃火旺盛、肾阳不足等。《诸病源候论·口舌门》曰："手少阴心之经也，心气通于舌；足太阴，脾之经也，脾气通于口，脏腑热盛，热乘心脾，气冲于口与舌，故令口舌生疮也。"《圣济总录·口齿门》认为："口疮者，由心脾有热气冲上焦，熏发口舌，而

为口疮。"《证治准绳》云："心脉布于舌上，若心火炎上，熏蒸于口，则口舌生疮；脾脉布于舌下，若脾热生痰，痰热相搏，从相火上炎，亦生疮者，尤多。"指出心、脾内有积热与口腔溃疡有密切的关系，加之巴蜀之民，嗜好辛辣，容易酿生湿热，湿、热毒之邪上攻于口，而导致本病的发生。明代《医方考·口病论》提出："盖肝主谋略，胆主决断。劳于谋略决断，故令人气虚……木能生火，故令舌疮。"指出肝胆与口疮的关系密切，或阳虚阴盛，虚阳外浮，发为口疮。

复合型病机主要指病机存在复合性，如寒热错杂、阴虚夹湿热、气血不足等。脾胃虚弱，湿热阻滞，脾胃升降失调，气机不畅，郁热上犯而生口疮；《寿世保元·口舌》曰："口疮者，脾气凝滞加之风热而然也。"脾开窍于口，阳明经脉，夹唇环口，络于牙龈；湿浊困脾，滞于中焦，壅滞化热，清气不升，浊气不降，浸淫唇舌则口腔溃烂；湿浊黏腻，不易速除，脾失健运，则湿浊难化，故反复发作，难以根治；病程日久，气阴耗伤，阴虚又助长湿热，形成恶性循环。

2. 抓主症，明兼症，准确辨证是技巧

口腔溃疡典型病灶以"黄、红、凹、痛"为特征。红：指口疮局部红肿及口疮周围有红晕微肿，其色越红，其热越盛，淡红或淡白多属虚寒。黄：指溃烂处覆盖黄色或黄白色或黄灰色的分泌物。凹：指溃烂点凹陷，浅者较轻，深者较重。痛：指口疮灼热疼痛，咀嚼进食时更为明显，甚至连说话亦痛。在抓住上述四大主要症状的同时，还需要明辨兼症，以准确辨证。

如单一病机中的心火偏盛型，必定有心胸炽热，口渴面赤，小便黄而痛，舌尖红等；脾胃伏火型存在目疮口臭，烦渴易饥，口燥

唇干，舌红脉数等；胃火旺盛型存在牙痛牵引头痛，面颊发热，或牙宣出血，或牙龈红肿溃烂，或唇舌腮颊肿痛，口气热臭，口干舌燥，舌红苔黄，脉滑数等；肾阳不足型患者虽然溃疡周围红肿、疼痛，但是全身症状上多伴有乏力、畏寒怕冷、大便溏、小便清长、脉沉、苔白等一派阳虚的表现。

复合型中寒热错杂型除口舌生疮外，还伴有口干口苦，舌红，大便稀溏，甚至完谷不化，小便清长等；阴虚夹湿热型伴有口苦口黏，脘腹胀满，便溏不爽，溲赤，舌红苔黄腻等；气血不足型伴有倦怠懒言，间或发热，经久不退，脉细弱等。

3. 重治法，活化裁，主方思想要记牢

在临证中，强调主病主方，即是主病必有一主方，在主方基础上灵活化裁，处方用药上就能游刃有余，不会胡乱叠加，从而提高疗效。

（1）单一型

①心火炽盛者，以导赤散为要

导赤散中生地凉血滋阴以制心火，木通上清心经之热，淡竹叶清心除烦，清心与养阴兼顾，利水并导热下行，生甘草清热解毒，调和诸药，共收清心养阴之效。用于口疮属心火炽盛者，效果显著。凡见心胸炽热，口渴面赤，口舌生疮等心火循经上舌之象，均可选用。常用剂量：生地黄 18g，淡竹叶 12g，木通 15g，生甘草 10g。

②脾胃伏火者，以泻黄散为要

泻黄散出自钱乙《小儿药证直诀》，又名"泻脾散"，主治脾胃伏火引起的小儿口舌生疮。方中石膏辛寒治其热，栀子苦寒泻其火，

共成清上彻下之功；又用防风开散脾中伏火；藿香芳香醒脾，以振复脾胃气机，又助防风开散脾胃伏火；甘草泻火和中。常用剂量：藿香 10g，山栀子 10g，石膏 30g，防风 15g，甘草 10g。

③胃火炽盛者，以清胃散为要

清胃散出自《兰室秘藏》，原方主治胃有积热、火气上攻之胃火牙痛。方中以黄连苦寒直折胃腑之火，为主药；胃为多气多血之腑，胃热每致血分亦热，故又以生地黄、牡丹皮凉血清热，为辅药；当归养血活血，可助消肿止痛，升麻散火解毒（兼为阳明引经药），共为佐药。诸药合用，共成清胃火、凉血热之效。笔者经验：只要抓住口气热臭、口干舌燥、舌红苔黄、脉滑数等主症，就放心运用。常用剂量：当归 15g，生地黄 18g，升麻 9g，黄连 10g，牡丹皮 10g。

④肝郁化热者，以丹栀逍遥散为要

肝气郁结，气郁化火，日久肝阴暗耗，虚火上冲，而肝经经舌体绕颊环唇，肝火循经上炎，灼伤肉膜，化腐生疮而发。丹栀逍遥散是在逍遥散的基础上加丹皮、栀子而成。因肝郁血虚日久，则生热化火，此时逍遥散已不足以平其火热，故加丹皮以清血中之伏火，炒山栀善清肝热，并导热下行。常用剂量：丹皮 10g，炒山栀 10g，柴胡 18g，白芍 18g，白术 18g，茯苓 18g，当归 15g，薄荷 12g，甘草 6g。

⑤阳气不足者，以潜阳封髓丹为要

潜阳封髓丹源自郑钦安《医理真传》，为潜阳丹与封髓丹之合方。潜阳丹用于君火衰弱不能镇纳群阴，群阴上腾，真阳被群阴阻塞不能归根所致之证；封髓丹用于阳气外越，虚火上冲之证，可收纳阳气使其回归本位，包括一切虚火上冲之牙痛、咳嗽、面肿、耳肿、目赤、遗精、遗尿等，均有奇效。潜阳丹、封髓丹两方合用共奏补阳敛阳之功。

潜阳封髓丹由白附片、砂仁、龟甲、黄柏、炙甘草组成，白附片禀地中火土燥烈之气，兼得乎天之热气，故其气味大辛大热，至刚至烈，性善走窜而不守，能补坎中真阳，既可荡涤体内之阴寒，又能补火助阳；砂仁辛温，可纳五脏之气归肾；龟甲质坚硬，禀金水之气，得水中之精气而生，有通阴助阳之效；黄柏味苦入心，气寒入肾，色黄入脾，可谓三才兼备；炙甘草禀土中冲和之阳气而生，可调和上下又兼土伏火之妙用。用于阳气不足型口疮，疗效明显。常用剂量：附片9g，砂仁6g，龟甲18g，黄柏10g，炙甘草10g。

（2）复合型

①寒热错杂者，以半夏泻心汤为要

半夏泻心汤出自《伤寒论》，原用于小柴胡汤证误下伤及中阳，外邪趁虚而入，以致寒热互结于中焦的痞证。我借鉴王焕生老中医经验，用治寒热错杂之口疮，疗效显著。方中姜半夏散结除痞、降逆止呕；干姜温中散寒，黄连、黄芩泻热开痞；人参、大枣甘温益气，补益脾气以复其升降之职；甘草加强益气和中之效，并能调和诸药。临证应用时，常合用导赤散加连翘、薏苡仁、板蓝根等。常用剂量：姜半夏9g，黄芩10g，黄连8g，干姜6g，党参18g，淡竹叶12g，生地黄18g，木通15g，连翘18g，薏苡仁30g，板蓝根18g，甘草10g。

②阴虚夹湿热者，以甘露饮为要

甘露饮出自《太平惠民和剂局方》，方中生地黄、熟地黄滋阴补肾、清除虚热；天冬、麦冬、石斛清养肺胃、益胃生津；甘草补中益气，缓和上炎之火，解毒生肌以愈溃疡；黄芩、茵陈清热利湿；枳壳疏畅气机；枇杷叶开宣上焦，气行则湿行，气化则湿随之而化。此方以养阴为主，清热为辅，佐以宣肺利湿，滋阴与利湿同用，养阴不助湿，利湿不伤阴，共奏养阴清热利湿之功。阴津复，湿热清，则口疮不易复发。跟师杨廉方时，发现杨老每每运用本方，均获得满意疗效。杨师曾告诫：口疮反复发作者常见，阴虚夹湿热是重要类型，遣方用药得当，收效显著。常用剂量：麦冬18g，天冬15g，生地黄18g，熟地黄15g，黄芩15g，枇杷叶18g，枳壳12g，石斛15g，甘草10g。

③气血不足者，以内补黄芪汤为要

内补黄芪汤出自《医宗金鉴》，主要用于治疗"溃疡口干"等病症，具有养阴生肌，补养气血的功效。此方以十全大补汤内去白术，加远志、麦门冬。去白术者，避其燥能伤津也；加远志、麦门冬者，以生血生津也。方中黄芪托毒生肌，补气健脾；麦冬宁心安神，养心除烦，消散肿痛；茯苓健脾渗湿；远志安神解郁，可治痈疽、疔毒；川芎养血止痛、活血行气；白芍、麦冬、熟地黄生阴津；肉桂通经脉，助阳化气；炙甘草清热解毒，补脾益气，调和诸药。诸药合用，能散瘀止痛，充盛气血，滋长肌肉。针对口疮日久，辨证为气血不足者，本方效果明显。常用剂量：黄芪30g，太子参30g，茯苓18g，当归15g，生地18g，川芎12g，白芍18g，远志6g，麦冬18g，肉桂3g，连翘18g，甘草6g。

《丹溪心法·口齿七十八》云："口疮服凉药不愈者，因中焦土虚，且不能食，相火冲上无制。"指出脾气虚弱与口疮有密切联系，而且虚火口疮不能用凉药治疗。针对此种情况，我借鉴王焕生老中医经验，选择补中益气汤加桂枝进行治疗；如果服用内补黄芪汤，患者存在脾虚运化不及表现者，也可以运用本方治疗。

　　总之，针对口腔溃疡一病，应以单一型与复合型为分水岭，主病主方，分别论治。而临床以复合型更为常见。只要辨证准确，选对主方，往往效如桴鼓。

疏肝益精汤治男性不育

记得那是 2009 年春节期间，笔者跟师门诊抄方，来了一个 25 岁左右的小伙子，笔者先问他病史，收集病历资料，但是他什么都不说，笔者很困惑。这时，恩师似乎明白什么，说道："小伙子，像你这样的年龄，门诊来看阳痿、早泄、不育的不少，不要有顾虑。看病嘛，有啥说啥就是。"一旁患者的妻子也在劝说他。小伙子突然蹦出话来："笔者结婚 2 年，媳妇没怀孕，今儿我俩都来检查了，医生说主要原因在我。"笔者拿过他手上的化验单，原来是精子活动差啊！恩师通过四诊，予以处方。可之后再未发现此患者来复诊。于是，笔者就形成一种观念，男科疾病治疗还是挺难的！在此后的几年里，我又遇到不少这样的患者，通过积极的诊治及随访，也逐步积累了一定的经验，形成了自己的思路。

不育原因颇多，但是从中医角度来看，以肾虚为本，肝郁、湿热为标。肾为一身之本，内藏元阴元阳，肾阳为一身阳气的根本。精子的生长、发育和运行，离不开肾阳的温煦；肾阴濡养五脏百骸，真阴对精子的发生和成长起到物质保障作用，精子的生长和发育，离不开肾之阴精的充养。如先天禀赋不足，素体肾气虚弱，或久病及肾，肾阳衰微，温煦失职，阴寒内生，或素体阴虚，或热病后期，耗伤肾阴，或烟酒无度，伤及肾阴，肾阴不能正常滋养睾丸和精子，造成精子异常，导致不育。肝主疏泄，其正常功能的发挥有助于肾的"收藏"，肝气郁结，疏泄失常，导致肾"收藏"失常，而出现不育。此外，平时嗜食肥甘厚味，辛辣之品，湿热从内而生，或湿热毒邪从外侵袭，湿热蕴结于外肾（睾丸），熏蒸精窍，阻滞精道，精气失于充养，也可造成不育。

基于以上的认识，笔者常选用四逆散疏肝、二仙汤和五子衍宗丸益肾、二妙散利湿热，效果尚可，名曰疏肝益精汤。常用药物组合：红参 10g，黄芪 30g，柴胡 18g，赤芍 9g，枳壳 12g，枸杞子 18g，菟丝子 30g，覆盆子 15g，五味子 9g，车前子 18g，仙茅 15g，淫羊藿 30g，当归 15g，鹿角胶 15g，甘草 6g。如相火明显，加知母 10g，黄柏 10g；湿热明显，加苍术 15g，黄柏 10g；如果长期口服，改红参为太子参 30g；伴有阳痿，合用元痿灵（蜈蚣、当归、白芍、甘草）；早泄，加金樱子、莲子心、芡实等。

从《伤寒论》"小便不利"悟出前列腺疾病治疗思路

前列腺疾病是男性临床常见病、多发病，主要包括前列腺炎和前列腺增生，大致归属于中医"淋证""精浊""癃闭""癥瘕"等范畴。中医认为其主要致病因素为湿热下注，蕴结膀胱；劳思伤脾，脾失健运；内伤七情，肝郁气滞；气血瘀阻，下元亏虚等。病机主要为湿热、瘀血、肾虚。临床常表现为尿频、尿急、尿痛、尿等待、尿分叉，小便时余沥不尽，便前或便后小腹不舒，或小腹坠胀，甚则整个会阴部及肛门坠胀感，排尿困难或者尿潴留，部分伴有发热、恶寒等。临床常采用补肾、化瘀、利湿、消痰、软坚、通利为主要治疗大法。笔者在跟师过程中，逐渐掌握了马师运用滋肾通关丸治疗前列腺疾病思路，学会了杨师运用前列腺煎治疗慢性前列腺炎的经验，同时也学会部分其他名家经验及思路。

当笔者再回过头来温习《伤寒论》时，发现许多条文都有"小便不利"的描述。比如 147 条：伤寒五六日，已发汗而复下之，胸胁满，微结，小便不利，渴而不呕，但头汗出，往来寒热，心烦者，此为未解也，柴胡桂枝干姜汤主之；156 条：本以下之，故心下痞，与泻心汤，痞不解，其人渴而口燥烦，小便不利者，五苓散主之；223 条：若脉浮发热，渴欲饮水，小便不利者，猪苓汤主之；318 条：少阴病，四逆，其人或咳，或悸，或小便不利，或腹中痛，或泄利下重者，四逆散主之等。于是笔者就有了一个设想，利用《伤寒论》

经方来治疗前列腺炎。

最初可能存在胡乱合方之嫌，后来逐渐形成了自己的思路。笔者发现，本病虽证出多门，但是湿热下注、湿热互结是其重要病机，无论哪型，均有此病理阶段，故逐渐用经方四逆散、柴胡桂枝干姜汤合四妙丸、二草丹加清热通利之品组成新方，名为调肝清利汤，具体药物：柴胡18g，赤芍9g，枳壳12g，黄芪30g，黄芩15g，瓜蒌根18g，牡蛎30g，苍术15g，黄柏10g，薏苡仁30g，怀牛膝15g，丹参18g，旱莲草30g，车前草30g，连翘30g，蒲公英30g，王不留行15g，甘草6g。运用临床，疗效尚且满意。

加减：一般情况下，本方不用加减。如下焦湿热征象异常明显，减黄芪，加滑石30g；如属湿热为患，合滋肾通关丸（知母9g，黄柏9g，桂枝6g）；兼阴伤，合猪苓汤（土茯苓30g，猪苓18g，泽泻10g，滑石30g，阿胶6g）；兼寒湿，加五苓散（茯苓18g，猪苓15g，泽泻10g，白术18g，桂枝6g）；如滴白较多，合萆薢分清饮（乌药9g，益智仁9g，萆薢12g，石菖蒲12g），或合水陆二仙丹（金樱子18g，芡实30g）；如心烦，小便疼痛明显，合导赤散（淡竹叶12g，木通12g，生地18g）加白茅根30g；如痛甚，加川芎15g，白芷12g，乳香9g，元胡15g；口苦口黏者，可加茵陈30g，龙胆草9g；如病久服药不效，加用炮甲6g，或者合抵挡丸（水蛭6g，蛀虫6g，酒大黄6g，桃仁9g）。

临证小心得

1. 治疗咳嗽时需要注意气机的宣降，如前胡与白前配合应用，可取效更佳。

2. 久咳，一是要注意润肺，如加入百部、紫菀、款冬花；二是要注意"风"，可加入蝉蜕、僵蚕、地龙。

3. 治疗心系疾病，生脉散是必选方；至于活血药物的应用，应视情况而定。

4. 针对顽固性失眠，可尝试夏枯草与半夏配对、酸枣仁与川芎配对；应用酸枣仁时，剂量以 30g 为宜，如用后泄泻，改为炒用。

5. 济生乌梅丸治疗各类息肉效果好！

6. 临床需要注意小方的运用，小方虽小，但是往往比盲目组方有优势！

7. 口臭可以尝试芳香辟浊法，"藿佩二陈厚朴入，连翘薄荷芷荷叶"是治疗的关键药物。

8. 黄疸无论阴黄、阳黄，均可尝试茵陈四苓散加丹参、郁金、柴胡治疗。

9. 降血脂、减肥均可用柔肝降脂汤（丹参18g，泽泻10g，山楂18g，决明子 18g）。

10. 麻黄连翘赤小豆汤可用于治疗急性肾炎。

11. 土茯苓治疗痛风效果好，但是剂量要大，一般 30g 起步。

12. 健脾不如运脾，运脾莫过苍术。白术健脾，苍术运脾，临证可细体味。

13. 产后关节痛、身痛宜选用傅青主的滋荣活络汤。

14. 凡是无外邪而表现为神疲怠惰者，均合仙茅、仙灵脾、仙鹤草三药。

15. 如果发病具有时间性，辨证最准确的是结合并运用子午流注法。

16. 腹诊是临证遇到困难时最重要的诊断方法之一，不仅仅适用于腹部疾患，也适用于全身性疾患的诊治。

17. 小柴胡汤能调和枢机，对各种阴阳失调的疾患治疗效佳，如刘绍武老中医创治的调神汤、调心汤、调胃汤等。

18. 遇到妇科疾患，辨证无从下手时，可尝试选用逍遥散作为开路方，后根据患者治疗情况调整。

19. 借鉴清·陈士铎经验，川芎治疗头痛，用大剂量（30～60g），疗效显著。

20. 仙鹤草运用范围颇广。可治脱力、神疲、怠惰；可止血；可益气补虚；可止咳；可治急性肾小球肾炎等，其用量至少 30g。

21. 鸡血藤行血补血，调经，舒筋通络，为强壮性之补血药，适用于贫血性之神经麻痹证，如肢体及腰膝疼痛、麻木不仁等。又用于妇女月经不调、闭经等，有活血镇痛之效。

22. 临证遇到加减时，要重视"小方"的运用，运用恰当则能大大提高疗效！

23. 虽说重剂起沉疴，但是真正临证时，重剂必须要慎重！

24. 顽固性蛋白尿而见舌苔厚腻或者黄腻，多为湿热弥散三焦，气机不畅的三仁汤证。

25. 参芪鸡精汤（党参、黄芪、鸡血藤、黄精）治疗白细胞减少症效果较好，治疗低血压效也佳。

26. 瓜蒌草红汤（瓜蒌、甘草、红花）治疗带状疱疹疼痛效果好！

27. 遇到过敏性疾病，可考虑用蝉衣防风汤（蝉蜕、防风、乌梅、五味子、甘草）。

28. 颈椎病无论辨证如何，益气舒筋宣痹为基本治法。

29. 急慢性荨麻疹瘙痒难忍时，可考虑运用徐长卿止痒抗过敏。

30. 遇到多种囊肿而没有用药思路时，可选用瞿麦一药。

31. 临证治疗不寐，选用酸枣仁汤，常常加少量防风（一般6g），通过提高调达肝气之功，来改善睡眠质量。

32. 遇到肝脾肿大患者，加合欢皮、白蒺藜，能增强疗效。

33. 遇到纳差且盗汗者，如果常规思路改善不明显，可加鸡内金、山药这一药组，可增强疗效。

34. 鸡血藤是升高白细胞的特效药，如果能在辨证条件下合用三仙汤，效果更佳。

35. 运用柴胡有技巧，小剂量升散，一般剂量疏肝，大剂量重在清热。

36. 眼痛黄连、当归跟，腰痛熟地、细辛伍。

37. 柴胡桂枝龙骨牡蛎汤（小柴胡汤＋桂枝汤＋龙骨、牡蛎、浮小麦、酸枣仁）可调理阴阳，梳理气机，治疗阴阳失调者效果佳！

38. 带下非热证者可选用清带汤治疗，多能获效。

39. 中医应多读、多看、多体悟，但是核心一点，就是与临床相结合。

40. 百病多因痰作祟，百病多因湿作怪，百病多由气引发。虽然说法不一，但各有各理，不能偏执一法一方一观念。